이기적 몬스터

이기적 몬스터

초판 1쇄 발행 2021년 6월 25일

지은이 | 캣 아니
옮긴이 | 제효영
펴낸이 | 조미현

펴낸곳 | (주)현암사
등록 | 1951년 12월 24일 (제10-126호)
주소 | 04029 서울시 마포구 동교로12안길 35
전화 | 02-365-5051 팩스 | 02-313-2729
전자우편 | editor@hyeonamsa.com
홈페이지 | www. hyeonamsa. com

ISBN 978-89-323-2149-3 (03510)

• 책값은 뒤표지에 있습니다. 잘못된 책은 바꾸어 드립니다.

암은 어떻게 인간을 지배해왔는가

이기적 몬스터

캣 아니 **지음** | 제효영 **옮김**

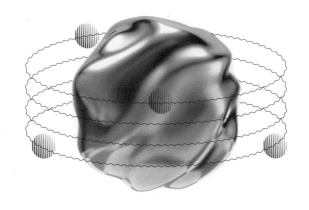

ᵹ 현암사

삶과 사랑, 상실을 위해

돌고 돌며 넓게 퍼지는 소용돌이,
매는 조련사의 말을 듣지 못한다.
사물은 흩어지고, 중심은 지탱할 수 없다.
무질서가 그저 세상으로 풀려 나온다.

W. B. 예이츠

추천의 글

"생명에 관한 중요한 생각이 가득 차 있는 책. 모든 장에서 '와우' 하는 감탄사가 나왔다. 저자는 주요 암연구소에서 오랫동안 일한 사람답게 심층적인 이해를 바탕으로 독창적인 책을 썼다. 완벽한 가이드다."

— 면역학자, 『뷰티풀 큐어The Beautiful Cure』의 저자 대니얼 M. 데이비스Daniel M. Davis

"특효약이나 요란하게 부풀려진 기적의 치료법은 잊어라. 이제는 암에 대한 획기적이고 새로운 사고가 필요하다. 저자는 진화야말로 새로운 사고방식의 핵심이라고 강력히 주장한다. 전 세계 모든 종양 전문의는 생생하면서도 전문적이고 읽기 쉽게 쓴 이 책을 반드시 읽어야 한다. 암을 포함하여 생물학에서 진화를 제외하고는 아무것도 설명할 수 없다는 사실을 강력히 증명한 책이다."

— 밀너 진화센터 대표이자 영국 유전학회 대표 로렌스 D. 허스트Laurence D. Hurst

"캣 아니가 또다시 해냈다. 복잡한 문제를 이해하기 쉽게 풀어주고, 불확실한 정보를 깔끔하게 정리하고, 꼭 맞는 적절한 질문을 던지고, 놀라운 답을 찾아낸다. 게다가 이 모든 과정에 훌륭한 유머감각과 친밀감까지 담아냈다. 책장을 넘길 때마다 심장이 두근거렸다. 캣이 이 책에서 해낸 것처럼, 현장에서 암을 다루는 실무자들이 동료뿐 아니라 환자나 환자 가족과 소통할 수 있다면 우리는 암과의 전쟁에서 훨씬 더 유리한 고지를 점할 수 있을 것이다."

— 미래학자, 『우리는 진짜 달라: 세상을 재부팅하는 아웃사이더
We Do Things Differently』의 저자 마크 스티븐슨Mark Stevenson

"우리가 입에 담기조차 두려워하는 병, 암에 대한 이야기를 더없이 투명하고 적나라하게 재평가한 책. 무엇이 적인지 알고 싶다면 이 책을 읽어라. 미신과 잘못된 정보를 깨뜨리는 과학 저술이란 어떤 것인지 배울 수 있는 전문가 강연과도 같은 책이다."

— 과학 방송인, 『애드 아스트라Ad Astra』의 저자 댈러스 캠벨Dallas Campbell

"암의 역사나 과학적인 정보를 요약하는 수준을 넘어, 암을 어떻게 바라보아야 하는지에 대한 심리적이고 철학적인 생각까지 제시한다."

— 『이상한 미래 연구소Soonish』의 공동 저자 잭 와이너스미스Zach Weinersmith

"저자는 우리 모두를 위한 과학 저술가이자 강력하고 재능 넘치는 이야기꾼이다."

— 드라마 '콜 더 미드와이프Call the Midwife'의 작가이자 배우 스티븐 맥건Stephen McGann

차례

암, 인류 진화의 축소판

🐙

"암은 세포 하나에서 유전자 돌연변이가 일어나 걷잡을 수 없이 세포가 증식하면서 시작된다."

과학 저술가로 활동하면서 그리고 세계적인 암연구소의 과학 커뮤니케이션팀에서 12년간 일하면서 나는 이 문장을 표현만 조금씩 바꿔 셀 수 없이 많이 썼다. 그러나 이 말에 담긴 진짜 의미를 진지하게 고민해본 적은 한 번도 없었다. 사실이 아닐 수도 있다는 생각은 더더욱 해본 적이 없다.

암은 누구에게나 큰 영향을 끼치는 질병이다. 여러분이나 가까운 주변 사람이 암에 걸리지 않아 그 영향을 직접 느낄 일이 없었다면 아주 운이 좋은 것이다. 현재 암은 매년 세계적으로 수백만 명의 목숨을 앗아가는 전 지구적인 건강 문제다. 암의 원인과 결과, 치료법을 찾기 위해 수천 년 전부터 과학자와 의사들이 고군분투했지만 20세기 들어서, 그것도 후반에 들어서야 큰 진전이 있었다. 영국에서는 암 진단을 받는 사람의 절반 정도가 이후 10년 이상 생존할 것으로 추정한다. 그리고 이런 환자는 앞으로 더 늘어날 가능성이 높다. 낙관론자의 관점으로는 잔에 물이 반이나 차 있다고 할 법한 일이다.

암 치료법은 이미 알려져 있다. 적어도 '몇 가지' 암에서는 그렇다. 가장 좋은 치료법은 최대한 일찍 발견해서 몸 곳곳으로 퍼져 나가기(이것을 '전이'라고 한다) 전에 수술로 조심스럽게 제거하는 것이다. 방사선요법으로 치료되는 경우도 있고, 유방암과 전립선암의 경우 호르몬요법을 적시에 활용하면 상당한 효과를 볼 수도 있다. 여러 종류의 혈액암은 특히 아동 환자에서 화학요법이 아주 잘 듣는 경우가 많다. 고환암은 암이 꽤 진행된 단계에서도 약물로 완치가 가능하다. 차세대 암 치료법으로 등장한 면역요법도 놀라운 치료 효과가 있으나 아직까지는 성공률이 5명당 한 명도 채 되지 않는다. 하지만 누구보다 불운한 환자는 이 암이라는 병이 몸속을 가차없이 누비기 시작한 사람이다. 이 환자들은 "나아질 수 있을까요?"라고 묻는 대신 "이제 얼마나 더 살 수 있나요?"라고 묻는다. "혹시 살 가망이 있느냐"가 아닌, "얼마나 살 수 있느냐"가 요지가 된다.

1971년에 미국 대통령 리처드 닉슨이 '암과의 전쟁'을 선포한 악명 높은 일도 지금과 크게 다르지 않은 결말로 끝났다. 베트남과의 갈등에 쏠리는 대중의 관심을 다른 곳으로 돌리는 한편, 얼마 전 아폴로호의 달 착륙 성공을 계기로 한껏 고무된 개척정신을 잘 활용할 수 있으리라는 기대 때문이었다. 닉슨 대통령은 10년 안에 암 치료법을 찾아낼 수 있도록 수백만 달러를 지원할 것이라고 밝혔다. 하지만 불행히도 극동 지역에서 벌어진 전쟁에서나 암과의 전쟁에서나 그가 적을 대책

없이 우습게 봤다는 사실만 드러났다. 1986년 통계학자 존 베일러John Bailar가 내놓은 결과에 따르면, 일부 성공을 거두기도 했지만 말기 암은 거의 대부분 치료할 방도가 없는 질병의 자리를 끈질기게 지켰다. 베일러의 표현을 빌리자면 암과의 전쟁은 "명백한 패배"로 판명되었다.

특정 암에서는 지금까지 치료에 꽤 많은 진전이 있었다. 특히 악성 흑색종(멜라닌 세포가 많이 분포된 피부나 점막에 발생하는 악성 종양 – 옮긴이)이 그렇다. 그러나 최신 통계 자료를 자세히 살펴보면 같은 패턴이 나타난다. 치료 효과가 훨씬 더 좋은 초기에 악성 흑색종 진단을 받는 환자가 점점 늘어난 덕분에 전체적인 성과는 긍정적이다. 하지만 전이 가능한 진행성 암 환자의 생존 기간은 몇십 년 단위가 아닌 몇 개월에 그친다. 연 단위로 넘어간다 해도 한 자리 수에 그칠 가능성이 높다.

가장 큰 문제는, 종양이 마구 퍼져 나가면 수술과 같은 정밀한 방법이나 방사선요법이 사실상 아무 소용이 없다는 점이다. 화학요법도 무딘 칼을 들고 싸우는 것이나 마찬가지다. 몸에 있는 건강한 세포보다 암세포를 더 빨리 없애는 것이 기본 원리이기 때문이다. 또한 이러한 치료법으로 효과를 얻는다 해도 종양은 대부분 몇 주, 몇 개월, 심지어 몇 년이 지난 후에 반드시 돌아온다. 결국 또다시 이전에 받은 치료를 시작하면 몸에 심한 무리가 갈 뿐만 아니라 성과도 좋지 않다. 잔에 물이 반이나 차 있을지는 몰라도 나머지 절반을 채우기가 얼마나 어려운지는 지금도 계속 입증되고 있다.

20세기가 시작되자 런던에 갓 설립된 '왕립 암연구기금Imperial Cancer Research Fund' 소속 과학자들은 실험실에서 마우스의 암세포를 배양하느라 분주했다. 암세포의 무지막지한 증식력을 파헤칠 수 있으리라는 희망으로 시작된 이 연구에서 학자들은 암세포의 재생 능력이 그야말로 끝없이 샘솟는 수준임을 확인하고 놀라움을 금치 못했다. 연구 총책임자 어니스트 배시포드Ernest Bashford는 1905년에 펴낸 연례학술보고서에서 다음과 같이 설명했다. "마우스 종양을 인위적으로 증식시키자 조직이 늘어나 마우스의 몸집이 엄청나게 거대해졌다. 심지어 세인트버나드종 개만큼 커진 경우도 있었다."

이제는 분자 수준에 머물러 있던 세포가 그 족쇄를 벗어던지면 무슨 일이 벌어지는지 더 확실하게 밝혀졌다. 다세포 생물을 이룬 여러 세포가 일종의 문명사회를 구축해 살고 있는데 그 틀을 교묘히 벗어나는 세포가 등장한다. 이 세포가 자라서 통제 불가능한 수준으로 분열되고 정상적인 활동을 비웃으며 엉망진창으로 만든다. 하나가 둘이 되고, 둘이 넷이 되고, 넷은 다시 여덟이 된다. 이렇게 늘어난 악당들이 한데 뭉쳐 구성원이 수백만에 이르는 강력한 집단을 이룬다. 여기서 그치지 않는다. 이 반란자들은 착하게 잘 살고 있는 주변 조직을 침입해 망가뜨리고, 인체의 경찰인 면역체계를 설득해 감시를 소홀하게 만든다. 또 혈류로 슬그머니 들어가 동맥과 정맥을 타고 돌아다니다 곳곳에 분파를 만들고 스파이도 심어둔다. 유전자gene는 각 세포에 분열 시점과 수행할 기능, 사멸 시점을 알려주는 '유전학적 설명서'라고 할 수 있다. 이 괘씸한 세포들은 모두 우리 몸에 있는 유전자가 악당 버전으로 바뀐 결과물이다.

결함이 생긴 유전자와 종양 세포에 생기는 분자를 찾아내면 '암 치료법'을 찾을 수 있다는 오래전의 믿음은 지금까지 이어지고 있다. 몇몇 과학자들이 소규모 부대원들처럼 이 일을 맡아 거의 한 세기 동안 애써 왔고 엄청난 돈이 투입되었다. 이들은 전세계 수천 명의 암 환자들에게서 채취한 종양 조직 및 건강한 조직에서 DNA를 추출하고, 거기에 담긴 유전 정보를 읽고 분석했다. '생명의 레시피'를 구성하는 '글자(염기)'를 끝도 없이 밝히고, 암의 성장과 확산을 유도하는 것으로 추정되는 '오류'도 무수히 발견했다. 그러나 이런 정보는 암의 실체를 더 명확히 밝혀주지는 못했다. 오히려 종양의 유전학적 혼돈 상태를 전례없이 확실하게 보여주었을 뿐이다.

이제는 담배를 피우거나 자외선에 노출되면 유전체genome에 어떤 흉터가 남는지 밝혀졌다. 인체 세포를 보호하는 생물학적 방어 메커니즘이 제기능을 하지 못할 수도 있고, 심지어 이 메커니즘이 돌변해서 인체를 공격할 수 있다는 근거도 발견되었다. 원인을 알 수 없는 낯선 흉터도 있다. 시간이 더 지나면 우리가 환경에서 접한 해로운 화학물질의 영향이거나 새로운 분자가 처리되는 과정에서 생긴 흔적으로 드러날 것이다. DNA 분석으로 이제 우리는 작은 오류부터 염색체 전체가 산산조각 난 뒤에 다시 결합되는 유전학적 재앙까지 크고 작은 손상의 흔적을 확인할 수 있게 되었다. 게다가 아무 이상 없던 건강한 조직도 세월이 흘러 중년에 이르면 돌연변이가 생긴 수많은 세포의 집합체가 되고, 그중에 암성 돌연변이로 분류되는 것도 많다는 사실이 밝혀지면서 혼란은 더욱 가중되고 있다.

이뿐만이 아니다. 세포 하나를 종양으로 바꿔놓는 유전적 변화는 일관성이 없어서 정해진 방식대로 일어나지 않는다는 사실도 함께 밝혀져 문제는 더욱 복잡해졌다. 하나면 다 해결되는 '암 치료법'이 없는 것처럼 암의 단일 원인이 되는 '암 유전자'는 없다. 종양의 유전학적 구성은 사람마다 크게 다르고, 종양 미세환경Tumor microenvironment 전체에 나타나는 유전자 결함도 매우 다양하다. 모든 암은 제각기 다른 세포군이 뭉쳐진 유전학적 조각보와 같다. 그리고 이 세포군 중 하나에서 치료를 해도 듣지 않는 유전자의 변화가 발생할 수 있다. 암이 특정 수준 이상 커지고 다양해지면 재발은 피할 수 없다.

과학계는 암이 진행되는 과정이 인류 진화의 축소판과 같다는 사실을 깨닫기 시작했다. 실제로 세포에 새로운 돌연변이가 생기고 세포가 자연 선택을 거쳐 성장하고 확산된다는 점에서 다윈이 제시한 생물의 종 분화 방식과 흡사하다. 여기서 우리는 암에 대한 불편한 생물학적 진실을 발견할 수 있다. 이 땅에 사는 모든 생물의 진화를 주도한 과정이 우리 몸속에서 암이 자랄 때도 똑같이 일어난다는 점이다.

선택압selective pressure(자연돌연변이체를 포함하는 개체군에 작용하여 경합에 유리한 형질을 갖는 개체군의 선택적 증식을 재촉하는 생물적, 화학적, 물리적 요인 – 옮긴이) 이 암 환자의 생명을 구할 수 있는 치료법에도 예외없이 작용할 수 있다는 사실은 상황을 더욱 악화시킨다. 즉 이러한 영향 때문에 약물에 반응하는 암세포는 사라지고 내성이 있는 암세포만 남아서 번성할 수 있다. 암을 완전히 사멸시키지 못하는 치료법은 결국 암세포를 더 강하게 만들 뿐이다. 더욱 강력해진 암세포가 다시 돌아오면 그때는 막을 방법이 없다. 암이 이렇게 지독한 악성 괴물과 같으니 지금 우리가 가진 치료법이 큰 힘을 발휘하지 못하는 것은 당연한 결과일지도 모른다.

이제는 암이 생겨나는 방식을 서둘러 새로운 관점으로 바라보아야 한다. 암의 예방과 치료법도 위에서 설명한 진화적 현실을 바탕으로 찾아야 한다. 같은 종양에 속해 있지만 제각기 다른 악당 세포군과 이 세포들이 살아가는 환경을 더 정확히 파악해야 한다. 이 세포군은 이러 저러한 돌연변이가 있다는 식으로 간단히 설명할 수 있는 고정된 집단이 아니라 시간에 따라 계속 변화하는 집단이다. 독일의 생물학자 리처드 골드슈미트Richard Goldschmidt는 선사시대 캄브리아기에 바다에서 비교적 짧은 기간에 완전히 새로운 특성을 지닌 존재로 진화한 유기체를 "희망적 몬스터"라고 칭했다. 환자의 몸속에서 매섭게, 빠르게 진화하는 암세포는 '이기적 몬스터'라고 할 수 있다. 기근이나 약탈자가 중요한 선택압으로 작용하듯 암세포도 인체라는 생태계 안에서 일어나는 선택에 반응하고 진화한다.

모든 암이 유전학적으로 독특할 뿐 아니라 곤란한 상황이 되면 진화를 거쳐 빠져나가는 이 대단한 신세계에서, 신약 개발이나 임상시험 같은 해묵은 방식은 더 이상 아무 소용이 없다. 암은 모두가 두려워하는 자신의 '귀환'을 위해 갈수록 더 정교한 도구를 활용하며 너무나 복잡하고 까다로운 문제를 일으키고 있다. 이처럼 교활한 적을 물리치려면 우리는 훨씬 더 영리해져야 한다. 암의 은밀한 진화 과정을 파헤치는 노력은 이제 막 시작되었다. 이 불량한 세포가 살아가는 환경의 생태학적 특성도 이제야 드러나고 있다. 이 지식을 잘 활용하면 암이 발전하는 다음 단계를 예측할 수 있고, 무성하게 증식하는 종양의 발달 과정을 교묘히 조작함으로써 다음 행보를 막을 수 있으리라는 희망도 커지고 있다.

이 책의 1차 초안을 작업 중이던 2019년 1월의 어느 날 나는 트위터에서 이스라엘의 한 생명공학업체가 1년 내에 모든 암을 무찌를 수 있는 치료법을 내놓을 예정이라는 뉴스를 접했다. 그 소식을 곧이곧대로 믿는 사람들이 열심히 뉴스를 퍼다 나르고 언론에서도 즉각 보도했지만, 사실 그 업체가 이야기하는 치료법은 마우스 실험만 진행된 상황일 뿐 주장을 뒷받침할 만한 임상시험 데이터는 전혀 없었다. 업체 측의 주장은 분명 암 환자의 건강이 아니라 업체의 재정적 건강에 훨씬 더 큰 보탬이 되었을 것이다. 1년이 흘렀지만 예상대로 그 '기적의 치료법'은 여전히 개발 단계에 머물러 있고 실제로 치료를 받아본 환자는 한 명도 없다.

한껏 과장된 기적의 치료법이나 멋대로 떠들어 대는 터무니없는 주장은 나중에 틀린 것으로 밝혀지더라도 가짜 뉴스가 처음 나왔을 때만큼 큰 관심을 받지 못한다. 정말 짜증나는 일이다. 이런 문제가 현대에 들어 새롭게 불거진 것도 아니다. 1904년 《영국 의학저널British Medical Journal》에는 런던 성바톨로뮤 병원의 외과 의사 다르시 파워 경Sir D'Arcy Power이 격분하며 쓴 논문이 실렸다. 오토 슈미츠Otto Schmidt라는 독일인 의사가 개발한 가짜 암 치료법을 비난하는 내용이었다. 파워 경은 아무 효과도 없는 치료임에도 불구하고 "《데일리 메일Daily Mail》에 논문 초록이 상세히 소개된 후 꽤 널리 알려졌다"고 밝혔다.

우리 모두가 '암 치료법'은 있다고 믿고 싶어 한다. 이 치료법이라는 표현에는 암을 완전히 없애는 방법이라는 문화적 인식이 깊이 내포되어 있다. 그토록 많은 시간과 돈, 노력, 고통, 세상을 떠난 사람들의 목숨이 암 치료법에 더 가까이 다가가는 길을 열어줄 것이라 믿고 싶어 한다. 그래서 굉장한 약이 나왔다는 소식이나 만병통치약, 기적과 같은 이야기에 금세 솔깃해진다. 암을 바라보는 시각이 진화적, 생태학적 관점으로 바뀌려면 우리의 마음가짐부터 바꿔야 한다. 과학계와 의학계는 물론, 환자와 일반 대중 모두에게 이러한 변화가 필요하다. 오랜 세월 고대하던 해결책이 자꾸 기대에 어긋난다면 이제는 변할 때가 된 것이다.

이 책은 암이 아니라 생명에 관해 이야기한다. 나는 여러분에게 암은 현대사회에서 인간에게 생기는 병이 아니라 생물학의 근본적 과정에 포함된 것임을 설명하고자 한다. 몸속에서 세포가 일으키는 이 반란의 뿌리를 찾아가면 저 멀리 다세포 생물의 기원까지 거슬러 올라가고, 그때 생겨난 체계적인 구조에서 악당 기질을 가진 세포가 나타난다는 사실을 알게 된다.

또한 이 책에서는 한 세기가 넘는 세월 동안 진행된 암 연구를 정리해보고, 과학계가 암의 유전학적 비밀을 어떻게 알아냈는지도 살펴본다. 그 지식이 대대적인 변화를 일으킬 수도 있지만 잘못된 이해를 낳을 수 있다는 사실도 설명한다. 지구상에 놀랍도록 다양한 생물을 만들어낸 진화의 힘이 불량한 세포에도 똑같이 작용한다는 점, 따라서 암을 물리치려면 진화의 영향에 맞서는 것이 아니라 그 영향을 활용해야 한다는 점에 대해서도 이야기할 것이다.

인간의 생물학적 특징을 부정할 수 있는 사람은 아무도 없다. 영원히 죽지 않고 살 수 있는 사람도 없다. 하지만 언젠가는, "암이 발견됐습니다"라는 진단을 받더라도 "괜찮아요, 방법이 있습니다"라는 말을 함께 듣게 되는 날이 오기를 희망한다.

1장

처음부터 다시

모두 하나에서 시작되었다.

약 38억 년 전, 태초의 혼합물 속에서 떠다니던 서로 비슷한 여러 물질 중에 '모든 생물의 공통 조상'이 행운을 잡았다.* 고대의 심해에서도 열수 분출공熱水噴出孔 주변의 뜨겁고 컴컴하고 숨막히는 환경에서 생겨난 이 공통 조상은 세균과 비슷하게 단순한 세포였다. 그런데 어쩌다 독자적인 생존에 꼭 필요한 요소를 전부 얻게 되었다. 그 요소란 바로 에너지를 만들고 자신의 존재를 유지하고 무엇보다 가장 중요한 복제를 할 수 있는 여러 분자 장치와 유전적 지시다.

---

* 모든 생물의 공통 조상(The Last Universal Common Ancestor, LUCA)은 지구상에 존재하는 모든 생물의 근원이 된, 가장 최근에 등장한 유기체를 가리킨다(전환점이 된 이 '최근'의 범위는 거의 40억 년에 이른다).

그렇게 세포 하나가 둘이 되고, 둘은 넷이 되고, 넷은 여덟이 되고, 계속 늘어나고 또 늘어났다. 그리고 수십억 년의 세월이 흘러 지금의 우리가 되었다. 우리 몸을 이루는 모든 세포, 창밖의 나무를 구성하는 세포는 물론 나무 위에 앉아 지저귀는 방울새의 모든 세포, 여러분 욕실 세면대에 몰래 숨어 있는 세균까지, 그 기원을 추적하면 모두 이 공통조상을 만나게 된다. 모두 그때 시작된 세포 분열이 끊이지 않고 연쇄적으로 일어난 결과물이다. 세포 복제 과정은 지구상에 다양한 생물이 생겨나게 된 가장 근본적인 엔진이다. 도토리가 떡갈나무로, 효모가 들어 있는 반죽 덩어리가 커다랗게 부풀어오른 빵으로, 수정된 난자가 아기로, 암세포가 치명적인 종양으로 바뀌는 것도 바로 그 복제 과정을 거쳐 일어나는 일이다.

고대인은 암에 안 걸렸을까?

자신이 암에 걸렸다는 사실을 처음 알게 되면 가장 먼저 "왜 하필 내가?"라는 질문부터 떠올리는 사람들이 있다. 나는 "왜 하필 우리 인간인가?"라는 질문부터 던져보고 싶다.

"암 환자가 끊임없이 증가하는 추세"라는 헤드라인을 보면, 건강에 해로운 현대인의 생활 방식 때문에 암이 최근 들어 생긴 병이라는 생각의 덫에 빠지기 쉽다. 그것은 사실이 아니다. 거의 대다수의 다세포 생물에서 암은 피할 수 없는 질병이다.

내가 자선단체인 영국 암연구소의 과학 커뮤니케이션팀에서 일하던 2010년 10월에 맨체스터 대학교에서 보도발표문이 하나 나왔다. 로잘리 데이비드[Rosalie David]와 마이클 짐머만[Michael Zimmerman]이라는 두 연구자가 학술지 《네이처 암 리뷰[Nature Reviews Cancer]》에 발표한 연구 결과에 관한 내용이었다. 두 학자는 이집트 미라와 다른 고대 유물에서 암이 발견된 경우는 드물기 때문에 암은 거의 전적으로 현대사회의 산물이며 결국 우리 탓이라는 결론을 내렸다. 이 주장은 예상대로 언론의 큰 관심을 받았고, 신문이며 온라인으로 빠르게 퍼져 나갔다. 나는 암연구소 블로그에 이들의 주장은 오해를 불러일으킬 뿐만 아니라 잘못되었다는 글을 게시했다.

우선 드물다고 해서 아예 없는 일이라고 할 수는 없다. 고고학적 기록으로 밝혀진 암 발생률이 그 유물이 쓰이거나 존재했던 시대에 살던 인구 전체의 건강 상태를 정확히 반영했는지를 우리로서는 알 길이 없다. 지구에 태어나 살다가 죽은 사람 수에 비하면 고대의 유물이 지금까지 남아 있다가 발굴된 수는 턱없이 적다. 따라서 오래전에 살았던 사람들의 암 발생률을 정확하게 알아내는 건 사실상 불가능하다. 또한 암은 나이 든 사람에게 더 많이 나타난다. 60세가 넘어가면 발생률이 급증하는 양상을 보인다. 감염 질환이나 열악한 식생활, 높은 아동 사망률, 전반적으로 도움이 안 되는 각종 생활 조건들은 인류의 조상들을 너무 일찍 무덤으로 보냈다. 이런 위험 요소를 현대인은 다행히도 피할 수 있는 경우가 많다. 전 세계적으로 평균 수명이 크게 증가한 만큼, 암 발생률이 급증하는 나이까지 생존할 확률도 높아졌다는 점을 감안해야 한다.

고대 이집트에서는 풍족하게 잘 먹고 잘사는 사람이 50대까지 살았고 가난한 사람은 운이 좋아야 겨우 서른 살을 넘겼다. 15세기 영국의 경우 남성의 평균 수명은 50세 정도였다. 여성의 평균 수명이 겨우 30세 안팎이었던 것은 높은 영아 사망률과 관련이 있는 것으로 보인다. 고고학자들은 고대인이 발굴되면 치아와 뼈 상태를 살펴보고 유해와 함께 나온 물건을 샅샅이 분석해 대략적인 나이를 추정한다. 그러나 수천 년 전에 세상을 떠난 사람들의 나이를 표준화해서 암 발생률 통계를 낸다는 건 굉장히 어려운 일이다.

두 번째 이유는 고고학적 표본이 대부분 뼈에 불과하다는 점이다. 뼈에 흔적이 남는 암도 있지만 보통 내부 기관을 단시간에 파괴하고 끝나는 경우가 많다. 그러므로 연조직까지 보존된 미라 여러 구에서 종양이 발견됐다는 사실을 나는 "극히 드문" 일이라고 생각하지 않는다. 암은 고대 이집트인들, 로마와 그리스의 의사들이 언급할 만큼 흔한 병이었던 것으로 보인다. 2세기에 활동한 그리스 의사 갈레노스^{Claudios Galenos}는 다음과 같은 말을 남겼다. "유방에서 종양이 발견될 때가 많다. 초기에는 치료되는 경우가 많지만 어느 정도 크기로 진행되면 수술 없이는 어떤 환자도 치료가 불가능하다." 뒤에 나오지만 20세기 이전 사람들이 문서로 남긴 암 사례만 275건이 넘는다. 그중에는 굉장히 희귀한 소아 종양도 있고 그보다 흔한 다른 암도 포함되어 있다. 게다가 이런 자료는 우리가 알 수 있는 정보의 일부일 뿐이다. 물리적 증거나 문서 자료가 없어 역사적인 사례가 되지 못한 갈레노스의 유방암 환자는 몇 명이나 될까?

사실 로잘리 데이비드와 마이클 짐머만의 리뷰논문은 언론에 보도된 것보다 훨씬 신중하다. 짐머만은 미라의 종양을 상세히 연구해온 존경받는 과학자로, 이 논문에서도 고대 유해에서 찾은 고고학적·문화적 증거를 매우 상세히 소개한다. "드물다"는 표현을 어떻게 정의해야 적절한지 논쟁을 벌이기 시작하면 끝도 없을 것이다. 내가 이 연구 결과에서 가장 심각한 문제로 꼽는 것은 맨체스터 대학교의 보도발표문에 인용된 로잘리 데이비드의 말이다. "자연 환경에는 암을 일으킬 수 있는 것이 아무것도 없다. 그러므로 암은 인간이 만든 질병일 수밖에 없다. 오염과 식생활, 생활 방식의 변화가 그 원인이다."

미안하지만 이건 사실이 아니다. 먼 옛날 고대 사회가 건강 면에서는 유토피아 같은 곳이었다고 추측하는 것 자체가 틀렸다. 이 책에서 계속 설명하겠지만, 현대인의 생활 방식과 습관이 암 발생률을 높인 것은 분명한 사실이나 자연 환경에도 암을 유발하는 요소는 넘쳐난다. 바이러스, 감염 질환을 일으키는 요소들, 음식에 피는 곰팡이, 자연적으로 생겨나는 식물의 화학물질('유기농' 식물도 예외가 아니다)도 모두 포함된다. 세계 여러 곳에서 방사성 기체인 라돈이 자연적인 현상으로 땅에서 새어 나온다. 특히 화산암이 많은 지역에서 더욱 빈번하게 일어난다. 지금으로부터 약 1,000년 전 남미 서부 지역에 살던 마을 주민의 유해에서 암이 집단 발견된 이례적인 일도 지표로 흘러나온 라돈의 영향으로 추정된다. 햇볕을 오래 쬐는 것만으로도 암을 유발하는 자외선에 매일 노출될 수 있다. 바깥에서 불을 피울 때 발생하는 숯과 연기에도 발암물질이 들어 있다. 인간은 수십만 년 전부터 음식을 만들고 몸을 따뜻하게 하려고 불을 피우며 생활했다. 동굴이나 주방처럼 밀폐된 공간에서 불을 피우면 악영향은 훨씬 심했을 것이다. 게다가 아동기에 생기는 암은 환경 요소와는 거의 무관하며, 정상적인 발달 과정에서 생긴 심각한 문제 때문인 경우가 많다(165쪽 참고).

나는 인류의 전 역사를 통틀어 암이 어떻게 발생했는지 좀 더 자세히 알아보기 위해 고대 종양학연구협회Paleo-oncology Research Organization, PRO의 공동 창립자 중 한 명인 케이시 커크패트릭Casey Kirkpatrick과 만났다. 여성 과학자들로 구성된, 작지만 결단력 있는 단체인 PRO에서는 고대 전반에 발생한 암을 집중적으로 연구한다. 의사 출신의 이집트 학자 오이겐 스트로할Eugen Strouhal과 미국의 인류학자 제인 뷰이크스트라Jane Buikstra 등 고대 질환을 연구(고병리학)해온 소수의 선구자들이 먼저 길을 다져놓았다. PRO의 과학자들은 이 길을 따르면서 매우 체계적인 방식으로 문제에 접근한다. PRO의 첫 번째 프로젝트 중 하나는 '고대인 암연구 데이터베이스Cancer Research in Ancient Bodies Database, CRAB'(crab은 암을 뜻하는 cancer의 어원이기도 하다. 248쪽 참고)를 구축하는 일이다. 20세기 이전에 살았던 인류에게서 암 관련 정보를 찾아내 한곳에 모으는 것이 목표다.

CRAB 프로젝트는 지금도 진행 중이고 이 글을 쓰는 시점에는 약 275건의 정보가 모였다. 2010년에 짐머만과 데이비드의 리뷰논문에 언급된 것보다 훨씬 더 많다. 별로 많지 않다고 생각할 수 있지만 고대인이 암에 걸렸다는 사실은 알려지지 않고 지나갔을 가능성이 높다. 무엇보다 1,000년도 더 전에 사망한 사람의 유해를 보고 암에 걸렸는지 아닌지 진단하기란 굉장히 어려운 일이다. 남은 것이 뼈 몇 조각뿐이라면 더더욱 그렇다.

고대인의 유해에서 암을 진단할 때 주로 사용하는 도구는 X선과 CT 스캔이다. X선이 최초로 발견되고 겨우 4개월 지난 1896년 초에 영국에서 이집트학을 선도하던 학자 플린더스 페트리Flinders Petrie가 미라의 X선 촬영 결과를 처음으로 발표했다(그가 찾으려고 한 건 종양이 아니라 유해를 감싼 천 밑에 감춰진 보석이나 부적이었다). 미라에서 처음으로 암이 발견된 건 1950년대였고 1970년대에 3차원 CT 스캔 기술이 개발되면서 큰 변화가 일어났다. 고고학자들이 가상 프로그램으로 미라의 내부를 확인하고 무엇이 있는지 볼 수 있게 된 것이다. 그만큼 암이 확인되는 사례도 늘었다.

고대인의 뼈나 미라에서 낯선 덩어리나 비정상적 구조가 발견됐다고 해서 무조건 암으로 볼 수는 없다. 양성 종양이나 물혹, 다른 여러 질병일 수도 있다. 주변 환경에 불소가 고농도로 존재하는 곳, 특히 화산 근처에서 흔히 발생하는 질병으로 연조직이 뼈로 바뀌는 불소증의 징후일 수도 있다. 또는 뼈가 정상적으로 부패한 흔적을 보고 병이 있다고 착각하고 잘못된 병리학적 진단을 내릴 가능성도 있다. 그러나 확실한 단서도 있다.

암에 따라 매우 뚜렷한 특징이 나타날 수 있다. 케이시 커크패트릭과 동료들은 이런 경우 구체적인 '질환 특이성'이 나타난다고 표현한다. 반면 뚜렷한 특징이 보이지 않는 암도 있다. 또한 CT 스캔과 X선 촬영으로 고대에 생긴 암을 발견하더라도 정확히 무슨 암인지 밝혀내기가 어려울 수 있다. 그러므로 현 시점에서 고병리학자는 명확한 대답보다는 가능성 있는 여러 가지 답을 선별해서 제시하는 것이 최선일 것이다. 골수의 백혈구에 영향을 주는 암인 골수종은, 인체의 다른 곳에서 시작되어 확산된 암과 동일한 흔적이 뼈에 남을 수 있다. 혈액암인 백혈병과 림프종은 고대인의 유해에서 흔적이 발견되어도 어느 쪽인지 구분할 수가 없다. 지금은 암이 의심되면 체계적인 여러 검사를 거쳐 정확한 상태를 파악할 수 있지만 고대인의 유해에 오늘날의 표준화된 진단 절차를 적용해서 암을 평가할 수 있는 방법은 없다. PRO는 이런 방법을 찾기 위한 노력도 기울이고 있다.

아주 먼 옛날에 몸속에서 병이 어떻게 퍼졌는지 알아내는 것도 해결해야 할 또 한 가지 과제다. 현대에 들어 암의 원인과 환자 수, 종류 등은 전 세계 각 지역마다 큰 차이가 있다는 사실이 밝혀졌다. 오늘날에는 부유한 국가에 사는 사람이 암에 걸려 치료를 전혀 받지 못하고 사망하는 경우는 드물다. 그러므로 4,000년 전에 살았던 이집트인이나 3세기에 살다 간 이누이트족, 식민지 시대 이전에 페루 어느 마을에 살던 사람과 현대 서구인의 상태를 비교하는 것은 적절하지 않다. 의료 혜택을 충분히 받지 못하는 낙후된 문화권 주민과 먼 옛날 사람들을 비교하면 좀 더 실질적인 결과를 얻을 수 있을까? 그렇게 보는 학자들도 있지만 낙후된 지역에서 정확한 데이터와 통계 자료를 수집하는 것 자체가 또 하나의 넘어야 할 산이다.

진단이 이렇게 어렵다 보니 고대인의 유해에서 발견된 낯선 덩어리나 혹이 정말로 암인지 아니면 다른 이유로 생긴 것인지를 두고 길고 긴 논쟁이 이어지고 있다. 가장 유명한(그리고 가장 뜨거운 논란이 일어난) 사례 중 하나가 화석 사냥꾼 루이스 리키Louis Leakey가 동료들과 함께 1932년 케냐의 빅토리아호 호숫가에서 발굴한 화석화된 고대인의 유해다. 카남Kanam 사람으로 불리는 이 유해의 턱뼈에서 툭 튀어나온 큰 덩어리가 발견되었다. 이 화석의 정확한 연대나 인류 계통도에서 어디쯤 해당되는지는 아직도 논란이 끊이지 않지만 최소 70만 년 전에 생긴 화석으로 추정된다. 턱뼈의 표면으로 튀어나온 것이 무엇인지도 결론이 내려지지 않았다. 일부 사람들의 주장처럼 골종양(뼈에 발생하는 종양 - 옮긴이)이나 버킷림프종(턱뼈 위쪽에 생기는 혈액암의 일종 - 옮긴이)의 흔적이라면, 원시 인류에서 발견된 가장 오래된 암이 된다. 그러나 다른 주장처럼 턱뼈가 부러진 후 제대로 붙지 않아 뼈가 크게 자라면서 생긴 것일 수도 있다.

약 200만 년 전에 동아프리카에 살던 인류의 고대 영장류 조상 중에 오스트랄로피테신Australopithecine이 있다. 화석화된 뼈로 발견된 어느 젊은 오스트랄로피테신에게서 척추 종양의 징후가 뚜렷하게 나타난 것이나 12만 년 전 현재의 크로아티아 크라피나 지역에 살던 네안데르탈인에게서 희한하게 자란 갈비뼈가 발견된 것도 큰 논란이 되었다. 이 갈비뼈의 경우, 정상적인 뼈가 서서히 약한 섬유성 조직으로 대체되는 비암성 질환인 섬유이형성증의 흔적일 가능성이 매우 높다.

인간이 최초로 등장한 곳, '인류의 요람'이라 불리는 남아프리카 스와르트크란스에서 나온 발가락뼈에는 좀 더 확실한 진단이 내려졌다. 역사가 160만 년도 넘은 유물이라 정확한 생물종을 밝혀낼 수는 없지만 사람과 관련 있는 개체에서 나왔을 가능성이 상당히 높다. 이 뼈에서 공격적인 골암으로 알려진 골육종의 흔적이 발견된 것이다. 골육종은 십대 청소년에게 많이 발생하는 경향이 있고 환경이나 생활 방식과의 관련성은 밝혀지지 않았다. 지금까지는 이것이 인류의 조상에게서 발견된 가장 오래된 암이다. 뼈가 계속해서 발견되고 진단 기술이 개선되면 언젠가는 그 자리를 다른 유물에 양보할 수도 있다.

그밖에도 세계 곳곳에서 암으로 추정되는 사례가 고대인의 흔적에서 다수 발견되었다. 멸종된 인간의 조상 중 가장 최근에 밝혀진 호모 날레디Homo naledi라는 종이 있다. 2015년 남아프리카의 라이징스타 동굴에서 호모 날레디의 뼈가 여러 개 나왔는데, 이 가운데 25만 년 전에 살았던 성인의 턱뼈에서 양성 종양이 발견되었다. 네안데르탈인의 조상인 호모 하이델베르겐시스Homo heidelbergensis 중에 현재 독일에 해당하는 지역에서 약 35만 년 전에 살던 사람의 두개골에서는 뇌종양으로 사망했을 가능성이 있는 흔적이 남아 있었다. 또 1만 8,000여 년 전 인도네시아 렘부부 지역의 한 동굴에 묻힌 것으로 추정되는 20대 여성의 단단하고 울퉁불퉁한 턱뼈에서는 전이성 암에서 발생하는 것과 꼭 같은 형태의 자잘한 구멍이 여러 개 나 있었다. 그러나 화석화된 고대인의 뼈만 있을 뿐 일목요연하게 정리된 의료 기록이 없으니 오래전 세상을 떠난 이 조상들이 정말로 암에 걸렸는지, 그 진실은 절대 밝혀지지 못할지도 모른다.

새로운 분자생물학 기술이 돌파구가 될 수도 있다. DNA 검출 기술이 한층 더 정교해지고 비용은 크게 줄면서 오래된 유해의 아주 작은 조각에서도 DNA를 얻어 분석할 수 있게 되었다. 이러한 기술이 적용된 가장 유명한 사례는 르네상스 시대 이탈리아 아라곤 왕국의 왕 페르디난도 1세의 미라다. 이 미라의 골반에서 놀라울 정도로 잘 보존된 종양이 발견되었다. 현미경으로 관찰한 결과 이 암세포는 왕의 대장이나 전립선에서 처음 생겨난 것으로 추정된다. 유전학적 검사를 통해 문제의 종양에서 KRAS로 불리는 유전자 결함이 발견되었다. 이 결함은 대장에 생기는 종양에서는 흔히 발견되지만 전립선암에서는 발견된 적이 없다. 이에 따라 페르디난도 1세에게는 세상을 떠나고 500년이 지나 암이라는 확진이 내려졌다.

문제는 유전학적 기술이 유용하긴 하지만 한계가 있다는 점이다. 이 기술은 장기가 보존되거나 종양이 뼈로 확산되어 DNA를 추출할 수 있어야 적용이 가능하다. 정상적인 세포에도 명백한 '암성' 돌연변이가 존재할 수 있다는 사실이 밝혀진 것도 이 기술의 한계점이 될 수 있다(132쪽 참고). 이에 따라 좀 더 확실한 암의 지표가 될 수 있는 결함 단백질을 찾는 방법이 대안으로 제시되었다. 하지만 이 프로테오믹스 proteomics(단백질체학)는 기술적으로 더욱 까다롭다. 단백질 분석이 DNA 염기서열 분석보다 비용도 더 많이 든다. 그래서 고병리학적 분석이 필요한 검체 중에서도 아주 특별한 경우에만 실시되는 편이다. 그러나 시간이 지나면 비용 부담이 줄어 미래에는 좀 더 광범위하게 쓰일 가능성이 높다.

도구는 계속해서 생겨나고 있지만 분석 대상인 유해가 연구의 제한 요소로 작용한다. 통계적으로 균형이 완벽하게 잘 맞는 어느 인구군의 뼈가 갑자기 땅속에서 떡하니 나타날 리는 만무하다. 그러므로 확보한 뼈를 어떻게든 잘 활용해서 연구해야 한다. '골학의 역설'로 불리는 문제도 있다. 1992년에 인류학자 제임스 우드James Wood가 동료 연구자들과 함께 처음 제시한 개념으로, 모든 고고학적 기록은 당시 인구 집단의 병리학적 상태를 대표할 수 없다는 것이다. 병으로 금방 세상을 떠나 시신에 아무런 흔적이 남지 않는 경우도 있다는 점, 건강 상태는 숨을 거둔 그 시점에만 알 수 있다는 점이 그 근거다. 예를 들어 2,000년 전에 죽은 15세 소녀의 뼈가 발견되더라도 이 뼈로 당시에 죽지 않고 생존한 또래 친구들의 건강에 관해서는 아무것도 알 수 없다. 분명한 사실은 수천 년 전부터 전 세계 수많은 문화권에서 매우 다양한 종류의 암이 발견되었고, 그중에는 현재 기준으로 굉장히 희귀한 종양도 포함되어 있다는 것이다.

고고학적 기록이나 고대인에 관한 정보를 연구해 사람과 질병의 특징을 찾아내는 일은 그밖에도 여러 요인 때문에 쉽지 않다. 암의 진행 속도가 굉장히 빨라 갑작스럽게 세상을 떠난 사람은 진단 기록도 없고 뼈에도 아무런 흔적이 없다. 부검이 실시된다고 해도, 여러 문화권에서 암은 죗값을 받은 것이거나 감염 질환이라고 굳게 믿는 등 오명이 씌워진 경우가 많아서 사망자의 가족이 사인死因을 감췄을 가능성이 있다. 환자 매장과 죽음에 관한 문화적 전통도 고고학자가 우연히 발견한 유해에서 정보를 찾기 어렵게 만든다. 예를 들어 어떤 곳에서는 아기가 죽으면 집 벽이나 바닥에 묻었고 남자와 여자의 무덤을 따로 만든 곳도 있다. 페스트나 나병 등 특정 질환에 걸려 사망한 환자는 정해진 장소에 따로 묻기도 했다.

마지막으로 확률 문제도 고려해야 한다. 특정 지역에서 암의 징후가 나타나는 유해 3구가 발견되었다고 하자. 그 마을의 주민 수가 100명이라면 환자의 비율은 3퍼센트이고 주민 수가 1,000명이라면 0.3퍼센트, 30명이라면 10퍼센트가 된다. 먼 옛날 선사시대에 암은 희귀한 질병이었을 수도 있고 생각보다 훨씬 더 흔했을지도 모른다. 이 문제는 체계적으로 연구된 적이 없으므로 아직까지는 알 수 없다. 그러므로 DNA나 단백질 분석, 그밖에 X선이나 CT 스캔 이후에 나온 더욱 체계적인 기술을 적용하면 새로운 정보가 밝혀질 것으로 기대한다. 고대인의 유해에서 암의 증거를 찾으려는 사람이 늘어날수록 분명 더 많은 증거가 발견될 것이다.

미라는 일반적인 유골보다는 뼈에 살이 더 많이 남아 있다. 실제로 고대인의 암에 관한 몇 가지 놀라운 정보 중 일부는 미라에서 발견되었다. 그러나 시신을 미라로 만드는 과정에서 종양이 어느 정도로 보존되는지는 아직 우리가 모르는 부분이 많다. 미라에 무작정 메스를 대고 부검할 수는 없으므로 학자들은 CT 스캔으로 미라의 내부 상태를 조사한다. 하지만 미라를 스캔해서 종양을 얼마나 정확히 찾아낼 수 있는지는 밝혀지지 않았고, 놓치는 것이 있어도 그 사실조차 모를 수 있다고 케이시 커크패트릭은 지적했다. 그래서 동료 제니퍼 윌러비Jennifer Willoughby와 함께 이례적인 실험을 진행해보기로 했다.

먼저 두 사람은 인근 병원의 연구진과 협업하여 다양한 종류의 암에 걸린 마우스를 안정적으로 공급받았다. 그리고 모든 방식을 동원해 마우스 미라를 만들었다. 토탄 늪에서 발견된 미라를 재연하기 위해 가까운 늪에 마우스를 떨어뜨리기도 하고, 얼음 내부에 가두거나 뜨거운 모래에 묻기도 했다. 그러나 두 사람이 시도한 가장 인상적인 방법은 마우스 몇 마리를 고대 이집트인의 매장 의식과 똑같이 처리한 것이다. 자그마한 내부 장기를 조심스럽게 제거한 뒤 사체에 천연 탄산소다와 천연 송진을 채워넣고 붕대로 꽁꽁 감는 방식이었다.* 이렇게 미라로 만드는 작업을 모두 마친 두 사람은 이후에 종양이 어떻게 보존되어 있는지 CT 스캔으로 확인했다. 그 결과, 미라로 만든 모든 마우스에서 암의 흔적이 또렷이 나타났다. CT 스캔으로 고대인의 미라를 연구하는 경우 고형 암을 놓칠 확률은 별로 없었다. "암은 현대에 생긴 병이 아닙니다." 커크패트릭은 이렇게 강조했다. "인류의 모든 역사를 통틀어 계

---

* 커크패트릭은 내게 피라미드까지는 세우지는 않았다고 알려주었다.

속해서 나타난 병이에요. 환경에는 암을 유발하는 요소가 있고, 유전적인 요소와 감염도 영향을 줍니다. 암을 피하기는 거의 불가능하죠. 이런 사실을 일반 대중에게도 알려야 한다고 생각합니다. 암이 전적으로 자신이 잘못해서 생긴 병이라고 생각하며 괴로워하는 사람들에게는 아주 중요한 사실입니다."

크고 작은 모든 생물에서 일어나는 일

암은 인간에게만 생기는 병이 아니다. 우리 집에서 키운 첫 반려견이라 온 가족의 사랑을 듬뿍 받은 웰시 스프링어 스패니얼종 개 쉐바가 백혈병으로 세상을 떠났기 때문에 나는 이런 사실을 너무나 잘 알고 있다. 동물을 가축화하는 인위적인 압력 때문에 반려동물에게도 종양이 생기는 것이라는 주장이 가끔 들리지만(암을 '현대 질병'으로 분류하는 사람들이 근거라고 제시하는 내용이기도 하다), 다세포 생물에게 암은 피할 수 없는 병이다. 즉 암은 종과 상관없이 모든 동물에게 생길 수 있다. 몇 가지 확실한 예외를 제외하면 정말로 그렇다.

2014년에 크로아티아의 유전학자 토미슬라브 도마제트 로소^{Tomislav} ^{Domazet-Lošo}는 독일 킬 대학교 연구진과 함께 '히드라' 두 종에서 암을 발견했고 이 놀라운 사실을 논문으로 발표했다. 민물에 서식하는 작은 생물인 히드라는 현재까지 암이 발생하는 것으로 알려진 가장 단순한 생물이다. 관에 촉수가 달린 것처럼 생긴 히드라는 모두 두 층을 이룬 세포로 구성된다. 그리고 세 종류의 줄기세포에 의해 이러한 형태가 유지된다. 줄기세포 중 두 가지는 관을 이루는 세포층을 형성한다. 간질 세포로 알려진 세 번째 종류는 만능 세포로, 단순한 구조의 몸 이곳저곳 뿐 아니라 난자나 정자가 되는 생식세포를 만들어낸다. 바로 이 세 번째 줄기세포에서 난자가 만들어지는 과정에 문제가 생기면 종양이 발생한다. 히드라의 몸 상태가 정확히 어떤지는 파악하기 힘들지만, 성장 속도와 생식 기능이 심각하게 약화되는 것을 보면 암이 영향을 주는 것은 분명해 보인다. 이 연구에서 중요한 점은 도마제트 로소와 연구진이 히드라에 어떠한 방식으로든 영향력을 행사하지 않았다는 사실이다. 즉 유전학적으로 조작하거나 히드라가 사는 물에 해로운 화학물질을 넣지 않았음에도 종양이 자연발생적으로 생겼다. 이러한 발견은 흥미로운 의문을 갖게 한다. 히드라처럼 단순한 생물에게도 암이 생긴다면 다른 동물은 어떨까?

미국 산타바바라 캘리포니아 대학교에서 인류학과 부교수로 재직 중인 에이미 바디Amy Boddy는 이 질문의 답을 찾고 있다. 바디와 연구팀은 매우 광범위한 생물종의 종양 발생 데이터를 수집했다. 이러한 연구 분야를 비교종양학이라고 한다.

"가장 어려운 과제 중 하나는 암을 정확하게 정의하는 일입니다. 다양한 생물 전체의 암을 연구할 때는 특히 어려운 일이죠. 개나 마우스에게 생기는 암은 인체에 발생하는 종양과 상당히 비슷합니다. 하지만 홍합에 생긴 이상한 세포나 버섯에서 발견된, 기이하게 돌출된 부분은 어떨까요? 다른 생물의 암에 관해 이야기하기 시작하면 우리가 이 병에 얼마나 무지한지 깨닫게 됩니다." 바디의 설명이다. "우리가 여러 생물에게 발생한 암에 관해 리뷰논문을 처음 발표했을 때, 무엇을 암으로 분류해야 하는지를 두고 엄청난 논쟁이 있었습니다. 의학적 정의는 아주 인간 중심적이니까요."

인체에 발생하는 암은 종양 세포가 기저막, 즉 조직과 기관을 랩처럼 감싼 얇은 분자 보호막을 뚫고 들어가는지 여부에 따라 침습성侵襲性이 결정된다. 식물에는 충영(벌레혹)이 커다랗게 자랄 수 있는데, 보통 충영은 세균이나 바이러스, 진균에 감염되거나 말벌의 영향으로 생긴다. 다음 장에서 살펴보겠지만 선인장에서 나타나는 대화현상(줄기나 꽃대가 납작하게 기형으로 성장하거나 세로 줄무늬가 생기는 현상 - 옮긴이)과 같은 희한한 변화도 있다.

홍조류와 진균류에서도 종양처럼 보이는 덩어리를 볼 수 있지만 형태가 명확하지는 않다. 버섯에서 비침습적 성장이 발견되기도 하고, 단순한 곰팡이가 비정상적으로 빠르고 크게 자라는 경우도 있다. 이와 같이 혹처럼 불룩한 부분은 세포가 과도하게 증식해서 생기는 결과지만 전부 암이라고 칭할 수는 없다. 진균류와 식물의 경우 세포벽과 내부 구조물이 단단해서 변이가 일어난 세포가 곳곳으로 확산될 수 없다.

동물로 넘어오면 암은 없는 곳이 없다. 암이 발생하는 것으로 알려진 동물을 정리한 최근 목록을 보면 분량이 20쪽이 넘을 정도다. 특히 해양생물 목록은 새조개, 대합조개, 게, 메기, 동굴어, 대구, 산호초, 백합조개부터 자리돔, 엔젤피시, 주얼피시, 금붕어에 빙어, 연어, 도미, 가느다란 실고기까지 등장하니 세상에서 가장 기이한 횟집 메뉴판을 보는 기분이다. 목록은 그와 같이 길게 이어진다.

개구리와 두꺼비 같은 양서류에서도 종양이 발견된다. 뱀, 바다거북, 거북, 도마뱀 등 다양한 파충류도 마찬가지다. 조류도 잉꼬부터 펭귄, 앵무새, 화식조, 검은배유구오리, 작은 앵무새 등 여러 종류에서 암이 나타난다. 1919년에 미국 시카고에서는 콜H. K. Coale이라는 사람이 다리가 3개인 개똥지빠귀 한 마리를 발견했는데 배에 암처럼 생긴 덩어리가 있었다는 신기한 이야기도 전해진다. 땅늑대, 얼룩말 등 포유동물도 모든 종류의 암에 걸린다. 고래, 왈라비, 개코원숭이, 오소리, 봉고영양을 비롯해 거의 모든 포유동물이 목록에 포함된다.

먼 옛날에 죽은 사람의 유해에서 종양이 발견되듯이 화석 기록에서 암의 흔적을 찾기도 한다. 2003년 미국 노스이스턴 오하이오 의과대학의 브루스 로스차일드Bruce Rothschild 연구진은 휴대용 X선 장비를 준비하고 북미 여러 지역의 박물관을 샅샅이 뒤져 공룡 뼈 1만 점 이상을 촬영했다. 종양은 대략 7000만 년 전에 살았던, 주둥이가 오리처럼 납작한 초식 공룡 하드로사우루스 한 계통에서만 발견되었으나 개체수로 따지면 무려 97마리에서 29건의 종양이 나타났다. 2억 4000만 년 전 삼량기에 현재 독일 지역의 해안가를 돌아다니던 원시거북의 다리 뼈 화석에서도 종양이 발견되었다. 거대한 티타노사우루스 등 다른 공룡종에서도 암의 흔적이 나왔으나 일부 결과는 아직 논란이 이어지고 있다.*

모든 생물을 통틀어 암 연구에 꾸준히 걸림돌이 되는 문제가 하나 있다. 바로 상어는 암에 걸리지 않는다는 주장이다. 오래전부터 널리 알려졌지만 잘못된 정보다. 이 희한한 주장은 1970년대에 미국 메릴랜드주 볼티모어 존스홉킨스 의과대학의 주다 포크먼Judah Folkman과 헨리

---

* 고대인의 유해가 암에 걸렸는지 정확하게 진단하기가 어려운 것처럼, 연조직에 생긴 종양은 보존되지 않는다. 화석에 수의학 보고서가 딸려 있는 것도 아니므로 논란의 여지가 많을 수밖에 없다.

브렘Henry Brem이 발표한 연구 결과에서 비롯되었다. 두 사람은 뼈 말단의 보호층인 연골이 종양에 새로운 혈관이 자라나지 못하도록 차단한다는 사실을 발견했다. 상어는 모든 골격이 뼈가 아닌 연골로 되어 있으므로 사람들은 상어가 다른 동물보다 암 저항성도 더 클 것이라고 생각하기 시작했다.

실험 연구에서도 상어 연골은 종양의 혈관 생장을 중단시키는 효과가 매우 뛰어난 것으로 나타났다. 화학적으로 상어에 종양을 유발하려는 시도도 실패로 돌아갔다. 야생에 서식하는 상어에서 암이 발견된 적도 전혀 없으니 상어의 암 저항성에 관한 이론은 확실한 사실 같았다. 여기서부터 사고의 흐름은 상어 연골이 암을 예방한다, 심지어 암을 치유한다는 추측으로 이어졌다. 1992년에는 윌리엄 레인William Lane이 쓴 『상어는 암에 걸리지 않는다Sharks Don't Get Cancer』가 베스트셀러에 오르고 수백만 달러 규모의 새로운 산업이 탄생했다. 수백만 마리의 상어를 포획하거나 양식한 후 도축했고, 절박한 암 환자들이 상어 연골로 만든 약을 너도나도 구입했다. 그러나 효능이 입증되지 않은 임상시험만 최소 3건이다.

중요한 것은 이 주장이 기본 전제부터 틀렸다는 것이다. 사실 여러 종의 상어에서 종양이 발견되었다. 2013년 호주 해안가에서 발견된 대백상어의 단단한 턱도 그중 하나다. 당시 대백상어의 종양에 관한 논문을 쓴 해양생물학자 데이비드 쉬프만David Shiffman은 다음과 같이 지적했다. "상어도 암에 걸린다. 설사 암에 걸리지 않는다 해도, 상어 제품을 먹는다고 암이 치료될 확률은 내가 마이클 조던을 잡아먹고 농구를 더 잘하게 될 확률과 다르지 않다."

상어 연골로 예방하거나 치료할 수 있는 병은 하나도 없지만, 다양한 생물종에서 발생한 암을 비교해보면 인체에서 벌어지는 현상을 이해하는 데 도움이 된다. 특정 동물에서 종양이 발견된 사례가 한 건이라도 '있는지 없는지'에 의문을 갖는 것은 별 의미가 없다. 암은 다세포 생물이라면 누구에게나 발생할 수밖에 없으므로 답은 너무나 자명하기 때문이다. 그보다는 '얼마나 빈번하게' 암이 나타나는지 알아보면 훨씬 더 흥미로운 사실을 알 수 있다.

암이 인간만 걸리는 병이 아니며 암에 가장 많이 걸리는 생물도 분명 인간이 아니라는 사실을 알면 깜짝 놀라는 사람도 있을 것이다. 인간이 다른 어떤 생물보다 암에 많이 걸린다는 추정이 널리 확산되어 있지만, 이것은 형편없이 불완전한 정보에서 나온 생각이다. 체계적인 데이터가 없어 고대인의 암 발생 빈도에 관해서는 아무것도 알 수 없듯, 여러 생물종의 암 발생률 역시 체계적인 조사가 이루어진 적이 없다.

어떤 암이든 종류와 상관없이 한 번이라도 발견된 적이 있는 생물종을 정리하는 것과, 발견된 암이 희귀한지 흔한 것인지 구분하는 일은 전혀 다르다. 캘리포니아 대학교의 에이미 바디 연구진은 동물 역학자를 자처하고, 동물원에서 수집한 데이터와 야생에 서식하는 개체군에서 얻은 정보를 최대한 확보해 동물종마다 암이 어떤 빈도로 발생하는지 조사를 벌이고 있다.

"동물원에 사는 동물은 야생 동물보다 수명이 훨씬 길어요. 그리고 동물원에 있는 동물의 표본수는 아주 적은 편입니다." 바디는 이렇게 지적했다. "그러나 예비 데이터로 볼 때, 소형 포유동물의 암 발생률은 사람보다 훨씬 더 높은 것으로 보입니다. 페럿에게서 상당히 많은 종양을 발견했고, 몸집이 아주 작은 쥐여우원숭이도 암에 굉장히 많이 걸리는 것으로 추정됩니다."

바디는 개체군에 병목현상, 즉 개체수가 급격히 줄어드는 사건이 일어난 동물에게서 암이 더 자주 발견된다고 설명했다. 다시 말해 개체수 급감을 겪은 후 오늘날까지 살아남은 종은 개체들끼리 유전학적으로 유사한 면이 많다. 골든 햄스터의 경우 병목현상이 유독 심하게 일어났다. 현재 전 세계에서 가축화된 골든 햄스터 대부분이 1930년 시리아 사막에서 발견된 새끼 한 마리의 자손이다. 이 동물은 종양이 자연적으로 생기는 비율이 놀라울 정도로 높다.

순수 혈통끼리 번식하거나 가축화된 다른 생물도 암에 취약한 것으로 확인되었다. 개는 암 발생률이 사람과 거의 비슷하고 품종마다 많이 생기는 종양 종류가 다르다. 농장에서 키우는 암탉은 알을 끊임없이 낳아야 한다는 압박 때문에 최대 3분의 1이 난소암에 걸린다.

재미있는 사실은 인간도 지난 역사에서 그런 위태로운 상황을 겪었다는 것이다. 가령 약 100만 년 전에 생식 활동이 가능한 사람의 숫자가 2만 명에도 미치지 못할 만큼 인구가 급격히 줄어 인류가 멸종 위기에 놓인 적이 있다. 이것이 오늘날 우리가 암에 취약해진 이유일지도 모른다.

학자들은 공룡의 후손인 조류와 몸에 비늘이 있는 파충류가 털이 많이 나는 종류보다 암에 훨씬 덜 걸리는 경향이 있다는 사실을 알아냈다. 그 이유는 아직 밝혀지지 않았지만 바디는 몇 가지 가능성을 제시했다.

"임신 그리고 태반과 관련이 있다고 생각합니다." 바디는 조류와 파충류는 알을 낳는 반면 포유동물은 혈관이 가득 형성된 침습성 조직을 만들어내는 기능이 반드시 필요하다고 설명했다. 이 태반 조직은 자궁 벽 쪽으로 슬금슬금 파고들어 모체로부터 산소와 영양소를 빨아들여 뱃속에 자라는 태아에게 공급한다. 그런데 태반과 태아를 이룬 세포가 모체의 혈류로 유입되어 엄마의 정상적인 신체 조직의 일부가 되는 마이크로키머리즘microchimerism이라는 현상이 있다. 이 현상은 암이 몸속에서 증식하고 퍼져 나가기 위해 활용하는 생물학적 속임수와 거의 정확히 일치한다. 종양이 마이크로키머리즘과 관련된 유전자와 분자를 가로채서 몸속에 자리를 잡는 경우도 많다.

그래서 인간을 포함하여 침습성 태반을 보유한 포유동물이 말이나 소처럼 모체를 침투하는 경향이 낮은 동물보다 암에 더 취약할 수 있다는 주장이 제기되었다. 고양이와 개는 태반의 특성과 암 위험성이 그 중간쯤에 해당한다. 깔끔하게 잘 정리된 이론처럼 들리지만 바디 연구진은 아직까지 여러 생물종의 데이터를 수집하는 단계에 있다. 이 이론이 사실인지 여부는 밝혀지지 않았다. 태반이 없는 유대목 동물이나 알을 낳는 포유류인 단공류 동물의 암 발생률에 관한 정보도 아직 확보하지 못했다. 유대목 동물은 살아 있는 어린 새끼를 낳아서 몸 앞쪽의 육아낭에서 키운다. 단공류 동물에는 오리너구리와 같은 동물이 포함된다. 하지만 바디는 현 단계에서도 태반을 만드는 능력과 암 발생률 증가가 서로 연관성이 있다고 확신한다.

"나는 그 두 가지가 연관성이 있다고 생각합니다." 바디는 태아를 구성하는 세포가 유전학적으로 모체와 비슷하지만 완전히 동일하지는 않다는 점을 지적했다. 모체의 면역계에서 치명적인 거부반응이 일어날 위험이 있다는 것이다. "우리는 자궁 안에 있는 모든 것이 분리되어 있도록 진화했지만, 엄마의 몸에 침입해서 모체의 어떤 조직과도 통합될 수 있는 태반도 발달했습니다. 그래서 포유동물은 자신의 몸에 있던 세포에 돌연변이가 일어나 약간의 종양이 생겨도 그것을 감지하는 능력이 뛰어나지 못하다고 생각합니다."

몸 크기의 원칙?

사람과 다른 생물의 암 발생률과 관련해 더 큰 호기심을 불러일으키는 문제가 또 있다. 다세포 생물이라면 암은 누구도 피할 수 없는 일이고 어떤 세포군에서든 생겨날 수 있다면, 더 많은 세포로 이루어진 동물일수록 암에 걸릴 가능성도 높아야 한다. 세포수가 많을수록 증식이 더 많이 일어나고 뭔가 잘못될 확률도 높아지기 때문이다. 또한 몸집이 클수록 위험성이 커지는 문제는 수명이 긴 동물에서 더 심각하게 나타나야 한다.

"실제로 동일한 종 내에서는 몸집이 큰 개체의 암 발생률이 더 높습니다. 예를 들어 키가 크고 덩치가 큰 사람은 작은 사람보다 암에 걸릴 위험성이 더 큽니다. 개도 마찬가지고요." 바디의 설명이다. "세포수에 따른 확률의 문제로 생각할 수 있지만 성적인 선택과도 관련이 있습니다. 빨리 자라면 짝짓기 경쟁에도 그만큼 빨리 들어서게 되니까요."

바디는 플래티라는 물고기의 짝짓기 습성을 예로 들어 설명했다. 원래 중앙아메리카에 살던 이 화려한 빛깔의 작은 물고기는 이제 전 세계의 모든 수족관에서 볼 수 있다. 수컷 플래티 중에는 유전자 결함 때문에 비정상적으로 몸집이 큰 개체가 있는데 암컷들 사이에서 굉장히 매력적인 대상으로 여겨진다. 그런데 이런 돌연변이를 가진 수컷은 흑색종에 더 취약한 특징이 나타난다. 플래티는 암이 생기고 건강이 악화되기 시작할 무렵이면 이미 성숙기가 완료되어 짝짓기가 끝난 상태이므로 변이 유전자가 다음 세대로 전달될 일은 없다.

흰꼬리사슴도 비슷한 경우다. 사슴 수컷은 오랜 세월에 걸친 테스토스테론의 영향으로 가지 모양의 커다란 뿔이 자란다(암컷은 수컷의 뿔이 클수록 더 큰 매력을 느낀다). 그러나 이에 대한 대가는 뿔에 종양이 생길 위험도 커지는 것으로 돌아온다. 뿔에 생기는 섬유성 종양은 두개골을 압박하고 뇌를 손상시켜 결국 죽음에 이르게 한다.

하지만 몸 크기의 원칙과 어긋나는 지점이 있다. 동일한 생물종 내에서는 몸집이 큰 개체일수록 암 위험률도 높지만, 관점을 넓혀서 생물 전체와 비교하면 그와 같은 경향이 나타나지 않는다. 고래, 코끼리 등 몸집이 크고 수명이 긴 동물과 마우스처럼 작고 수명이 짧은 동물의 암 발생률은 거의 비슷하다. 몸무게가 200톤쯤 나가는 대왕고래는 고작해야 20그램쯤 나가는 마우스보다 몸집이 1000만 배 더 크다. 그러므로 고래는 마우스 크기에 해당하는 면적마다 암 저항성이 마우스보다 최소 1000만 배 더 높다는 것을 알 수 있다. 정말 놀라운 결과가 아닐 수 없다.

인간도 몸집과 암 발생률 관계에서 뚜렷하게 벗어난다. 인간의 경우 체구를 기준으로 추정되는 발생률보다 실제 암 발생률이 더 높다. 그러나 인간이 가진 온갖 나쁜 습관(특히 흡연)을 이 공식에 반영하면, 우리보다 덩치가 훨씬 작은 생물보다 암 저항성이 상당히 높다는 것을 알 수 있다. 동시에 인간은 포유동물 중에서도 몸집이 거대하기로 유명한 동물들보다 암에 훨씬 취약하다. 이처럼 암 발생 위험도와 체구가 관련이 없는 현상을 '페토의 역설Peto's Paradox'이라고 한다. 1976년에 이 같은 사실을 처음 알아낸 영국의 통계학자 리처드 페토Richard Peto의 이름에서 따왔다. 체구에 따라 위험도가 증가한다는 이론과 정반대인 이 역설은 왜 인간과 다른 생물이 전 생애 중 어느 시점에 암에 걸리거나 걸리지 않는지에 대한 흥미로운 렌즈를 제시한다. 이 수수께끼를 풀기 위해서는 전략적인 사고가 필요하다.

동물마다 체구도 다르지만 수명도 다르다. 자연에서는 약탈자의 공격이 끊이지 않으므로 마우스의 경우 운 좋으면 1년 정도 산다. 실험실에서 편안하게 한 평생을 갇혀 사는 경우에도 2년 정도 살면 운이 좋은 최장수 마우스에 속한다. 반면 척추동물 중에 가장 오래 사는 동물로 알려진 그린란드 상어는 성적인 성숙도가 150살에 최고조에 이른다. 1950년대에 실시된 핵폭탄 실험이 눈의 수정체에 어떤 영향을 주었는지 조사할 때 활용한 연대 분석법을 이 상어에 적용한 결과, 현재까지 가장 오랫동안 생존한 그린란드 상어는 최대 500살에 이른 것으로 추정된다. 영국에 엘리자베스 1세가 재위 중일 때 차가운 북극 바다에 처음 나타났다는 얘기다. 아프리카 코끼리는 평균 60에서 70년 정도 살고 기니피그는 8년도 채우지 못하는 경우가 대부분이다. 인간은 전 세계 평균 수명이 현재 70세 안팎에 도달했다. 인간과 가까운 동물인 침팬지의 평균 수명은 50살이다. 다른 영장류들을 살펴보면 작은쥐여우원숭이의 평균 생식 주기는 약 5년이고 동물원에 사는 경우 15년까지 살 수 있다.

페토의 역설을 이해하려면 성장과 수명, 성별 간의 진화론적 균형부터 알아야 한다. 간단히 설명하면, 빨리 자라고 빨리 죽는 생물로 진화한 경우 그 짧고 위험천만한 생애가 최대한 생식 활동으로 채워진다. 반대로 몸집이 아주 커질 때까지 천천히 자라는 동물은 다른 동물에게 잡아먹히기보다 잡아먹는 쪽이 되는 경향이 있다. 또한 태어나 오랜 시간이 흐른 후에 자손을 낳고 또 오랜 시간을 들여 자손을 돌본다.

인간이 생식 능력을 갖추기 전에 암에 걸린다면 생물종으로서 크게 발달하지 못했을 것이다. 이것이 자연 선택의 힘이다. 암에 걸리지 않은 상태로 큰 체구를 몇십 년 간 유지하고 생식 활동을 하려면 많은 에너지와 자원이 필요하다. 인간은 아주 길어질 수도 있는 이 기간 동안 건강하게 지내도록 진화했다. 따라서 몸을 건강하게 유지하는 것이 더 이상 큰 가치가 없는 시기가 되면 암에 쉽게 굴복하게 된다. 암 환자의 90퍼센트가 50세가 지나서 걸린다는 사실과도 일치한다. 전 생애 중 가장 중요한 시기는 아주 건강한 상태로 지내지만 아이를 낳고 다 키우고 나면 백지 상태로 돌아가는 것이다.*

'빨리 자라고 빨리 죽는' 전략은 '안테키누스'라는 유대류 쥐에서 처음 발견되었다. 안테키누스 수컷은 호주의 한겨울에 해당하는 8월에 약 2주 동안 최대한 많은 암컷과 짝짓기를 한다. 이 시기에 수컷의 성기

---

* 성별에 따라 암 발생률에 흥미로운 차이가 있는데, 이것은 다른 특징과 상관없이 개별적으로 나타나는 특징이다. 구체적으로는 남성이 여성보다 더 젊은 나이에 암에 걸릴 가능성이 조금 더 높다는 것이다. 이 차이를 설명하는 이론 중에 '할머니 가설'이라는 것이 있다. 아직 논란이 되는 내용이지만, 할머니의 경우 손자 손녀들을 키울 때 도움을 주는 반면 할아버지는 자녀 양육에서 담당하는 역할이 적다. 따라서 진화적 관점에서 불필요한 존재이기 때문에 이런 특징이 나타난다는 이론이다.

능은 미친 듯이 강화되어 최대 14시간 동안 지속되기도 한다. 그러나 짝짓기 기간이 막바지에 이르면 불길한 조짐이 나타나기 시작한다. 털이 빠지고, 내부 장기가 망가지고, 감염 질환에 쉽게 걸린다. 그로부터 몇 주 이내에 수컷은 전부 죽는다. 모든 에너지를 번식에 쏟아붓고 극적으로 세상을 떠나는 것이다.

안테키누스 암컷의 삶은 수컷보다 조금 낫다. 엄마는 대부분 새끼가 젖을 떼고 난 뒤에 세상을 떠나고 부모 없이 남은 새끼들은 홀로 살아간다. 해가 바뀌면 같은 사이클이 반복된다. 인간의 생활 방식과 비교하면 이 작은 동물의 번식 전략은 아주 이상해 보일 수 있지만 안테키누스에게는 진화적으로 완벽한 생존 방식이다. 이들은 곤충을 잡아먹고 사는데, 먹이를 구할 수 있는 가능성은 주기별로 바뀐다. 짝짓기가 광적으로 이루어지는 기간은 먹이가 가장 풍부해서 새끼를 낳은 암컷은 젖을 먹이는 데 필요한 영양분을 듬뿍 얻을 수 있다. 수컷은 잠시 정자를 제공하는 존재로 살다 갈 뿐이다.

수많은 동물로 이루어진 스펙트럼의 반대쪽, 천천히 자라는 동물을 연구해온 학자들도 동물이 오랜 세월 생존하면서 암을 물리치기 위해 어떤 전략을 활용하는지 몇 가지 흥미로운 사실을 알아냈다. DNA 염기서열 분석 기술이 발전한 덕분에 이제 우리는 동물의 유전체를 샅샅이 뒤져서 이들이 쓰는 전략이 어디에서 비롯되었는지도 알아낼 수 있다.

수명이 길지만 암에 저항성을 가진 것으로 유명한 동물 중에 벌거숭이두더지쥐가 있다. 아프리카 사막 아래에 큰 군락을 형성하고 살아가는 이 동물은 쉴 새 없이 굴을 뚫는다. 맛있는 식물 뿌리를 찾기 위한 목적도 있지만 계속 자라나는 이빨을 적정 길이로 유지하기 위해서다.

굴 내부는 사하라 사막 이남의 따가운 볕이 들어오지 않아 30℃ 정도로 일정하게 유지된다. 따라서 같은 지역에 사는 다른 모든 포유동물처럼 체온을 유지하느라 고생할 필요가 없다. 고통을 느낄 일도 없고, 산소가 위태로울 정도로 적은 곳에서도 생존할 수 있으며, 약탈자에게 쫓기지도 않고, 이글대는 태양 아래로 나올 일도 거의 없다. 게다가 벌거숭이두더지쥐는 설치류 동물로는 아주 드물게 진사회성eusocial 동물이다. 즉 한 집단의 일부만 성적인 활동을 한다. 집단 전체를 통치하는 암컷 한 마리와 운 좋은 몇 마리 수컷이 번식 활동을 한다. 나머지는 땅을 파고, 꼬불꼬불 복잡하게 이어진 굴을 유지하고 지키는 일을 맡는다.

처음에 학자들이 벌거숭이두더지쥐에 관심을 갖게 된 것도 이들의 독특한 사회적 체계 때문이었다. 그러나 이들을 포획하고 실험실로 데려와 키우면서 곧 이들의 다른 특징을 발견했다. 오랜 세월이 흘러도 죽지 않는다는 것이다. 2002년에 뉴욕의 한 연구진은 자신들이 실험실에서 사육하는 벌거숭이두더지쥐가 최소 28년간 생존하면서 설치류 장수 기록을 갈아치웠다고 밝혔다(그전까지는 27년간 생존한 호저가 최장수 설치류였다). 이 기록은 2010년에 '노인'이라는 별명이 붙은 다른 벌거숭이두더지쥐가 32년간의 생에 마침표를 찍고 하늘나라로 떠나면서 다시 갱신되었다. 벌거숭이두더지쥐는 대부분 20대 후반까지 살지만 암은 듣도 보도 못한 병일 뿐이다. 1,000마리 넘게 포획한 두더지쥐 중에 암은 겨우 몇 마리에서만 발견되었다는 보고가 있을 정도다.

벌거숭이두더지쥐가 어떻게 이만큼 장수하면서도 암에 잘 걸리지 않는지 정확한 이유는 아직 밝혀지지 않았다. 섭취하는 열량이 적고 체온이 낮은 상태로 살아가는 것과 관련이 있을 수도 있다. 세포가 에너지를 만들 때 자유 라디칼free radical(짝짓지 않은 전자를 가지는 원자단 - 옮긴이)이라는 해로운 화학물질이 생기는데 에너지 생산량이 적으면 이 물질도 적을 것이다. 호르몬 농도에 차이가 있거나 세포 성장을 촉진하는 다른 분자가 영향을 줄 수도 있고 폴리페놀 성분이 풍부한 식물을 먹는 것과 관련되어 있을지도 모른다. 2013년에는 이들의 세포에 히알루로난hyaluronan(몸속에 있는 점액 다당류의 하나 - 옮긴이)이 매우 크게 형성되고 점도도 아주 높다는 사실이 밝혀졌다. 과학자들은 이것이 세포 간 접촉과 소통을 돕기 때문에, 세포가 통제 불능 상태가 되어 암성 세포로 돌변하는 일을 막는 요인이 될 수 있다고 추정했다.

벌거숭이두더지쥐는 마우스보다 에너지 생산과 관련된 특정 유전자가 훨씬 더 활발하고 복제수도 더 많은 것으로 밝혀졌다. 이렇게 DNA가 더 많은 특징이 유전자를 손상시키는 발암 요소의 영향을 둔화시켜 두더지쥐가 건강하게 장수할 수 있는 힘이 되는 것으로 보인다. DNA 손상에 반응하는 유전자, 그밖에 노화와 관련된 유전자에서도 다른 동물들과는 차이가 있다. 벌거숭이두더지쥐의 세포는 다른 소형 설치류보다 스트레스와 손상을 잘 견딘다. 2019년에 발표된 한 연구에 따르면, 벌거숭이두더지쥐는 마우스와는 종류가 크게 다른 면역세포를 갖고 있다. 이 역시 오랫동안 건강하게 사는 데 도움이 될 수 있다.

이 정도로는 충분치 않다는 듯, 이 두더지쥐에는 세포의 과도한 성장을 차단하는 또 다른 보호 방안이 마련되어 있다. 생물학에서 '세포의 접촉 억제'라고 부르는 현상이다. 그런 상황은 절대 견딜 수 없다는 듯, 세포가 과도하게 밀집하면 더 이상 증식하지 않는다. 사람이 저마다 꼭 확보하려고 하는 '자기만의 공간'이 세포에 적용된 것이라고 볼 수 있다. 벌거숭이두더지쥐의 세포는 접촉 억제 기능이 굉장히 뛰어나서 다른 세포가 너무 가까이에 있다는 사실을 감지하면 성장이 멈춰버린다. 따라서 종양이 시작될 수 있는 이전 단계가 진행될 여지가 없다.

벌거숭이두더지쥐만큼 장수하는 장님두더지쥐(서로 관계는 없다)는 페토의 역설에 들어맞는 또 다른 예다. 이 설치류는 일반적인 쥐와 몸집은 비슷하지만 수명은 5배 더 길고 암 발생률은 매우 낮다. 보통 20년 이상 생존하는 개체가 많다. 장님두더지쥐의 세포는, 암을 유발하는 DNA 손상이 일어났을 때 복구하는 속도가 다른 쥐들보다 5배 더 빠르다. 땅굴에 살면 산소 농도가 위험한 수준으로 높았다가 낮아지는 변화가 반복되는데, 이러한 환경에서 스스로를 보호하기 위해 진화한 것으로 추정된다.

기니피그의 일종으로 남미 지역에 서식하는 카피바라가 있다. 커다란 몸집과 차분한 성격의 소유자로, 동물원에서 가장 다정한 동물이라는 명성이 자자하다. 이 동물도 페토의 역설을 뒷받침하는 사례다. 카피바라의 아주 큰 몸집은 호르몬 중에서도 세포 성장과 대사를 조절하는 인슐린이 극도로 활성화된 결과로 보인다. 그런데 "설치류의 왕"이라 불릴 만큼 몸집이 큰 카피바라의 경우에는 암을 억제하는 기능이 진화했다고 확신할 수 있다(앞서 설명했듯이 몸집이 클수록 세포가 많고, 그만큼 암에 걸릴 위험도 크다고 여겨진다). 카피바라의 유전체를 열심히 조사해온 학자들은 최근 다른 설치류보다 건강에 해로운 유전자 돌연변이가 정상 수준보다 더 많지만 변이가 생긴 세포를 찾아내는 면역세포 기능이 매우 뛰어나서 종양으로 발달하기 전에 악당 세포가 파괴되는 것으로 보인다고 밝혔다.

코끼리의 경우 상황이 완전히 다르다. 암이 될 수 있는 세포의 손상을 바로잡거나 면역 기능이 강화되는 대신, 유전자 복제수가 증가하는 진화가 일어났다(유전자 복제수란, 한 개체의 유전체 전체에 존재하는 특정 유전자의 수를 의미한다 - 옮긴이). 이 유전자에는 p53이라는 분자가 암호화되어 있다. "유전체의 수호자"로도 불리는 p53은 세포에 문제가 될 만한 첫 징조가 발견되면 대의를 위해 자멸하도록 만든다. 코끼리의 어마어마한 체구를 생각하면 충분히 이해할 만한 전략이다. 코끼리만큼 세포수가 많은 경우에는 문제가 생긴 세포를 곧바로 없애는 것이 낫다.

과학자들은 몸무게가 100톤 정도 나가는 북극고래의 유전자도 연구해왔다. 수명이 약 200년에 이르러도 암에 거의 걸리지 않는 이 동물은 지구상에서 가장 장수하는 포유동물 자리에 오를 만하다. 어떻게 이런 성취를 거둘 수 있는지는 아직 확실하게 밝혀지지 않았지만 DNA 손상을 수선repair하거나, 세포 증식을 통제하는 특정 유전자를 추가로 얻거나 버리는 전략을 활용하는 것으로 보인다.

덩치가 아주 작은 동물로 시선을 돌려보자. 조그마한 브랜트박쥐는 몸무게가 10그램도 채 안 된다. 북극고래와 비교하면 1000만 분의 1 수준이고 일반적인 실험쥐의 절반 정도다. 그럼에도 이 박쥐는 소형 동물 중에서 수명이 아주 길기로 유명하다. 현재까지 기록된 최장수 기록은 무려 41년에 이른다. 브랜트박쥐만 이렇게 오래 살기 올림픽에서 금메달을 거머쥐는 것은 아니다. 다른 박쥐들도 땅에 사는 몸집이 비슷한 설치류보다 보통 수명이 훨씬 길다. 약탈자가 나타나면 즉시 날아갈 수 있는 기능과 함께 오래 살 수 있는 다른 내재적 이점이 있는 것 같다. 여기에다 몇 가지 유용한 분자 적응이 일어나는 것으로 보인다.

미국의 미생물학자 레오나드 헤이플릭Leonard Hayflick은 대부분의 세포가 50여 회 가량 분열되고 이후에는 사멸한다는 사실을 알아냈다. 이제는 헤이플릭이 밝힌 이 한계가 염색체 말단에서 DNA와 단백질의 뚜껑 역할을 하는 말단소체 때문임을 우리는 잘 알고 있다. 신발 끈을 보면 끝부분에 작은 플라스틱 대롱이 달려 있어 실이 풀어지지 않는 것과 같은 원리로, 말단소체는 손상되기 쉬운 염색체 끝부분을 보호한다. 동물의 정상 세포에서 말단소체는 예측 불가능한 DNA 복제 과정으로 인해 분열할 때마다 아주 조금씩 짧아진다. 말단소체가 일정 수준 이상 짧아지면 세포는 사멸한다. 하지만 배아 줄기세포는 발달이 진행되는 동안 이런 한계에 구애받지 않고 인체 모든 조직이 만들어질 때까지 계속해서 분열한다. 또한 이 줄기세포는 염색체가 위험한 상태에 빠지지 않도록 '말단소체 중합효소telomerase'(중합효소란, 핵산의 중합반응을 일으키는 효소로, 보통 DNA와 RNA 합성을 촉매한다 – 옮긴이)가 암호화된 유전자를 활성화시켜 세포가 분열할 때마다 말단소체 길이를 적절히 조절한다.

분자 '카운트다운 시계'와도 같은 말단소체의 기능은 암을 차단하는 자연적인 메커니즘으로 작용하여 세포가 제멋대로 증식하지 못하게 한다. 말단소체 중합효소가 다시 활성화되고 카운트다운 시계가 무한대로 재설정되면 세포는 죽지 않고 계속 증식한다. 암으로 가는 길이 열리는 것이다. 놀라운 사실은, 박쥐들 중에 가장 장수하는 종류는 나이가 들어도 말단소체가 짧아지지 않아 수십 년 동안 자그마한 몸 안에서 수선 기능이 계속 유지된다는 것이다. 말단소체의 시계가 어쩌다 잘못되더라도 암 발생률이 높아지지는 않는 것으로 볼 때, 아직 알려지지 않은 다른 항종양 메커니즘도 분명 존재하는 것으로 추정된다.

몸집이 커도 암 발생률이 낮은 현상을 설명하는 이론 중에 '중복 종양'이 있다. 종양으로 이미 무법천지가 된 환경에서 생겨나 나쁜 세포를 파괴하는 '슈퍼 암'이 있다는 이론이다. 종양 내부에 다른 종양이 생긴다는 이 개념은 이상하게 들릴 수도 있다. 그러나 뒤에서 다시 설명하겠지만 모든 암은 유전학적으로 각기 다른 세포 군집으로 이루어지기 때문에 세포 간의 내분이 종양 발달을 어느 정도는 억제할 수 있다.

몸의 치유 능력도 암 발생 위험과 연결고리가 있는 것으로 보인다. 동물 암 전문가인 에이미 바디는 피부 세포를 얻기 위해 샌디에이고 동물원의 동료 연구자 타라 해리슨Tara Harrison을 찾아갔을 때의 일을 내게 들려주었다. 많은 동물원에서는 연구 목적으로 동물 피부 샘플을 요청하는 학자에게 이를 제공한다. 보통 동물 피부에 국소마취를 하고 펀치와 비슷한 기구로 샘플을 채취하는데, 이런 방법으로 절대 샘플을 만들 수 없는 동물이 하나 있다. 바로 '갈라파고스 땅거북'이다. 동물원에 사는 다른 동물은 대부분 피부에 그 정도 크기의 구멍이 생겨도 일주일쯤 지나면 다 낫지만 이 커다란 동물은 1년 이상 소요되기 때문이다. 거북을 돌보는 사육사 입장에서는 동물의 복지를 고려할 때 결코 용납할 수 없는 일이다.

암에 잘 걸리지 않는 거북은 몸을 숨길 수 있는 주름 많고 두꺼운 등껍질까지 있지만 상처 치유 속도는 느리다. 이에 반해 인간의 피부는 종이에 살짝 베이기만 해도 상처가 날 만큼 연약하지만 금방 낫는다. 이 차이점은 많은 생각을 하게 한다. 마우스의 피부는 사람의 피부보다 회복 속도가 훨씬 더 빠르다. 치유 속도가 빨라지도록 진화했다는 것은 세포가 재빨리 증식 모드에 돌입할 수 있다는 의미다. 즉 변이가 일어난 세포가 그만큼 빨리 늘어날 수 있다. 사람과 마우스는 진화적으로 피부가 유연하고 다치면 금방 낫는 전략이 확립되었지만, 대신 암으로부터 보호하는 기능은 약화된 것으로 볼 수 있다.

동물마다 페토의 역설을 뒷받침하는 제각기 다른 전략을 찾을 수 있다. 모두 생식 가능한 시기에 건강하게 살 수 있는 고유한 전략이 마련되어 있다. 그리고 우리 인간은 수백만 년 전에 우리와 다른 방향으로 진화한 다른 생물들로부터 배울 점이 아주 많다.

암 저항성 동물

지구상 모든 생물에 암의 영향력이 뻗친 것처럼 보이지만, 암의 흔적이 단 한 번도 발견된 적 없는 동물도 있다. 최소한 그런 사실이 전혀 밝혀진 적 없는 동물들이다. 빗해파리가 운 좋은 동물 중 하나다. 어뢰처럼 생긴 이 투명한 생물이 바다 속에서 앞으로 나아가면 잔물결처럼 흔들리는 섬모에서 무지갯빛으로 색이 퍼져 나온다. 몸 크기는 몇 밀리미터부터 최대 1.5미터까지 다양하다. 그런데 100종이 넘는 종류를 통틀어 지금까지 암이 발견된 사례는 한 건도 없다.

판형동물도 마찬가지다. 알려진 것이 별로 없는 이 수생동물은 현존하는 다세포 생물 중 가장 단순한 동물에 속한다. 실제로 수천여 개의 세포가 뭉쳐서 얼룩 같은 모양을 이루고 있으며 종류도 네 가지밖에 없다. 판형동물의 암이 정확히 어떤 형태인지는 알 수 없지만 암은 발생하지 않는 것으로 보인다. X선에 노출되어 발암성 손상이 일어나도, 마치 우리가 여드름을 짜내듯, 손상된 세포가 표면에서 분리되는 이례적인 반응이 나타난다.

마지막 예는 해면동물이다. 미국 템피의 애리조나 주립대학교에서 암·진화센터 대표를 맡고 있는 카를로 말리Carlo Maley를 그의 연구실에서 만났다. 그곳에 염수가 가득 담긴 탱크가 있었는데 안을 들여다보니 민트 임페리얼 사탕(또는 멘토스 사탕) 한 알 정도의 크기에 가시가 돋친 하얀색 구체가 수조 안에 가득했다. 내가 본 것은 바로 어떠한 종류의 암도 발견된 적 없는 여러 해면동물 중 하나인 테티아 빌헬마Tethya wilhelma였다.

"우리는 연구하기 좋은 새로운 모델 생물이 필요했습니다. 유전체 염기서열 분석이 완료되고 실험실에서 키울 수 있는 그런 생물 말이죠." 말리는 내게 이렇게 설명했다. 그리고 동료 연구자 중 한 명인 안젤로 포르투나토Angelo Fortunato가 이 해면동물이 연구실에 새로 마련된 수조에서 편히 살 수 있도록 수개월에 걸쳐 완벽한 염수 시스템을 구축했다고 알려주었다. 연구진은 이렇게 테티아 빌헬마가 지낼 곳을 마련한 다음 X선을 마구 쏘아 댔다.

핵무기에 비견할 만큼 사정없는 공격이었다. 사람의 경우 5그레이 정도 되는 고강도 방사선에 짧게 쏘이면 2주 이내에 사망한다. 포르투나토는 이 해면동물에 무려 700그레이에 해당하는 방사선을 조사했지만 아무 일도 없었던 것처럼 멀쩡했다. 뚜렷하게 나타나는 변화는 전혀 없었고 암의 징후도 없었다.

말리 연구진은 테티아 빌헬마가 어떻게 그런 엄청난 공격을 받고도 아무 이상 없이 지낼 수 있는지 정확한 이유를 알아내기 위해 분주히 연구 중이다. 방사선 노출로 인체 세포에 발생하는 피해를 막을 방법이 있을지도 모르기 때문이다. 암세포를 없애기 위한 방사선요법의 효과를 강화하거나 암세포 주변의 건강한 조직을 보호하는 방법을 찾는 데도 도움이 될 수 있다. 내가 이 글을 쓰고 있는 시점에도 연구는 계속 진행 중이다. 해면동물에서 종양의 성장을 차단하는 여러 화학물질을 찾아냈다는 다른 연구진의 결과도 발표되었다. 볼품없는 겉모습과 달리, 이 작은 해양생물의 몸속에서는 분명 우리가 반드시 알아내야만 하는 모종의 흥미진진한 일이 벌어지고 있다.

현대인의 형편없는 생활?

암은 새로운 질병도 아니고 사람에게만 생기는 병도 아니다. 그러니 암이 전적으로 현대인의 생활에서 비롯된 문제라고 비난할 수는 없다. 하지만 잘사는 나라일수록 발병률이 높은 이유가 무엇인지는 생각해봐야 한다. 영국의 경우 1960년 이후에 태어난 국민 2명 중 1명은 생애 중 어느 시점에 암에 걸릴 것으로 추정된다. 수명이 크게 늘어난 것도 그 이유 중 하나가 될 수 있다. 즉 폭력이나 약탈, 불운한 사건, 감염 질환, 굶주림으로 목숨을 잃거나 출생 과정에서 사망하는 사람보다 나이가 들어 암으로 목숨을 잃을 때까지 오래 사는 사람이 더 많아졌다.

19세기 의사들은 암이 문명 질환이라고 확신했지만 지금까지 살펴본 것처럼 고대에 암이 얼마나 발생했는지 정확한 통계를 내기는 어렵다. 지금도 사냥과 채집 생활을 하는 사회나 덜 '현대적인' 생활 방식을 유지하는 곳의 암 발생률 통계를 내기는 쉽지 않다. 영국을 비롯해 세부적인 암 통계 자료가 마련된 국가에서는 의료보건 서비스를 통해 국민 개개인의 의료 기록을 상세히 제공한다. 이런 곳에서는 암에 걸린 줄도 모르고 그냥 죽는 일은 거의 없다. 반면 암이 생겨도 진단을 받지 못하거나 전혀 기록되지 않는 곳이 세계 곳곳에 아직 많이 남아 있다.

인간은 주변 세상이 변하면 그에 맞게 적응하고 유전자도 변화한다. 인구 전체에 굉장히 빠른 속도로 유전학적 변화가 일어난 증거도 많다. 예를 들어 유아기가 지난 후에도 우유를 소화시키는 기능은 약 1만 년 전에 낙농업이 점차 증가하고 널리 확산되면서 일어난 유전학적 변화의 결과다. 파란색 눈은 약 6,000년 전부터 1만 년 전 사이의, 비교적 최근에 나타난 유전학적 변이다. 오늘날 우리가 살아가는 세상은 이보다 훨씬 더 빨리 변화하고 있다.

현대인의 몸은 불확실한 식량 공급과 더 많은 신체 활동량, 다른 종류의 전염병과 발암물질에 노출된 세상에서 진화했다. 고대인은 실내에서 피우는 불과 무두질, 제련 작업에서 나오는 화학물질에 노출되었지만 일부러 담배를 피워서 그 연기를 들이마시거나 대낮에 일광욕을 즐기지는 않았다. 생활 방식도 크게 달라졌다. 예를 들어 선진국 여성들은 아이를 덜 낳고 모유 수유 기간도 짧아졌으며 첫 생리가 시작되는 나이도 빨라졌다. 폐경기가 오더라도 호르몬 대체요법을 선택할 수 있다. 호르몬이 유방암을 촉진하는 경우가 많다는 점을 감안하면, 생애 전체의 호르몬 균형이 바뀐 것이 유방암 위험성을 높였으리라는 주장도 논리적 비약이 심하다고는 볼 수 없다.

이와 같은 진화적 전략을 접할 때마다 나는 인간의 수명이 늘어나고 아이를 낳는 평균 연령도 함께 증가했으니 암에서 벗어나는 방향으로 진화가 시작되었을지도 모른다는 생각이 든다. 하지만 실망스럽게도 내가 대화를 나눠본 과학자들은 하나같이 희망적인 생각일 뿐이라고 이야기했다. 진화는 몇백 년 단위가 아닌 수천 년 단위로 이루어지고, 이미 일어난 모든 변화에 인류가 적응할 만큼 충분한 시간이 흐르지 않았다. 수십만 년 동안 자연 선택을 거치면서 천천히 이루어진 인체의 변화를 우리 마음대로 바꿀 수는 없다.

마흔에 가까워지니 진화도 소용이 없는 나이에 점점 가까워지고 있음을 실감한다. 담배를 피우지 않고, 체중을 관리하고, 음식에 신경쓰고, 자외선을 주의하고, 술도 줄이는 등 최선을 다해 노력할 수는 있다. 하지만 이런 시도는 전부 생물학적으로 정해진 운명*에 맞서 전쟁을 벌이는 것과 다름없다. 그러나 에이미 바디의 연구를 보며 느낀 것처럼, 비교종양학이라는 분야 자체는 이제 겨우 걸음마 단계지만 나는 암을 보다 넓은 시각으로 바라볼 때 이 병의 중요한 진실을 찾게 되리라 생각한다.

"다른 생물의 암을 더 상세히 이해할 필요가 있습니다. 인간이 암에 취약하게 된 생물학적 특징이 무엇인지에 대한 중요한 정보를 얻을 수도 있으니까요. 세계 전체의 다양한 인구군을 비교하거나 소규모 사회에서 일어나는 일을 서구 사회와 비교하는 등 인간의 다양성을 살펴려는 연구가 많이 진행되지 않는 것도 안타까운 일입니다." 바디의 설명이다. "이건 자연이 준 도구상자와 같아요. 수백만 년의 역사를 거쳐 생물마다 제각기 다른 암의 방어 메커니즘이 생기고, 암에 걸릴 위험성을 변화시킨 레시피와 재료가 전부 들어 있습니다. 진화는 우리에게 효과

---

* 이 운명은 피해 갈 수 없다. 인류는 생식 기능이 최고조에 달한 시기에 암에 걸릴 가능성이 낮아지도록 진화했지만, 아이를 낳지 않는다고 해서 달라지는 건 없다.

가 뛰어난 아주 우수한 기능을 제공했습니다."

인간뿐만 아니라 다른 동물의 암에도 관심을 기울여야 하는 이유가 하나 더 있다. 바로 동물을 위해서다. 인간 중심적인 암 연구 분야에서는 대부분 고려되지 않는 관점이다. 바디는 인간이 왜 암에 걸리는지에 관심을 기울이는 만큼 동물들이 왜 암에 걸리는지도 살펴야 한다고 주장한다. 수의학자, 환경운동가들은 가축화되거나 포획된 동물들 그리고 야생 동물의 암을 연구해 원인을 찾고 가장 효과적인 치료법을 찾으려고 한다. 특정 지역에 서식하는 동물에게서 난데없이 암이 발견되는 경우 발암물질의 존재 유무가 드러나게 되고 주변에 사는 사람은 문제가 되는 그 물질을 피할 수 있다. 또한 동물들이 암에 대처하는 혁신적인 방법을 보고 배워서 날로 허약해지는 우리 인체에 적용할 수 있을지도 모른다.

그러나 암이 인류 역사에 늘 존재했고 거의 모든 생물에 영향을 준다는 사실을 아는 것과 암이 '왜' 생기는지 아는 것은 다른 문제다. 정상적으로 잘 지내던 세포가 왜 통제 불능 상태가 되어 문제를 일으킬까? 이것을 이해하려면 살아 있는 생물의 세포 사회를 어떤 규칙이 지배하고 있는지, 이 규칙이 깨지면 무슨 일이 벌어지는지부터 알아야 한다.

2장

악당의 등장

지구상에 생명이 처음 등장한 시기에는 모든 세포가 독립적인 주체였다. 자유롭게 살아가는 여러 세포들이 드넓은 바다를 이루고 그 속에서 섬처럼 제각기 존재했다. 수십억 년을 그렇게 살다가 정착해야 할 때가 왔다. 세포가 다른 세포와 뭉치고 소통하며 작은 다세포 생물이 형성되기 시작했다. 처음에는 헐거운 결합에 그쳤지만, 수천 년을 지나는 동안 고도로 체계화된 생물로 진화했다. 부분마다 특화하고 분화하는 법을 터득하면서 개별 조직과 기관이 생겨났다. 모든 세포가 어딘가에 자리를 잡았고 모두가 제자리를 찾았다.

생명의 역사가 흘러가는 동안 세포는 여러 면에서 홀로 사는 것보다 모여서 다세포 생물로 살아가는 편이 더 낫다고 판단했다. 그 결과 균류와 조류, 식물의 전구체前驅體(어떤 물질에 선행하는 물질 - 옮긴이)가 된 생물이 등장했다. 다세포 동물은 딱 한 번 발달한 것으로 추정되며 처음 나타난 시점은 약 6억 년 전이다. 다세포 생물이 되면 개별 세포의 자율성은 사라지지만 더 큰 생물의 일부분이 되므로 이점이 많다. 다세포 생물에게 발달, 성장, 수선 과정이 있어야 하듯 증식도 꼭 필요한 시점과 장소에 정확히 일어나야 한다.

다세포 생물은 더 크게 자랄 수 있으므로 생존에도 훨씬 유리하다(주변에 있는 것들보다 덩치가 더 크면 잡아먹히기도 어렵기 때문이다). 더 다양한 것을 먹고 더욱 다양한 환경에 적응할 수 있으니 발달 속도가 느린 단세포 생물보다 더 오래, 더 빨리 발달할 수 있다. 또한 세포가 많으면 몸의 특정 부위마다 다른 기능을 맡을 수 있다. '분화'로 불리는 이 능력을 통해 신경, 근육, 혈액 등 단세포 생물보다 훨씬 더 정교한 기능이 생겨났다. 더 큰 생물을 이룬 세포들은 영양소나 성장에 필요한 화학물질을 만드는 등의 '공익'을 위해 서로 힘을 합칠 수 있다. 홀로 살아가는 단세포 생물은 뭔가 만들어내더라도 주변 환경으로 흘러 나갈 수 있고, 경쟁자가 얼른 집어 갈 가능성도 있다. 반면 다세포 생물의 몸속에서 만들어진 산물은 내부에 그대로 머물러 있으므로 생물 전체에 유익하게 쓰이고 성장에도 도움이 된다.

흥미로운 사실은 다세포 동물이 되면 번식할 시점이 되었을 때 세균처럼 간단히 두 개로 나뉘는 것이 아니라 교미를 한다는 점이다. 성별이 발달한 다세포 동물에서는 난자나 정자를 만들어내는 생식세포와, 몸의 나머지 세포인 체세포가 뚜렷하게 나뉜다. 체세포의 핵심 기능은 먹고 싸우고 짝을 찾는 등 생명 유지에 필요한 힘든 일을 전부 수행하는 것이다. 생식세포는 유전학적인 성화가 다음 세대에 잘 전달될 수 있도록 보호받는다.

다세포 생물의 생활 방식은 세포의 분열과 기능이 엄격히 통제될 때에만 효과를 발휘한다. 세균과 같은 단세포 생물의 진화 목표는 증식해서 유전자를 넘겨주는 것이 전부다. 죽고 나면 진화적으로는 막다른 골목에 이르는 것이므로 살아서 계속 증식하는 것이 훨씬 유리하다. 그러나 다세포 생물은 새끼가 정상적으로 발달해서 성체로 성장하는 과정에서나, 상처가 나서 치료가 필요할 때, 또는 몸을 유지하는 정상적인 수선 기능이 필요할 때만 증식이 허용된다. 각 세포는 지정된 기능을 정확히 수행해야 한다. 뇌를 구성하는 신경 세포가 갑자기 췌장의 섬세포처럼 인슐린을 만들 수는 없다. 피부 세포는 몸의 다른 곳으로 돌아다니지 않고 그 자리에 머물면서 바깥 세상과 인체의 불투과성 장벽을 형성해야 한다. 기능에 이상이 생기거나 손상된 세포는 이리저리 돌아다니며 문제를 일으키지 않도록 모두 사멸하거나 면역계가 감지하여 처리한다.

그러므로 다세포 생물은 생물학적인 사회적 계약이 체결된 존재라고 할 수 있다. 각각의 세포가 생물의 공익을 위해 제각기 맡은 기능을 수행한다. 그런데 암세포는 이 규칙을 무시하고 마음대로 증식하고, 주변 조직을 침입하고, 결국 온몸에 퍼져 나간다. 이런 세포를 제대로 통제하지 못하면 생명을 잃고 만다. 암이 어디에서 시작되는지 알려면 다세포 생물의 규칙과 이 규칙이 지켜지지 않을 때 일어나는 결과부터 알아야 한다.

악당 아메바의 등장

토양에 서식하는 끈적끈적한 균류인 딕티오스텔리움 디스코이데움 Dictyostelium discoideum(간단히 '딕티'로 불린다)은 하루 종일 흙 속을 어슬렁어슬렁 돌아다닌다. 별문제가 없고 흙에 맛있는 세균이 많으면 이 단세포 아메바의 삶은 그저 그렇게 흘러간다. 그러다 먹을 것이 부족하면 홀로 지내던 세포들이 각자 SOS 신호를 보내기 시작하고 신호에 따라 한곳에 모인다. 최대 10만 개의 세포가 하나로 뭉치면 길이가 몇 밀리미터 정도 되는 아주 작고 끈적끈적한 덩어리를 이룬다. 이동체로 불리는 이런 형태가 되면 온도와 습도가 알맞고 빛이 잘 드는 장소를 찾아 천천히 나아간다. 그러다 적절한 곳을 찾으면 이동체에 다시 변화가 일어난다. 이번에는 수직으로 줄기가 튀어나오고 그 위에 싹처럼 생긴 자실체子實體(균류에서 포자를 만드는 영양체 - 옮긴이)가 형성된다. 이 자실체가 열리면 작은 포자가 주변으로 멀리 퍼져 나간다. 포자 하나하나가 좀 더 나은 환경에 떨어지면 발아해서 새로운 딕티 아메바가 생겨나고 같은 주기가 새로 시작된다.

개별적으로 지내던 세포들이 힘든 환경에서 한데 뭉쳐 번식하는 딕티의 생애 주기는 다세포 생물의 이점을 잘 보여주는 사례다. 동시에 세포 사회의 단점도 선명하게 보여준다. 이동체를 구성한 전체 세포의 80퍼센트는 포자가 되어 새로운 삶을 살아가지만 줄기 부분을 형성하는 나머지 20퍼센트는 그대로 생이 끝난다. 전체의 공익을 위해 이 부분은 희생되는 셈이다. 그런데 이 단순한 사회에서도 규칙을 깨는 속임수가 일어난다.

1982년에 예일 대학교의 생물학자 레오 부스^{Leo Buss}는 이 균류의 세계에서 일어나는 몇 가지 반사회적 행동을 찾아냈다. 딕티오스텔리움 무코로이데스^{Dictyostelium mucoroides}라는, 가까운 종의 특정 세포가 줄기가 아닌 자실체가 되어 생존과 유전자 전달의 기회를 훨씬 더 많이 갖는다는 사실을 발견한 것이다. 부스는 이 악당 같은 세포를 "체세포 기생체"라고 불렀다.* 25년쯤 지나 텍사스의 배일러 의과대학에서 연구하던 개드 슈얼스키^{Gad Shaulsky}는 동료들과 함께 발표한 논문에서 딕티 역시 이기적인 행동을 하며, 이런 행동이 나타나는 딕티는 100종 이상의 유전자 중 어느 하나에 변형이 일어난 것으로 밝혀졌다고 전했다.

더욱 흥미로운 사실도 발견되었다. 속임수를 쓰는 아메바는 자신과 관련이 없는 아메바가 주변에 있을 때만 일을 벌인다는 것이다. 즉 자신과 유전학적으로 다른 아메바가 있을 때는 이동체에서 줄기가 되는 비율이 겨우 5퍼센트에 그치지만 유전학적으로 동일한 아메바가 주변에 있으면 속임수를 쓰던 아메바도 똑같이 20퍼센트의 비율로 다음 생을 포기하고 죽음을 받아들인다. 가족을 위해서라면 목숨을 내어놓지만 무작위로 만난 낯선 존재에게는 그러지 않는다는 의미다. 가족의 유전자가 전달될 수 있다면 굳이 혼자 줄기가 되지 않으려고 애써서 얻는 이익이 크지 않기 때문인 것으로 추정된다.

물론 이 끈적끈적한 악당들의 동기나 지적 능력을 함부로 추측해서는 안 된다. 이들은 유전학적 프로그래밍에 따라 반응할 뿐이며, 이러한 프로그래밍은 자연 선택을 거쳐 형성된다. 아메바 하나에서 유전적

---

* 이런 점잖은 이름보다는 '못된 아메바'라고 불러야 하지 않을까!

변이가 일어나고 그것이 줄기가 아닌 맨 위쪽으로 가는 데 유리해진다면, 새로 태어나는 세대는 같은 변이를 갖게 될 가능성이 높다. 여기서 놀라운 사실은 이 단세포 균류처럼 단순한 생물에도 다세포 생물의 사회적 행동이 나타날 만큼 유전자가 많다는 점이다. 유전자에 변이가 생기면 이런 사회적 '규칙'에서 벗어나는 행동이 나타날 뿐만 아니라 진화적으로 이점이 있을 때만 나타난다는 점은 더욱 놀랍다. 아메바 전체가 이기적인 행동을 한다면 줄기가 되어 희생하려는 개체가 하나도 없을 것이므로 이동체가 되지 못하고 제각기 흩어질 것이다.

딕티의 사례를 확장해보면 각 사회가 정한 규칙을 무시하고 속이거나 제멋대로 구는 자들의 사례는 무수히 찾을 수 있다. 1970년대에 수학에 관심이 많은 진화생물학자들이 특정한 행동을 하는 어린 붉은사슴 수컷을 발견하고는 "교활한 놈들"이라고 칭했다. 함께 지낼 암컷을 구하지 못한 수사슴이 자신보다 나이가 많고 덩치도 더 큰 수컷이 다른 암컷을 차지하기 위해 싸우는 동안, 덩치 큰 수컷이 이미 확보해둔 암컷에게 접근해 짝짓기를 한다는 사실을 알아낸 것이다. 유전자 검사 결과, 이런 은밀한 만남으로 아기 사슴이 태어날 확률은 놀랄 만큼 높은 것으로 밝혀졌다. 굉장히 성공적인 짝짓기 전략이라는 의미다. 이후 다른 여러 동물에서도 이와 비슷한 번식 전략을 발견했다.

케이프 꿀벌의 사례도 있다. 사회적 관계를 맺는 대부분의 곤충처럼 이 벌들 역시 일하는 암컷과 빈둥대며 번식에 참여하는 수컷, 이들을 통치하는 여왕벌로 나뉜 엄격한 위계질서에 따라 살아간다. 한 벌집에서 짝짓기를 하는 유일한 암컷인 여왕벌은 일벌로 사는 암컷들의 성적 충동을 억제시키는 강력한 호르몬을 분비한다. 그런데 여왕벌이 벌집을 비우면 일벌의 생식 기능이 다시 활성화되어 미수정란을 낳고 이 알이 부화하면 수컷이 된다. 간혹 케이프 꿀벌의 암컷 일벌들이 제대로 반발하기로 작정한 듯 생식 과정이 바뀌어서 암컷 자손이 태어나는 일도 벌어진다(자성단위생식으로 불리는 현상이다. 영어로는 thelytoky로, '암컷 출생'을 의미하는 그리스어 thelys와 tokos가 결합된 표현이다). 그래서 여왕이 버젓이 살아 있는데 오직 여왕벌만이 뿜어내는 페로몬을 발산한다.

벌집에 이렇게 '여왕벌 모드'가 활성화되면 일벌은 맡은 일을 내려놓고 여기저기 돌아다니며 새끼를 낳기 시작한다. 그리고 여러 마리의 가짜 여왕벌이 생물학적으로 케이프 벌꿀과 가까운 다른 종의 벌집으로 쳐들어가 무방비 상태로 있던 그곳의 여왕벌과 일벌을 장악하고 더 많은 가짜 여왕벌을 낳기도 한다. 벌집에 가짜 여왕벌들이 낳은 자손이 많아질수록 꿀을 모으거나 식물의 수분을 매개하는 등 중요한 일을 수행할 일벌은 계속 줄어든다. 결국 벌 공동체 전체가 붕괴된다.

남아프리카와 독일에서 활동하는 학자들로 구성된 한 연구진은 최근 이 사기꾼 여왕벌이 되는 능력이 벌의 유전체 중에서 아직 기능이 밝혀지지 않은 한 유전자의 '글자(염기)' 하나가 바뀌면서 나타난다는 놀라운 사실을 발견했다. 가짜 여왕벌은 번식 능력이 굉장히 뛰어나다. 현재 남아프리카 북동부 지역 전반에서 벌 공동체가 파국에 이르러 양봉업자들에게 엄청난 절망감을 안겨주는 사태가 계속되고 있다.

진화적인 관점에서 보면 암컷 일벌 중에 새로운 여왕이 생겨나 벌집 전체의 구조가 바뀌는 기능은 굉장히 유용하다. 남아프리카에서 벌이 많이 서식하는 지역은 바람이 워낙 심해서 여왕벌이 벌집 밖으로 나갔다가 바람에 휩쓸려 돌아오지 못하는 일이 잦다. 이런 환경에서는 가짜 여왕벌이 생겨날 위험성이 꿀벌 종 전체의 생존 여부에 비하면 충분히 견딜 만한, 아주 사소한 대가인지도 모른다.

선인장도 겪는 문제

애리조나 주립대학교 템페 캠퍼스는 5월 초에 이미 기온이 40°C에 육박한다. 대기가 너무 건조해서 눈이 따갑고 피부가 가려운 곳이다. 나처럼 안색이 허옇고 걸핏하면 일광화상을 입는 사람에게는 견디기 힘든 곳이지만 선인장이 살기에는 딱 좋은 환경이다. 얼마 전 이 대학 교수실이 자리한 두 건물 사이의 자갈밭에 철화선인장이 새로 심어졌다. 일반적인 선인장이 깔끔하게 동그란 끝부분이 하늘을 향해 곧게 자라는 데 반해, 철화선인장은 통통하고 빵빵한 줄기의 여러 부분이 서로 빼곡하게 붙어 있다. 뾰족한 가시가 달린 이 울퉁불퉁한 잎이 요란하게 자라난 형태를 보면, 사람의 몸속에서 몸집을 점점 키워가는 암성 종양이 자동으로 떠오른다.

이 선인장을 그곳에 심은 아테나 악티피스Athena Aktipis도 분명 같은 생각이었던 것 같다. 악티피스는 애리조나 대학교의 협동·갈등연구소 소장이자 '인간 관용 프로젝트'라는 멋진 이름이 붙은 대규모 다분야 연구사업의 공동 책임자를 맡고 있다. 전 세계 사회와 문화를 연구해 인간의 관용이 형성되는 원동력을 찾는 것이 이 사업의 목표다. 인간 사회의 협동심 발달에 관한 연구로 박사학위를 받은 악티피스는 기능적(또는 비기능적) 사회를 세포 단위에서 분석할 수 있다는 아이디어에 매혹되었다. 세포 사회라는 개념에 흥미를 갖게 된 후 처음 관심을 갖게 된 대상은 암이 아닌 철화선인장이었다.

"인터넷 사이트에서 멋진 철화선인장 사진을 봤어요." 악티피스는 애리조나 대학교 심리학과 건물 깊숙이 자리한 사무실에서 내게 이렇게 설명했다. "암과 유사한 현상이 동물에게만 일어나는 것이 아니라 표면적으로 우리와 전혀 다른 생물에게도 일어난다는 사실에서 아주 심오한 의미를 찾을 수 있습니다. 식물은 인간이나 다른 동물과 생물학적으로 굉장히 다르잖아요. 이 점이 나에게는 암이 얼마나 생물의 근본과 맞닿아 있는지 생각해보는 계기가 되었습니다."

대부분의 암 연구자들은 세포와 분자, 유전자에 초점을 두지만 악티피스는 한 사회를 이룬 개개인의 협력에 관한 연구 이론이 암 연구에 다른 관점을 제시할 수 있다고 본다. 악티피스는 "사회란 자원을 공유하고 문제에 대응하는 개인들로 구성된 네트워크"라고 정의한 이전 연구를 접목시켰다. 그래서 인체를 구성하는 질서정연한 조직은 바르게 행동하는 세포들이 서로 협력하는 사회와 같고 이 사회 전체는 다섯 가지 기본 원칙을 따른다고 추정했다. 과도하게 증식하지 말 것, 주어진 기능을 수행할 것, 자원은 필요한 양보다 더 많이 갖지 말 것, 뒤치다꺼리는 알아서 할 것, 죽어야 할 때 죽을 것, 이 다섯 가지다.

모든 사회가 원만하게 기능하도록 만드는 이 규칙은 인체에도 똑같이 적용된다. 규칙을 어기고 제멋대로 행동하는 구성원이 나타나면 문제가 생긴다. 암세포는 이 규칙을 전혀 따르지 않는다. 처음에는 하나 정도 어기다가 주변을 장악하고 몸 전체로 퍼져 나가기 시작하면 규칙을 깡그리 무시한다. 제멋대로 증식하고, 기관 내에서 수행해야 하는 기능도 나 몰라라 하고, 산소와 영양소를 독식하고, 유독성 산성 환경을 만들고, 죽어야 할 때가 와도 끈질기게 죽음을 거부한다.

다세포 생물은 10억 년이 넘는 세월 동안 세포 사회를 이루고 기능하도록 진화했다. 개별 세포의 필요를 충족시키는 대신, 공익과 종의 번식을 위해 구성원 전체가 정해진 기능을 수행한다. 엄격하게 계층화된 이 사회에서는 단세포 조상들이 만끽한 자유롭고 느긋한 생활 방식은 끼어들 틈이 없다. 세포 분열은 서로 복잡하게 얽힌 여러 종류의 분자 및 유전학적 경로에 의해 엄격한 통제를 받는다. 그리고 정확히 필요할 때, 필요한 곳에서만 일어난다. 질서를 어지럽히는 행위는 용납되지 않는다. 망가진 세포나 명령에 불복하는 세포는 있을 곳이 없다. 문제를 일으키는 세포는 전체의 이익을 위해 자살이 권유된다. 낡고 오래된 세포는 평안히 눈을 감는다. 너무 엄격해 보이지만 이러한 체제 속에서 우리의 건강이 유지된다.

그러나 체계적으로 조직화된 모든 사회가 그렇듯, 규칙을 악용하는 자는 반드시 있다. 인간, 동물, 세포 모두 마찬가지다(빠져나갈 수 있다는 사실을 알게 되면 누구나 위법 행위를 할 수 있다고 생각한다). 인간 사회가 서로 협력하고 사회적 규범이나 법률이 경쟁과 속임수를 통제할 때 가장 번성하고 성장하는 것처럼 모든 다세포 생물은 세포의 속임수를 억제해야 안정적으로 진화할 수 있다. 세포수가 많고 세포 하나하나가 생존하는 시간이 길수록 해결해야 할 문제도 많다. 그래서 다세포 생물의 진화에서는 이런 사기꾼들을 억제하는 데 엄청난 노력이 들어간다. 몸집이 클수록 세포 사회를 이루는 구성원도 많고 악당이 나타날 가능성도 높다. 따라서 이들을 억제할 수 있는 더 나은 통제 메커니즘이 필요하다.

개별 세포의 관점에서 보면, 다세포 생물이 추구하는 더 큰 목표에

헌신한다는 건 자율성을 포기한다는 뜻이자 자신의 진화적 운명을 스스로 개척하지 않아도 된다는 의미다. 대신 자신이 속해 있는 몸이 죽기 전에 유전자를 다음 세대로 전달할 것이라는 희망을 붙들고 산다. 그러나 규칙을 깨면 반드시 얻는 것이 생기는 법이다. 이로 인해 세포 사회의 억압적인 족쇄를 벗어던지고 마음대로 증식하기 시작하는 세포가 생긴다.

이런 사태가 일어나면 금방 문제가 발생한다. 생식 활동이 가능해질 때까지 생존해야 한다는 생물의 장기적인 목표와, 악성 종양이 되어 단기간에 주변 세포들보다 더 많은 이득을 취하고 그 과정에서 설사 숙주가 영원히 희생되더라도 반드시 목표를 이루고 말겠다는 악당들의 내적 욕구가 충돌하면서 균형은 깨지고 만다. 어느 사회든 견뎌낼 수 있는 악당의 규모에는 자연적인 한계가 있다. 구성원이 전부 한꺼번에 제멋대로 살기로 결심하면 삽시간에 세상이 영화 〈매드맥스〉에나 나올 법한 디스토피아로 바뀔 수 있듯, 질서정연한 다세포 생물의 몸도 금방 혼돈에 휩싸일 수 있다.

모여라!

스페인 바르셀로나 진화생물학연구소에서 다세포생물유전체 연구실을 이끌고 있는 이나키 루이즈 트릴로Iñaki Ruiz-Trillo는 아메바에 푹 빠져서 살고 있다. 그를 매혹시킨 것은 캅사스포라속 단세포 생물 Capsaspora owczarzaki이다. 독특한 방식으로 살아가는 이 아메바는 지금까지 알려진 모든 생물을 통틀어 다세포 생물과 가장 가까운 단세포 생물로 추정된다.

대부분의 단세포 생물이 다른 생물과 교류하지 않고 홀로 지내지만 세 단계로 이루어진 이 캅사스포라속 동물의 삶은 다르다. 민물달팽이의 혈액 내부에서 돌아다닐 때는 단세포 동물이고, 압축된 포자처럼 생긴 포낭의 형태가 될 수도 있다. 가장 흥미로운 것은 세 번째 단계다. 아직 밝혀지지 않은 어떤 신호가 주어지면 서로를 향해 꾸물꾸물 기어가서 한데 뭉쳐 작은 무리를 이룬다. 접착제 같은 희한한 물질까지 생성하면서 결합력이 강해진다. 바로 이 상태가 단세포 생물과 다세포 생물의 경계에 있는 회색지대다. 이곳에서 우리는 다세포 생물을 지배하는 규칙을 파악하고, 암세포가 어떻게 이 규칙을 깨뜨리는지 찾아볼 수 있다.

루이즈 트릴로 연구진이 캅사스포라속 생물의 유전자에서 찾아낸 여러 놀라운 사실은 다세포 생물의 기원은 물론 암의 근원을 밝히는 데 도움이 될 만한 내용이다. 우선 캅사스포라속 동물은 세포 복제에 필요한 세포 주기 유전자를 모두 갖추고 있는 것으로 나타났다. 또 세포를 만들고 유전자의 활성을 조절하거나 에너지를 만드는 등 세포가 기능하는 데 필요한 다른 장치도 전부 갖고 있었다. 중요한 건 이와 더불어 겉보기에는 전혀 쓸모없어 보이는 다른 유전학적 부가 기능도 몇 가지 마련되어 있다는 사실이다.

놀랍게도 다세포 동물에서 각 조직을 만들어내는 유전자와 분자가 이 캅사스포라속 동물에게서 거의 그대로 발견되었다. 루이즈 트릴로는 이 기이한 단세포 조상에서 다세포 생물이 만들어내는 장치를 거의 다 발견했다고 밝혔다. 예를 들어 캅사스포라의 세포에서 발견한 인테 그린integrin이라는 분자는 동물의 세포 표면에서 발견되는 것으로, 세포가 서로 결합해서 체계적인 구조를 형성할 때 사용된다. 또 초기 배아 세포가 위와 아래, 앞과 뒤, 왼쪽과 오른쪽과 같은 가장 기본적인 결정을 하는 것과 관련이 있어서 과거에는 동물의 발달 과정에서만 쓰인다고 여겨진 유전자도 캅사스포라에서 특수한 버전이 발견되었다.

이들에게서 발견된 4~5가지 유전자는 동물의 몸 크기를 통제하는, '히포Hippo 경로'라 불리는 신호 전달 경로와 관련이 있었다. 루이즈 트릴로가 이 경로와 관련된 유전자를 캅사스포라에서 분리한 뒤 과실파리에 집어넣자 파리의 눈 크기가 이 유전자에 의해 조절되는 것으로 나타났다. 아메바는 눈이 없는(다른 기관도 전혀 없다) 단세포 동물인데, 왜 더 복잡한 다세포 동물에게나 필요한 분자 장치를 갖고 있을까? "캅사스포라가 아메바에서 포낭으로, 또 서로 결집하는 단계로 바뀔 때 이 모든 메커니즘이 기능을 발휘합니다." 루이즈 트릴로의 설명이다. "더 복잡한 동물에서 일어나는 분화와 동일한 과정이 시간적으로 분리되어 일어나는 것입니다. 한 가지 상태가 다른 상태로 바뀌고, 또다시 다른 상태가 되는 것이죠. 각 세포는 한 번에 한 가지만 될 수 있습니다. 이것이 단세포 생물의 큰 문제고요."

자궁에서 자라는 아기의 몸에서는 수백 종의 서로 다른 세포가 발달하고 종류마다 특정한 기능을 맡도록 분화된다. 반면 캅사스포라와 같은 단세포 생물은 몸 전체가 단계별로 간이나 뇌, 근육이 되어야 한다는 의미다. 루이즈 트릴로의 연구에서 밝혀진 것처럼 사람을 포함한 다세포 생물이 헐겁게 한 덩어리가 된 아메바와 다른 중요한 차이점은 세포가 동시에 각기 다른 일을 하도록 기능이 분화된 생물로 진화했다는 것이다. 칸사스포라는 각각의 기능을 분화하는 데 필요한 유전자가 있지만 단세포 생물이라 한 번에 여러 가지 기능을 할 수 없다.

다세포 생물은 진화 과정에서 유전자가 언제 어디에서 활성화될 것인지 여러 단계로 조절하는 복잡한 메커니즘이 생겨났다. 칸사스포라에도 이러한 통제 메커니즘 중 상당수가 존재하지만 다세포 생물에는 유전체 전체에 다양한 유전학적 '조절 스위치'가 무수히 흩어져 있다. 이 스위치가 생물이 발달하는 동안 적절한 시점에 적절한 장소에서 유전자를 발현시켜야 몸 전체를 구성하는 다양한 조직이 만들어진다. 암세포에서는 스위치와 유전자의 광범위한 상호작용이 엉망진창이 되는 경우가 많다는 점을 생각하면 매우 흥미로운 특징이다.

다세포 생물에는 있지만 칸사스포라에는 없는 것은 유전학적으로 정교한 기능 외에 다른 것도 있다. 바로 죽음이다. 물론 이 작은 아메바도 죽을 수 있고 실제로 죽음을 맞이하지만, 세포가 손상되거나 더 이상 쓸모가 없을 때 가동되는 세포 자멸 기능('자살' 프로그램)의 핵심 요소는 없는 것으로 보인다.

인간을 포함한 다세포 생물에서 세포 자멸은 암으로부터 생물을 지키는 강력한 보호 장치다. 어쩌다 부주의로 일광화상을 입었을 때 이 기능의 효과를 눈으로 직접 확인할 수 있다. 햇볕에 벌겋게 탄 피부는 며칠이 지나면 껍질이 벗겨지는데, 이것은 정상적으로 복제가 불가능할 정도로 크게 손상된 세포가 떨어져나온, 죽은 피부 조각이다. 손상된 세포를 그대로 두면 몸속을 돌아다니다 나중에라도 문제를 일으킬 수 있으므로 자멸 지시가 떨어진 것이다. 그러므로 이러한 자멸 반응의 핵심 요소가 유전학적 변화로 바뀌어야 암이 진행되는 것은 당연한 절차로 볼 수 있다. 즉 종양이 자라려면 세포가 증식해서 새로운 암세포가 만들어져야 할 뿐만 아니라 새로 만들어진 암세포가 '죽지 않아야' 한다.

이러한 사실은 다세포 생물을 이룬 세포 하나하나가 필요로 하는 것과 이 세포들로 구성된 사회의 공익이 상충될 수 있음을 명확히 보여준다. 단세포 생물의 '목표'가 자신과 같은 생물을 만들고 죽음을 피하는 것이라면 다세포 생물에서는 손상되거나 결함이 생기거나 더 이상 필요 없는 세포가 집단 전체의 큰 이익을 위해 죽는 것이 가장 중요하다.

"세포는 수십억 년 동안 분열만 했습니다. 단세포 생물이라면 그게 하는 일의 전부입니다. 하지만 세포가 다른 생물의 한 부분이 되면 더 이상 혼자만의 문제로 끝나지 않습니다." 루이즈 트릴로는 내게 이렇게 설명했다. "다세포 생물이 되면 생물에게 수많은 이점이 생깁니다. 사람도 마찬가지고요. 단세포 생물은 상황이 바뀌면 각자 알아서 할 수 있었던 일을 더 이상 할 수 없게 됩니다. 규칙에 따라 행동하고 규칙을 지켜야 하기 때문이죠."

여러 친구들과 함께 휴가를 떠나본 사람은 무슨 말인지 금방 이해할 것이다. 혼자 다닐 때는 아무 문제가 되지 않던 활동이나 결정이 여러 욕구와 우선순위에서 서로 부딪히게 된다. 저마다 하고 싶은 일이 다르기 때문이다. 루이즈 트릴로도 연구실 학생들끼리 자주 캠핑을 다니는데, 매번 즐겁고 평온하게 흘러가지는 않는다고 전했다.

"혼자 캠핑을 가면 보통 아무 문제도 생기지 않습니다. 먹고 싶을 때 먹으면 되고, 텐트도 세우고 싶은 곳에 세우고, 자고 싶을 때 자면 되고요. 뭐든 하고 싶은 대로 할 수 있어요. 하지만 10명이 함께 캠핑을 가면 금방 문제가 생깁니다. 다들 싸우기 시작해요. 왜 텐트를 여기에 세위? 왜 지금 밥 먹으면 안 돼? 이런 말들이 나옵니다."

세포는 이런 문제를 피하기 위해 서로 끊임없이 소통한다. 신호를 주고받으며 지금 무슨 일이 벌어지고 있고 어떤 조치가 필요한지 알린다. 이러한 메시지 중 일부는 자유롭게 떠다니는 화학물질의 형태로 세포 사이를 오가거나 혈류를 통해 전달되고 다른 일부는 구식 '종이컵 전화기'처럼 물리적인 직접 연결을 통해 전달된다. 다세포 생물에게는 이렇게 세포 간 소통과 관련된 기능을 관리하는 유전자가 다수 존재한다. 하지만 암이 발생하면 이 유전자의 기능도 망가진다.

다세포 생물은 단세포로 살 때보다 분명 장점이 많지만 세포가 많으면 문제도 많다. 우리가 살면서 겪는 많은 일이 그렇듯 복잡할수록 일이 잘못될 여지도 많아지는 것이다. 복잡한 조절 메커니즘이 갖춰진 다세포 생물에서는 제각기 특정한 기능을 하도록 세포가 분화되어 있다. 세포 증식은 필요할 때, 필요한 곳에서만 일어나도록 관리할 수 있다. 하지만 그만큼 일이 틀어지고 전체적인 시스템의 균형이 깨질 여지가 많다. 약 10억 년 전, 아메바로 살 때는 만사가 훨씬 단순했다.

옛날에 있었던 일

우주학자인 폴 데이비스Paul Davies와 찰스 라인위버Charles Lineweaver는 2011년, 「후생동물 1.0으로서의 암 종양: 고대 조상의 유전자 탐구 Cancer tumors as Metazoa 1.0: tapping genes of ancient ancestors」라는 제목의 논문을 발표했다. 이 논문에는 "암은 진화적인 후퇴(격세유전)"라는 두 사람의 주장이 담겨 있다. 데이비스와 라인위버는 암이 이기적인 개별 세포가 모인 총체가 아니라 '퇴화'한 세포들이 진화 초기의 다세포 생물(후생동물)과 비슷하게 헐거운 집합을 이룬 것이라고 설명했다. 이전까지 활용할 수 없었던 먼 옛날의 유전학적 프로그램에 따라 통제된다는 것이다. 두 사람의 이론에 따르면, 이러한 격세유전학적 행동은 산소 농도가 낮은 환경 등 스트레스 환경에서 일종의 '안전 모드'가 작동한 결과다. 다세포 생물이 지구상에 처음 등장했을 때의 환경과 종양 주변 환경의 공통적인 특징이라는 것이다.

생물학자에게 물리학자만큼 짜증나는 존재가 또 있을까. 새로운 장난감을 찾은 강아지마냥 잔뜩 들떠서는 수십 년에 걸쳐 조심스럽게 축적된 생물학계의 지식을 깡그리 무시하고 과도하게 단순화한 생각을 해결책이랍시고 내놓으니 말이다. 암이 진화적인 후퇴라는 두 사람의 주장은 언론의 흥미는 조금 끌었지만 과학계에서는 저 멀리 우주에서도 느낄 수 있을 만큼 강력한 반발이 일었다. 데이비스와 라인위버가 암 생물학과 유전학에 얼마나 무지한 소리를 했는지 조롱하는 말들이 쏟아졌다. 암세포가 아주 머나먼 옛날에 존재했던 생물의 기초적 기능과 관련이 있다고 주장한 두 사람을 과학계와 유명 언론은 "혼란 유발자" 내지는 "독불장군" 같은 별칭을 붙였다.*

분명한 사실은 라인위버와 데이비스의 격세유전 이론이 생물학적인

---

* 데이비스와 라인위버가, 다세포 생물의 진화적 기원을 연구하면 암의 문제가 밝혀질 수 있다고 처음 주장한 물리학자는 아니다. 현재 캐나다 온타리오의 페리미터 이론물리학연구소에서 명예교수로 활동 중인 라파엘 소르킨(Rafael Sorkin)은 단세포가 다세포 생물의 몸속에서 함께 살기 시작했을 때 처음 생겨난 통제 메커니즘에 이상이 생겨 암이 발생했다는 주장을 학술지에 싣기 위해 무려 20년간 애썼다. 결국 포기한 소르킨은 2000년에 arXiv라는 온라인 물리학 관련 사이트를 통해 자신의 생각을 밝혔다.

실제와 맞지 않는다는 것이다. 암은 다세포 생물이 지나온 역사의 특정 지점으로 후퇴한 결과가 아니라 기존에 있던 세포가 인체라는 복잡한 환경 속에서 고유한 진화적 궤도를 밟기 시작할 때 나타난다. 이러한 세포는 똑같이 자연 선택의 압력을 받고, 변이가 일어난 유전자를 이용해 생존에 도움이 되는 것이라면 무엇이든 활용한다(이 내용은 나중에 자세히 살펴볼 예정이다). 루이즈 트릴로의 캅사스포라 연구 결과를 보면, 엄격히 통제되는 유전자의 발현 조절과 세포 자멸이 생물 구분의 기준이 된다는 것을 알 수 있다. 체계적인 다세포 생물인지, 단세포 여러 개가 자율적으로 모인 생물인지를 구분하는 것이다. 다세포 생물에서 한 덩어리로 결집한 세포가 붕괴되기 시작하면 유전학적으로 무슨 일이 벌어지는지 밝힌 흥미로운 연구 결과도 있다.

수많은 생물종의 DNA 염기서열 분석 데이터를 얻게 되자 학계는 여러 생물종의 관계를 상세히 밝힌 가계도를 그릴 수 있게 되었다. 생물마다 가장 가까운 공통 조상이 누구인지 찾을 수 있는 이 가계도는 특정 유전자의 나이를 계산하는 손쉬운 수단으로도 활용이 가능하다. 예를 들어 어떤 유전자가 포유동물의 가계도에만 존재한다면 그 유전자는 포유동물이 처음 등장한 6500만 년 전쯤에 등장했다고 어느 정도 확신할 수 있다. 모든 세균에서 발견되는 유전자는 훨씬 더 오래된 유전자라는 의미고, 맨 처음 등장한 단세포 조상까지 거슬러 올라갈 수도 있다.

2년쯤 전에 호주 멜버른의 피터 맥칼럼 암센터의 연구단장 데이비드 구드David Goode는 놀라운 아이디어를 떠올렸다. 종양의 염기서열을 분석하는 대규모 프로젝트를 통해 계속해서 밝혀지고 있는 '암 유전자' 목록을 이와 같은 가계도에 반영해보면 어떨까 하는 것이었다. 특정 유전자의 나이가 암 발생과 관련이 있는지 찾아보는 것이 그의 목표였다. 선뜻 연구를 맡겠다고 나서는 사람이 없어서 큰 진전이 없던 중, 베네수엘라 출신의 유능한 젊은 학자 안나 트리고스[Anna Trigos]가 박사과정 연구를 위해 구드의 연구소에 합류하면서 본격적인 연구가 시작되었다.

트리고스는 암세포에서 가장 활발하게 발현되는 유전자일수록 오래전에 처음 등장한 유전자라는 재미있는 사실을 알아냈다. 세포 증식, DNA 수선과 같은 기본적 기능을 수행하는 유전자들로, 지구상에 최초로 등장한 단세포 생물의 기원까지 거슬러 올라가는 종류였다. 반면 암세포에서 활동성이 가장 낮은 유전자는 가장 최근에 진화한 것으로 밝혀졌다. 대부분 포유동물을 비롯한 다세포 동물에 존재하고 기관 분화, 세포 간 소통과 같은 복잡한 기능과 관련된 유전자다.

트리고스가 현재까지 살펴본 모든 종류의 종양에서 이러한 특징이 동일하게 확인되었다. 단세포 생물이 보유한 유전자가 암세포에서 활성화되고, 현대에 들어 등장한 다세포 생물의 유전자는 암세포에서 발현되지 않는다. 암세포가 세포 사회에서 주어진 기능을 뿌리치고 이기적으로, 제멋대로 행동한다는 것을 알 수 있는 특징이다. 이것을 격세유전이 일어나 세포가 아메바와 크게 다르지 않았던 때로 완전히 회귀한다고 볼 수는 없다. 암의 생장에 유리한 돌연변이는 정상적인 상황에서 다세포 생물의 세포 사회 질서 시스템을 망가뜨린다. 그럼으로써 나쁜 세포가 더 활발히 번성할 수 있게 만든다고 할 수 있다.

악당을 완전히 없앨 수는 없다

암은 생명에 대한 대가다. 다세포 생물의 몸에서는 세포 하나하나의 욕구가 휴전 상태로 잘 유지되어야 한다. 문제는 개별 세포의 기능 중 일부는 손쉽게 활용할 수 있도록 남겨두어야 한다는 것이다. 세포 재생과 상처 치유가 매일 빠짐없이 원활하게 이루어지려면 혈액과 뼈, 장, 피부의 줄기세포로부터 셀 수 없이 많은 세포가 새로 만들어져야 하고, 이를 위해서는 세포의 신속한 증식이 반드시 필요하다. 간에서 꽤 큰 부분을 떼어내면 남아 있는 세포가 임시로 재활성화되어 몇 주 만에 약 1킬로그램 분량의 조직이 재건되는 놀라운 재생력을 발휘한다. 이러한 과정은 놀랍도록 엄격하게 관리되지만 잘못될 가능성은 늘 존재하고 실제로 그런 일이 벌어진다.

세포 사회가 형성되면 반드시 악당이 나타난다. 암은 인류의 전 역사와 함께했고 다른 모든 다세포 생물도 마찬가지일 것으로 추정되는 이유다. 우주에 또 다른 복잡한 다세포 외계 생명체가 있다면 아마 그들 역시 우리와 비슷한 수준으로 암에 취약할 것이다.

이렇게 엇나가는 세포들은, 인체 조직을 만들고 세포 성장을 조절하는 유전자가 세운 규칙에 맞서고 반항한다. 이러한 기능과 관련된 유전자가 조금이라도 변하면 규칙은 바뀌거나 깨지고, 종양이 생겨날 틈이 생긴다. 뒤에서 여러 장에 걸쳐 설명하겠지만 이러한 유전학적 변화가 어떻게 암으로 이어지는지 밝혀내는 것이 한 세기가 넘는 지난 세월 동안 암 연구의 핵심 주제였다.

하지만 더욱 근본적인 문제를 간과하지 말아야 한다. 나는 과학 저술가로서 평생 노력해온 점이 있다. 생명과학에 흥미는 있지만 분자생물학의 전문 지식까지 상세히 다 이해할 필요가 없는 사람들도 생명과학의 개념을 좀 더 명확히 이해할 수 있도록 항상 적절한 비유와 은유를 찾으려고 애써왔다. 그런데 세포가 사회를 이루고 그곳에서 나타난 악당이 암이 된다는 설명은 은유법이 아니라는 사실을 깨달았다. 이것은 은유가 아니라 실제로 일어나는 일이다. 동물이든 사람이든 모든 다세포 생물의 몸은 사회적 계약과 법률이 존재하는 사회이며, 규칙을 수용하고 지키는 자와 규칙을 깨는 자가 모두 존재한다. 악당은 반드시 나타난다. 특히 사회 질서와 규칙이 조금이라도 흔들리기 시작하면 어김없이 모습을 드러낸다. 우리 모두의 몸에 유다가 조용히 살고 있는 셈이다.

전체 모양과 똑같은 모양에 크기만 작은 부분들이 모인 멋진 프랙털 fractal 도형처럼, 살아 있는 모든 생물에서 그런 현상이 일어난다. 사람은 물론이고 아메바, 여왕벌까지 어디에나 말 안 듣는 암세포 같은 녀석이 나타난다.

3장

교활한 세포

무엇이 암을 유발할까? 이 의문은 수천 년 동안 인간의 관심을 끌었다. 그리고 아주 오랫동안 암은 신이 크게 분노해서 내린 벌이거나 마녀가 일으킨 초자연적인 현상으로 여겨졌다. 이집트인들은 신이 내린 저주로 보았고, 고대 중국 문서에는 균형이 깨진 '사악한 기氣'가 원인이라고 밝힌 내용이 남아 있다. 이런 분위기 속에서는 각자가 선택한 신이 흡족해할 만한 기도를 하고 의식을 치러야 암이 치유될 것이라는 믿음이 자리한다.* 오늘날까지도 이런 생각은 끈질기게 남아 있다. 차이

* 19세기 프랑스의 종교인들은 여성의 자위행위가 자궁에 종양이 생기는 원인이고 전통적인 방식의 섹스는 자궁경부암의 원인이라는 입장을 고수했다. 성관계로 전파되는 인유두종 바이러스(HPV)의 경우 자궁경부암과 다른 생식기암의 주요 원인이지만(사실 HPV에 감염되더라도 이 같은 암이 발생하지 않는 사람이 훨씬 더 많다), 이런 주장은 가부장적인 생각에서 비롯되었다고 볼 수 있다.

가 있다면 암에 관한 전통적인 종교적 해석이 그보다도 더 모호한 '행복'이라는 개념에 점점 밀려나는 추세라는 점이다. 건강하지 못한 삶에 내려진 벌(또는 더럽고 오염된 세상을 견디며 살다가 어쩔 수 없이 겪는 일)이 암이라고 보는 이 새로운 시각에서는 대체의학이라는 의식과 절차를 엄격히 따라야만 구원받을 수 있다고 믿는다.

의학계는 오래전부터 보다 합리적인 답을 찾고자 노력해왔다. 고대 그리스 시대에 활동한 '의학의 아버지' 히포크라테스는 기원전 4세기에 쓴 글에서 인체는 4가지 색깔의 체액으로 구성된다고 설명했다. 붉은색 피, 옅은 색 가래, 황색 담즙, 검은 담즙이 그것이다. 생명의 필수 요소인 이 4가지 체액이 균형을 이루면 건강하게 살 수 있지만 균형이 깨지면 병이 난다고 보았다. 그리고 암은 검은 담즙이 과해서 생기는 병이라고 여겼다.

로마의 의사 갈레노스도 히포크라테스의 생각을 받아들여 자신의 저서에서도 체액 이론을 언급했다. 이 이론은 유럽과 이슬람 국가에서 천 년 넘게 임상의학의 기초 지식으로 활용되었다. 갈레노스는 유방암이 아이를 낳지 않은 여성에서 더 자주 발생한다는 사실을 깨달았다. 모유 수유를 하면 해로운 물질이 배출되는데 그러지 못한 여성은 이 물질이 몸속에 남아 암이 생기는 것이라고 추정했다.*

1500년대에 이르자 사람들은 갈레노스가 주장한 체액 이론이 앞뒤가 맞지 않는다는 사실을 깨닫기 시작했다. 무엇보다 그토록 악명 높은

---

* 20세기에 들어 갈레노스의 추정은 어느 정도 사실로 확인되었다. 다만 모유 수유를 하면 유방암을 방지하는 효과가 있는 것은 사실이나 모유 수유를 하는 여성과 그렇지 않은 여성의 호르몬 차이가 영향을 줄 가능성이 더 높다.

검은 담즙이라는 것이 정확히 무엇인지도 알 수 없는데다 정말로 존재하는 것인지 누구도 증명하지 못했다. 16세기 중반에는 한 가족 중 여러 명이 암에 걸리는 경우도 있는 것으로 알려지면서 전염병이 틀림없다는 새로운 이론이 등장했다. 그러나 갈레노스가 추정한 유방암의 원인처럼 이 주장도 관찰된 결과는 사실이지만 원인은 잘못 짚은 것이다. 암에 따라 유전자 변이를 물려받는 경우 발생 확률이 크게 높아질 수 있고, 이로 인해 유독 암 환자가 많이 생기는 가족이 있을 수 있다. 또한 인유두종 바이러스HPV와 같은 감염원은 분명 전염성이 있고 암을 촉발하는 원인이 될 수 있다. 그러나 감기에 걸리듯 암에 걸리는 일은 일어날 수가 없다(하지만 예외도 있다. 280쪽의 내용을 꼭 확인해보기 바란다). 이와 같은 추측은 암을 향한 공포심을 키우는 싹이 되고 심각한 오명으로 작용했다. 초창기 암 치료 병원은 멀쩡한 사람까지 감염될 수 있다는 두려움 때문에 시 외곽으로 쫓겨났다.

그 다음에 휘몰아친 것은 17세기부터 인기를 얻기 시작한 림프 이론이다. 히포크라테스가 이야기한 4가지 필수 체액을 혈액과 림프 두 가지 핵심 요소로 좁힌 이론으로, 이 두 종류의 체액이 몸 구석구석을 제대로 순환해야 건강이 유지된다고 보았다. 림프 이론의 대표적 지지자였던 스코틀랜드 출신의 유명한 외과 의사이자 해부학자 존 헌터John Hunter는 혈류에서 새어 나온 림프가 몸에 고여 있다가 부패하면 종양이 생긴다고 주장했다. 헌터를 비롯한 저명한 학자들의 지지를 받으며 19세기 중반까지 명맥이 유지되던 림프 이론은 현미경이 등장하고 이 새로운 도구를 연구에 활용한 병리학자들의 손에 마침내 무너졌다. 병리학자들은 종양이 엉기고 굳은 체액이 아니라 인체 세포로 이루어져 있다는 사실을 입증했다.

암이 세포로 이루어져 있다는 사실은 확실하게 밝혀졌지만 기원은 여전히 수수께끼로 남아 있었다. 과학자들이 저마다 현미경 아래 드러난 기이하고 신기한 세포 세상을 이해하려고 애쓰는 동안 온갖 새로운 의견이 등장했다. '아체blastema'(세포의 근원이 되는 원시적 물질 - 옮긴이)로 불리는 한 겹의 조직에서 이상한 세포가 생겨나면 암이 된다고 주장하는 이도 있고, 여기에 나름의 해석을 덧붙여 혈관에서 새어 나온 체액 또는 엄마 자궁 속에 있을 때부터 남아 있던 체액이 굳어서 종양 세포가 자연발생적으로 생겨난다고 주장하는 이도 있었다. 후자는 나중에 실제로 소아암에서 일어나는 일로 밝혀졌다(165쪽 참고).

한 세기에 걸쳐 다양한 이론이 서로 옳다고 주장하며 다툼을 벌였다. 유럽과 미국 여러 지역에서 학자들은 각자가 옹호하는 이론을 강력히 주장했다.

상세한 관찰이 이루어진 후에야 암세포는 생물학의 근본 원칙 중 하나인 'omnis cellula e cellula', 즉 '모든 세포는 세포에서 생겨난다'는 원칙을 그대로 따른다는 사실이 밝혀졌다. 암은 저주나 전염병, 충혈이나 응고로 생기는 병이 아니다. 세포가 인체를 속이고 제멋대로 증식하다 몸의 다른 부분까지 확산될 때 암이 발생한다. 하지만 이런 사실로 암이 '무엇'인지는 알 수 있어도 '왜' 생기는지는 알 수 없다. 착하게 지내던 세포가 다른 착한 세포들과의 관계를 끊어버리고 몰래 빠져나가 혼자만의 길을 가게 된 원인은 과연 무엇일까?

세포 염탐하기

현미경으로 연구하던 사람(사람이라고 통칭했지만 여러분 예상대로 대부분은 남자였다)들에게 19세기는 정말 신나는 시대였다. 현미경과 현미경을 이용한 기술이 빠르게 발전했고 특히 콜타르의 화학물질로 만든 밝은 색 합성염료가 개발되어 날카로운 관찰력을 지닌 과학자들은 세포 내부에서 일어나는 일까지 샅샅이 들여다볼 수 있게 되었다.

독일의 생물학자 발터 플레밍Walther Flemming도 이들 중 한 명이었다. 모든 세포의 중심에 있는 짙은 색 물질에 끌린 플레밍은 이 부분이 염료를 잔뜩 흡수한다는 사실을 알아내고 '염색질chromatin'이라는 이름을 붙였다(그리스어로 'chroma'는 색깔을 뜻한다 - 옮긴이). 이어 플레밍은 도롱뇽의 세포를 세밀하게 관찰한 결과 세포가 분열하기 전에 염색질이 긴 실처럼 재배열되며, 분열로 생긴 두 개의 새로운 세포에는 이전 세포에 있던 세포질이 똑같이 분배된다고 밝혔다. 플레밍은 이 분열 과정을 '핵분열Karyomitosis', 얇은 실은 '미토센Mitosen'이라고 칭했다. 세포 분열을 뜻하는 단어 'mitosis'는 단시간에 널리 알려져 고정된 명칭이 되었으나, 모든 세포에 포함되어 생명의 지침이 되는 가느다란 DNA 가닥은 또 다른 독일인 과학자 하인리히 빌헬름 폰 왈디어 하르츠Heinrich Wilhelm von Waldeyer-Hartz가 '염색체chromosome'라고 이름 붙인 이후에야 비로소 명칭이 통일되었다.

당시에는 DNA나 유전의 메커니즘이 사실상 전혀 밝혀지지 않았으나, 염색질이 그대로 전해지고 분배되는 신기한 현상은 굉장히 중요한 일일 것이라고 추정했다. 1890년, 역시나 독일의 병리학자였던 다비드

폰 한스만David von Hansemann은 종양을 이룬 희한한 세포를 현미경을 통해 집중적으로 연구하다가 암세포에서 체세포 분열이 매우 이상한 방식으로 일어나는 경우가 있다는 사실을 발견했다. 정상적인 세포 분열에서는 마치 지구의 북극과 남극처럼 두 개의 '극'이 마주한 형태로 생기고, 복제되어 두 세트가 된 염색체가 한 세트씩 양쪽 극으로 끌려가는 방식으로 분리된다. 그러므로 새로 생긴 '딸세포daughter cell'(세포가 분열하여 새로 생긴 세포 - 옮긴이)는 지구의 적도에 해당하는 부근에서 세포가 갈라지면 완전한 한 세트의 DNA를 갖게 된다. 그런데 한스만은 암세포의 경우 극이 2개가 아닌 3개 또는 그 이상이라는 사실을 알아냈다.

극이 3개면 세포가 분열할 때 큰 혼란이 생긴다. 나아가 한스만은 암세포끼리 어찌어찌 협업해서 극을 2개로 만들더라도 염색체가 똑같이 2등분되지는 않는다는 것도 발견했다. 그는 자신이 찾은 이 염색체의 불균형이 암의 핵심 특징이며, 종양이 발달하는 과정의 첫 단계일 것이라고 추정했다. 뿐만 아니라 체세포 분열에 뚜렷한 문제가 생기지 않더라도 암세포의 염색체는 정상보다 적을 수 있다는 견해를 밝혔다. 유전자, 그리고 유전자 돌연변이에 의한 암 발생 이론이 밝혀지기 이전에 나온, 날카로운 예지력이 담긴 통찰이었다.

안타깝게도 한스만의 주장은 관심을 받지 못했다. 당시 학자들이 대부분 아체에서 암이 생긴다고 믿었기 때문으로 추정된다. 실제로 암의 역사를 이야기할 때 생물학자 테오도어 보베리Theodor Boveri는 있어도(그도 독일인이다) 한스만의 이름은 쏙 빠져 있는 경우가 많다. 유럽이 전쟁의 불길에 휩싸이기 직전인 1914년, 보베리는 『악성 종양의 기원에 관하여Concerning the Origin of Malignant Tumours』라는 제목의 짤막한 책을 통해 암세포 내부에서 일어나는 염색체의 이상한 움직임을 관찰한 결과와 자신의 생각을 발표했다. 그는 저서의 상당 부분을 할애하여 성게 알이 수정되는 과정에서 무엇이 잘못되면 암이 될 수 있는지 설명했다. 정자가 여분으로 발생하거나 염색체가 소실되는 현상, 세포에 극이 여러 개 생기거나 세포 분열이 중단되는 현상이 나타난 성게는 마음의 준비를 해야 한다는 내용이 포함되어 있었다.

보베리는 암세포 자체는 거의 관찰하지 않았지만 성게 알의 염색체에 혼란스러운 변화가 일어난다는 점과 암이라는 이례적 현상의 연관성에 큰 관심을 기울였다. 그는 "염색체의 특이적이고 비정상적인 구성"이 세포가 엉망진창이 되어 종양 세포가 되는 원인이라고 추정했다(더불어 한스만이 이 의견을 처음 제기했다는 사실도 밝혔다). 또 보베리는 '억제 염색체'가 존재하며 이것이 소실되면 세포가 제멋대로 증식할 가능성이 있을 것으로 추정했다. 종양 억제 유전자에 관한 이론의 초기 버전으로 볼 수 있는 가설이다. 보베리는 특정한 형질을 만드는 염색체의 단위(현재 우리가 유전자로 부르는 것)가 염색체마다 특정한 순서로 배치되어 있을 가능성이 크다는 통찰력도 발휘했다(또는 잘 얻어걸렸거나). 보베리는 이러한 내용이 담긴 저서가 출간되기 1년 전인 1915년에 세상을 떠났고, 미국인인 아내 마르셀라에게 자신의 책을 영어로 번역해서 더 많은 독자가 볼 수 있게 해달라고 부탁했다.

암이 정상적인 세포의 염색체에 문제가 생기면서 발생하는 병이라는 생각은 20세기 초 이후 수십 년 동안 꾸준히 호응을 얻었다. 미국의 병리학자 어니스트 티저Ernest Tyzzer는 1916년에 인체의 정상적인 (체)조직에서 유전물질의 변경 또는 변화로 종양이 발생하는 현상에 처음으로 '체세포 돌연변이'라는 이름을 붙인 인물이다. 1922년에는 초파리 연구로 잘 알려진 저명한 유전학자 토머스 헌트 모건Thomas Hunt Morgan 이 암의 원인은 '유전자 결함'이라고 지적하며 다음과 같이 설명했다. "암은 특정 유전자에서 체세포 돌연변이가 반복적으로 일어날 때 발생한다. ……이것이 암으로 이어진다." 이렇게 '암의 체세포 돌연변이 이론'이 탄생했다. 정상적인 세포의 유전자에 돌연변이가 생겨 세포가 제 기능을 하지 못하고 제멋대로 증식하면서 암이 된다는 것이 체세포 돌연변이 이론이다.

과학자들은 20세기 전반에 걸쳐 어떻게 이런 일이 벌어지는지 단서를 찾기 시작했다. 염색체는 4가지 화학적인 기초 단위(염기)로 구성된 긴 DNA 가닥이다. 각 염기가 셀 수 없이 다양한 조합으로 서로 연결되어 염색체를 이룬다. 유전자는 염색체 내부에 흩어진 그보다 짧은 DNA를 말한다. 유전자에 담긴 생물학적 지시에 따라 세포가 자라고 증식하는 시점이나 몸에서 수행하는 기능, 세포가 죽는 시점까지 결정된다. 그리고 이러한 정보는 염색체 안에서 4개의 염기, 즉 아데닌(A), 티민(T), 구아닌(G), 시토신(C)이 배열된 순서에 담겨 있다. 염기는 생명이라는 레시피를 구성하는 분자 수준의 알파벳이다.

사람 한 명을 만드는 데 필요한 모든 DNA를 유전체라고 한다. 사람의 유전체는 약 2만 개의 유전자로 구성된다. 실제로는 수천 개 정도 적거나 더 많을 수 있다.* 이 모든 유전자는 23쌍의 염색체에 분포되어 있다. 그런데 유전자가 유전체 전체에서 차지하는 비율은 2퍼센트에도 못 미치고, 나머지는 대중 과학 매체에서 소위 '정크 DNAjunk DNA'라고 부르는 부분에 해당된다(단백질 분자를 만들어내는 유전학적 지시가 암호화되어 있지 않은 부분을 이렇게 부르지만, 더 정확한 전문 용어는 '비암호화 DNA'다). 비암호화 DNA에는 유전자의 활성을 켜거나 끄는 수백만 개의 조절 스위치가 있다. 세포가 분열될 때 염색체의 숫자나 길이가 정확하게 유지되도록 하는 구조적인 요소도 이 부분에 포함되어 있다. 또 비암호화 RNA^ribonucleic acid(리보핵산)를 만드는 부분도 있다. 비암호화 RNA는 자체적으로 중요한 기능을 수행하거나 유전자의 활성 조절을 돕는다. 이와 함께 유전체에는 언뜻 봐서는 아무런 쓰임새도 없어서 유전학적 폐기물로 볼 수 있는 부분도 상당히 많다. 이런 부분이 정확히 얼마나 되는지는 유전학계에서 지금도 뜨거운 논란이 되고 있다.

수정란 하나가 아기가 되고 아기가 성인이 되는 성장 과정이 진행되려면 수천 개의 유전자가 정확한 장소에서 적시에 활성화되어야 한다. 동시에 세포 증식도 필요한 만큼 일정하게 진행되어야 몸이 만들어지고 유지될 수 있다. 그러므로 유전학적 청사진이 담겨 있는 '글자(염기)'에 조금이라도 변화가 일어나면 당연히 문제가 생길 수밖에 없다. 중요한 유전자에 생긴 '오자'는 세포가 제멋대로 증식하기 시작하는 원인이 될 수도 있고, 세포가 손상되거나 더 이상 기능하지 못하는 상태가 되었을 때 세포 자멸을 촉진하는 지시가 제대로 전달되지 않을 수도 있다. 생명 유지에 꼭 필요한 유전자에 더 심각한 변화가 일어나면 멈출 줄 모르고 공격적으로 증식하는 종양이 생기거나 세포가 정해진 틀에

---

* 현재와 같이 최첨단 기술로 DNA 염기서열을 분석할 수 있는 시대에도 이렇게나 오차가 크다는 사실이 놀라울 수 있으나, 사람의 유전체가 정확히 몇 개의 유전자로 구성되느냐에 대해서는 논란이 끊이지 않는다. 애초에 무엇을 유전자로 볼 것인지 정의를 내리는 것부터 의견차가 있기 때문이다. 나의 첫 번째 저서 『헤밍웨이의 고양이 몰이(Herding Hemingway's Cats)』에 이와 관련된 이야기가 자세히 나와 있다.

서 벗어나 마음대로 휘젓고 다닐 수 있다.

암은 기본적으로 DNA에 문제가 생겨 발생하는 질병이라고 보는 체세포 돌연변이 이론은 두 가지 논리적인 결론으로 귀결된다. 첫 번째는 세포가 종양이 될 만큼 제멋대로 증식하게 만드는 결함 유전자와 분자를 정확히 알아내는 것이다. 그것을 표적으로 삼아 이 과정을 중단시킬 수 있는 '특효약'을 만들 수 있다고 본다(이 내용에 관해서는 뒤에서 다시 설명하겠다). 두 번째는 암을 유발하는 원인이 구체적으로 무엇인지 알아내야 한다는 것이다. 즉 개개인에게 암이 생기는 DNA의 변화(돌연변이)를 찾고 왜 그런 변화가 생기는지 밝혀야 하며 이를 찾아내면 암이라는 생물학적 범죄 행위를 해결할 방법도 찾을 수 있다고 본다.

검은 담즙이나 신의 분노를 제외하고 암의 구체적인 원인을 과학적으로 탐구한 가장 오래된 자료는 1761년 영국의 의사이자 식물학자 존 힐John Hill이 쓴 논문이다. 「코담배의 무분별한 사용에 관한 경고Cautions Against the Immoderate Use of Snuff」라는 제목의 이 논문에서 힐은 무려 50쪽이 넘는 분량에 걸쳐 코담배를 이용하는 사람의 콧구멍 안쪽에 자라는 단단한 종양에 관해 설명했다. 그리고 "코담배의 과도한 사용이 종양의 원인일 수 있다"는 점에서 자신의 관찰이 유용한 정보가 되기를 바란다고 밝혔다.

그로부터 14년이 지난 뒤에 18세기 영국에서 외과 의사로 활동한 퍼시벌 포트Percivall Pott는 「백내장과 코의 용종, 음낭의 암에 관한 외과학적 관찰Chirurgical observations relative to the cataract, the polypus of the nose and cancer of the scrotum」이라는 제목으로 그보다 훨씬 더 긴 논문을 발표했다. 포트는 의사로서 굴뚝 청소부로 일하는 청소년들의 아랫도리에 큰 관심을 기울였다. 대부분 어린 소년들인 이 청소부들은 부모에게 버려지거나 학대받는 아이들이고 제대로 씻지도 못하고 벌거벗은 채로, 혹은 헐렁한 바지와 셔츠 차림으로 굴뚝에서 일하곤 했다. 이들 중 상당수가 '숯 사마귀'로 불리던 생식기 종양의 극심한 고통에 시달렸다.

포트는 이런 암은 다른 곳으로 퍼지기 전에 서둘러 수술하면 치료가 가능하다는 사실을 알아냈을 뿐만 아니라 몸을 씻지 않아 고환에 굴뚝의 검댕이 축적되는 것이 원인임을 깨달았다. 이런 결론에 도달한 포트는 굴뚝 청소부의 작업 환경을 개선시켜야 한다는 캠페인을 벌이기 시작했다. 목욕을 자주 하고 몸에 꼭 맞는 보호복을 입어야 한다는 포트의 주장에 따라 독일과 여러 지역에서 실제로 굴뚝 청소부들이 보호복을 입고 일할 수 있게 되었다. 공중보건 차원의 권고가 유럽 전역으로 확산되자 단 수십 년 만에 이 병은 사실상 자취를 감췄다. 그러나 정작 영국에서는 아이들에게 더 나은 작업 환경을 제공하려는 포트의 노력이 무산되었다. 불우한 아이들을 노예처럼 부리고 돈을 빼앗아가는 악덕 업주, 돈 많은 집주인과 보험회사의 반발 때문이었다. 부유층의 굴뚝이 지저분해지고 화재가 발생할 위험을 감수하느니 그냥 소수의 가난한 아이들이 희생되는 편이 낫다는 이들의 주장 때문에 영국에서는 19세기가 한참 지날 때까지 굴뚝 청소부의 참혹한 작업 환경과 더불어 끔찍한 암 문제가 사라지지 않았다.

1930년대가 되어서야 포트의 가설이 정확하다는 사실이 과학적으로 입증되었다. 털을 민 마우스 피부에 검댕이 포함된 페인트를 칠하면 암이 생긴다는 실험 결과가 나온 것이다. 이러한 연구로 벤조피렌benzopyrene(담배 연기에 포함된 주요 발암물질 - 옮긴이)과 **다환방향족탄화수소**

PAHs(벤젠 고리를 여러 개 갖고 있는 화합물질. 나프탈렌, 안트라센 등이 대표적이다 – 옮긴이) 등 암을 유발할 수 있는 여러 해로운 화학물질이 밝혀졌다. 그중에는 담배에 포함된 성분도 있었다. 당시 흡연은, 유명 배우들이 영화에서 멋지게 담배를 피우고 의사들까지 지지하면서 엄청난 인기를 끌었다. 사람들은 흡연이 건강에는 결코 좋은 습관이 아닐 수 있다는 낌새를 이때 처음으로 알아차렸다. 학계에서는 영국 학자 리처드 돌Richard Doll과 오스틴 브래드포드 힐Austin Bradford Hill이 1950년에 런던 소재 병원 20곳에서 입원 치료를 받은 2,000명 넘는 환자를 연구한 결과, 흡연자가 폐암 진단을 받을 확률은 비흡연자보다 훨씬 높을 뿐 아니라 흡연자의 폐암 비율이 다른 암 발생률보다 높다는 결과를 발표했다.

돌과 브래드포드 힐은 이 연구 결과로 폐암과 흡연의 연관성을 입증한 학자라는 명성을 얻었지만 사실 이 두 가지의 연관성은 10년도 더 전에 이미 밝혀졌다. 담배의 위험성이 일찍이 밝혀지고도 널리 알려지지 않은 데에는 충분히 그럴 만한 이유가 있었다. 나치가 실시한 연구의 결과였기 때문이다.

나치의 손아귀에 있던 독일 예나 대학교의 과학자들은 1930년대에 흡연이 인체 암과 관련이 있다는 사실을 최초로 밝혔고, "간접흡연"이라는 표현도 처음 사용했다. 그러나 이 연구 결과는 제2차 세계대전이 한창이던 시기에 독일에서 발표되었으므로 거의 주목받지 못했다. 무엇보다 당시 예나 대학교는 나치가 추구했던 우생학적 정책의 바탕이 된 곳이었다. 비윤리적이고 심각하게 왜곡된 인종차별적 연구의 온상이었다. 나치는 이런 정책에 따라 유대인, 로마 집시, 동성연애자, 소수민족, 장애가 있는 어린아이와 성인 수백만 명을 '부적격자'로 분류하고 무참히 살해했다. 그러니 이 시기에 예나 대학교에서 나온 연구 결과는 과학적인 정확성과 상관없이 충분히 거부감이 들 만했다. 히틀러가 흡연에 극도로 반대했다는 사실도 흡연 자제에 별 도움이 안 되었으리라.

1948년에는 나치와 무관한 증거가 나왔다. 네덜란드 암스테르담의 안토니 판 레이우엔훅 병원 소속 암 전문 외과의 빌럼 바싱크Willem Wassink는 골초인 사람이 폐암에 걸릴 확률은 비흡연자보다 12배 더 높다고 밝혔다. 그런데 바싱크의 연구 결과는 네덜란드어로 발표되어 영어로 된 의학 교과서에는 제대로 반영되지 못했다. 그보다 앞서 1931년에 아르헨티나에서도 앙헬 로포Ángel Roffo라는 의사가 담배에 함유된 타르 추출물을 토끼 귀에 바르면 순수 니코틴을 바른 경우와 달리 암이 생길 수 있다고 밝혔다. 이 결과는 독일 학술지에 게재되었는데 당시 흡연에 관한 연구가 가장 활발한 곳이 하필 독일이어서 영어권에는 알려지지 않았다.

의학계가 전체적으로 나치의 연구나 영어로 작성되지 않은 논문은 무시했던 것과 별개로, 영국에서 돌과 브래드포드 힐은 흡연이 폐암에 영향을 준다는 명확한 증거를 확인하고도 사람들에게 이런 사실을 알리는 데 큰 애를 먹었다. 브래드포드 힐은 의학계에서 인정받는 학자였지만 돌이 공산당원이라는 점 때문에 그의 성과는 외면당했다. 그래서 두 사람은 영국 전역의 의사들이 제대로 귀담아 듣게 만들려면 흡연이 환자는 물론 의사의 수명도 단축시킬 수 있음을 보여주기로 했다.

1951년, 돌과 브래드포드 힐은 의사 4만 명을 모집해 당시 기준으로 유례없는 야심찬 연구를 시작했다. 연구 참가자들을 수년간 추적 조사하여 흡연과 건강의 관계를 밝혀내는 연구였다. 그리 오래 기다리지 않아도 첫 번째 결과를 얻을 수 있었다. 1954년에 흡연자의 폐암 발생률이 비흡연자보다 20배 더 높다는 사실을 뚜렷하게 확인한 것이다. 1956년에는 심장 발작과 만성 폐질환, 식도암 등 다른 여러 질환과 흡연의 확고한 연관성도 확인했다. 그럼에도 전 국민의 건강을 위해 담배 판매와 광고를 제한해야 한다는 견해는 1960년대가 되어서야 받아들여졌고, 실제 판매량은 1970년대 초반부터 감소하기 시작했다.

현대에 들어 '무엇이 암을 유발하는가'에 대한 답을 풀어줄 단서는 더욱 많아졌다. 온라인에서 간단히 검색만 해봐도 확실한 원인부터 애매한 원인까지 수없이 많은 정보를 확인할 수 있다. 흡연, 건강에 좋지 않은 식생활, 환경의 해로운 화학물질, 자외선, 특정 바이러스, 부모에게 물려받은 유전적 결함, 오염, 면역 기능 약화 등 끝없이 이어진다. 게다가 언론을 통해 가끔 기이한 용의자가 소개된다. 그중 기억에 남는 것은 밤에 화장실 갈 때 쓰는 전등과 샤워 커튼이 문제라는 기사였다. 가장 희한한 의혹의 대상은 물이었다. 《데일리 메일》 신문에서는 '종양의 존재 밝히기 프로젝트'를 계획했다. 세상에 존재하는 모든 무생물을 암을 유발하는 것과 암을 치유하는 것으로 분류해서 신문사 블로그에 공개한다는 계획이었다. 그러나 익명의 담당 작가가 이것이 얼마나 방대한 일인지 깨닫고 금세 포기하는 바람에 얼마 못 가 중단되었다.

그러나 뛰어난 통계학자라면 누구나 알고 있는 사실이 있다. 상관관계가 반드시 인과관계를 의미하지는 않는다는 것이다. 수많은 사람이 같은 물질에 노출된 후 같은 종류의 암에 걸렸다고 해서 그 암의 원인이 반드시 그 물질이라고 할 수는 없다. 암에서는 '원인'이라는 표현부터가 그리 적절하지 않다. 암을 일으키는 원인이 딱 한 가지라는 느낌을 주기 때문이다. 흡연자라도 평생 암에 걸리지 않는 사람이 있고 흡연을 하지 않은 수많은 사람이 암에 걸리기도 한다. 하지만 흡연자가 비흡연자보다 암에 걸릴 확률이 높다는 증거가 압도적으로 많다.* 그러므로 흡연은 '유일한' 원인이라기보다 '원인 중 하나'로 봐야 한다. 좀 더 전문적인 표현을 쓰고 싶다면 '위험 요소 중 하나'라고 하면 될 것이다.

무언가에 노출되면 암에 걸릴 확률이 높아진다는 사실만으로 그 무언가가 암의 원인이라고 단언하려면, 노출된 사람들의 모든 요소가 동일하고 연령대도 비슷해야 한다. 예를 들어 운전자 200만 명을 모집해서 무작위로 두 그룹으로 나눈 다음 한 쪽 그룹에는 더블위스키 4잔을 마시게 한다. 그리고 두 그룹 모두 M40번 고속도로로 옥스퍼드에서 런던까지 운전해서 가게 한다. 우리는 이들이 이동하는 동안에는 그 도로 근처에도 가지 않는 편이 좋다는 것과 더불어 술을 마신 운전자 그룹에서 사고가 더 많이 날 것임을 예상할 수 있다. 하지만 실제 결과를 보면 술을 마시고도 멀쩡하게 목적지에 도착한 운전자가 많을 수 있고 술 한 방울 마시지 않은 운전자 중에도 술과 무관한 이유로 도중에 사고를 내는 사람이 나올 수 있다.

이런 요소가 정확히 '어떻게' 암을 유발하는지 알아내려는 분자생물

---

* 영국 암연구소에서 일하던 시절에 사람들로부터 "글쎄요, 우리 할아버지는 평생 담배를 피우셨지만 암에는 걸리지 않았어요"와 같은 이야기를 얼마나 자주 들었는지 모른다. 그럴 때마다 나는 통계학과 위험 요소에 관해 설교를 늘어놨지만 별로 먹히지 않았다. 나중에는 그냥 이렇게 응수했다. "그러게요, 우리 할머니는 담배를 피우셨는데 굳이 그런 연구 결과가 틀렸다고 이야기하지도 않으셨답니다."

학자는 위험성이니 확률이니 하는 이야기로 만족하지 못한다. 체세포 돌연변이 이론의 내용처럼 암이 세포 내 특정 유전자의 결함으로 생긴 다면, 암을 유발하는 요소가 유전체에 남긴 손상의 흔적을 찾아야 한 다. 그러려면 우선 생명의 레시피부터 읽을 수 있어야 한다.

생명의 레시피

DNA 가닥을 구성하는 분자의 '글자(염기)'를 순서대로 읽는 방법으 로 맨 처음 등장한 확실한 기술은 DNA 염기서열 분석이다. 1970년대 말 영국의 생화학자 프레드 생어Fred Sanger가 개발했다. 세계 최대 규모 의 DNA 염기서열 분석 시설인 케임브리지 웰컴생어 연구소의 명칭에 도 그의 이름이 포함되어 있다. 그가 처음 내놓은 기술은 시간이 많이 걸리고 복잡해서 기껏해야 염기 200개 정도를 읽을 수 있었다. 사람의 유전체를 구성하는 글자는 약 60억 개나 되는 만큼, 학자들은 전체를 다 읽어서 암의 원인이 될 만한 돌연변이를 찾으려는 시도 대신 유전자 하나에 초점을 맞추기 시작했다. TP53 유전자가 그 주인공이다. 이 유 전자에는, 암으로부터 인체를 강력히 보호하는 단백질로 알려진 p53 이 암호화되어 있다. p53은 DNA 수선이 불가능할 정도로 손상된 세 포를 사멸시켜서 암이 되지 않도록 강력히 억제한다. 실제로 인체 종 양의 대다수는 유전자나 유전자를 제어하는 메커니즘에 결함이 있다.

1990년대까지 미국 학자들은 암 종류마다 TP53 유전자에 각기 다른 돌연변이가 있다는 사실을 밝혀냈다. 이와 같은 변이는 다양한 원인으 로 생길 가능성이 높다는 의견도 나왔다. 흡연으로 노출되는 화학물질,

태양에서 나오는 자외선 등이 DNA를 손상시키며, 원인이 다르면 DNA 가 손상되는 패턴도 다르다고 생각했다.

인체의 연조직과 근육에 발생하는 암의 돌연변이를 찾아나선 젊은 유전학자 마이크 스트래튼Mike Stratton은 발암물질마다 암세포의 유전체에 독특한 흔적을 남긴다는 의견에 매료되었다(현재 스트래튼은 웰컴생어 연구소장을 맡고 있다). 암을 유발하는 범인이 TP53에 지문을 남긴다면, 사람의 유전체를 구성하는 다른 1만 9,999개의 유전자는 어떨까? DNA의 나머지 부분은? 하지만 당시 기술로는 사람의 유전체를 구성하는 수십억 개의 염기를 하나하나 확인할 수가 없어 그냥 기다릴 수밖에 없었다.

15년의 세월이 지나 차세대 염기서열 분석 기술이 등장하면서 문제는 해결되었다. 염기를 한 번에 몇백 개 정도 읽던 수준에서 벗어나 한 번에 수천 개, 심지어 수백만 개까지 읽을 수 있는 DNA 해독 장치가 개발된 것이다. 스트래튼은 이 기술이 각각의 종양에 숨겨진 유전학적 변화를 밝혀내는 연구에 혁신을 가져올 수 있다고 판단하고 웰컴생어 연구소에 거대한 DNA 염기서열 분석 장치를 들여놓았다. 그런 다음 개별 종양의 DNA 염기 전체를 해독하기 시작했다.

2010년에 스트래튼 연구진은 암의 모든 유전체에 대한 분석을 처음으로 완료했다. 피부 흑색종 한 건 그리고 흡연자인 환자의 폐에 생긴 종양까지 총 2건의 개별 암에서 일어난 유전학적 변화와 돌연변이를 모두 밝힌 세부 지도가 완성되었다. 분석 대상은 우연히 정해진 것이 아니었다. 수십 년 동안 실시된 인구군 연구와 실험 연구를 통해 자외선이 흑색종을 유발하는 가장 강력한 위험 요인으로 꼽혔고, 담배와 폐암의 연관성도 널리 알려진 것을 감안한 선택이었다. 무엇보다 담배 연기에는 발암성 화학물질이 60종 이상 포함되어 있다.

이렇게 가장 유력한 용의자가 있는 암을 선정한 덕분에 스트래튼 연구진은 암의 유전체에서 뚜렷한 손상의 흔적을 찾을 확률도 최고 수준으로 높일 수 있었다. 처음 연구를 시작할 때는 과거 TP53 유전자 연구에서 밝혀진 것과 동일한 돌연변이가 발견되리라 예상했다. 하지만 실제로는 지금껏 밝혀진 적 없는, 엄청난 규모의 유전자 파괴 행각이 드러났다.

폐암의 경우 132개 유전자에서 2만 3,000건에 가까운 돌연변이가 발견되었다. 유전자 곳곳에서 염기가 소규모로 빠지거나 중복된 부분이 수백 곳, 대규모로 염기가 재배열된 곳이 50곳 이상 확인되었다. 염색체 하나는 아예 통째로 잘려서 다른 곳에 붙어 있었다. 예상대로 암의 유전체에는 담배가 지문처럼 남긴 특징적인 손상이 덕지덕지 남아 있었다. 흑색종의 상황은 더 심각했다. 염기 하나가 바뀐 '오자'만 3만 3,000건 이상 발견되었는데, 대부분 자외선 손상으로 남은 전형적인 흔적이었다. 더불어 염색체가 잘리고 다른 곳에 끼워져서 배열이 바뀐 흔적도 방대하게 드러났다. 이 연구에서 확인한 돌연변이의 규모는 이전까지 인체의 암과 관련해서 밝혀진 모든 변이를 무색케 할 정도로 엄청난 수준이었다. 암의 유전체에는 특정 발암물질의 흔적이 남는다는 사실을 뒷받침하는 강력한 증거였다.

스트래튼 연구진은 연구 범위를 확장시켜 다른 종류의 종양에서 나타나는 돌연변이 패턴도 살펴보았다. 그런데 문제가 있었다. 보통 종양 하나에 수없이 많은 돌연변이가 생기지만 처음 연구했던 폐와 피부의 종양처럼 주 용의자가 뚜렷한 경우가 아니면 흔적을 찾기가 훨씬 어렵다. 그 두 종양도 오래전부터 주된 원인 요소가 하나라고 여겨졌지만 실제로 분석해보니 담배나 자외선이 남긴 흔적이라고 할 수 없는 다른 돌연변이가 많았다.

돌연변이가 잔뜩 발생한 종양의 유전체를 파헤치는 일은 법의학 전문가들이 범죄 현장에서 지문을 찾는 것과 비슷한 면이 많다. 창문이나 문 손잡이에서 완전하게 남은 지문이 발견되고 그것이 데이터베이스에 있는 살인범의 지문과 일치한다면 아주 운이 좋은 경우다. 실제로는 희생자, 살인자부터 무고한 여러 사람들, 경찰에서 나온 조사관까지 온갖 사람들이 남긴 지문이 뒤죽박죽으로 발견될 가능성이 훨씬 더 높다. 이 사람들의 지문이 현장에 있는 모든 표면마다 겹겹이 남아 있다면 어느 지문이 누구의 것인지 어떻게 알아낼 수 있을까? 그리고 이 단서로 범인이 누구인지는 어떻게 알 수 있을까?

다행히 스트래튼 연구진에 박사과정 학생으로 참여 중이던 루드밀 알렉산드로브Ludmil Alexandrov가 해결책을 찾아냈다. 암묵 신호 분리blind source separation라는 수학적 방법으로 한 가지 종양에 발생한 개별 돌연변이의 흔적을 구분할 수 있다는 사실을 알아낸 것이다. 암묵 신호 분리는 오디오 파일 하나에 포함된 여러 명의 음성이나 악기 소리를 분리하는 등 여러 소스에서 나온 데이터를 분리할 때 사용하던 기술이다.

이제 알렉산드로브가 개발한 알고리즘을 적용했다. 가장 많이 발생하는 30종의 암으로 생긴 7,000건 이상의 종양 검체에 적용한 결과, 약 500만 개의 돌연변이에서 20가지의 독특한 돌연변이 패턴을 발견했다. 모든 종양에서 발견된 패턴도 있었지만 소수의 일부 암에서만 나타난 것도 있었다. 또한 모든 암에 최소 2가지 패턴이 있는 것으로 드러났다. 암의 종류에 따라 공통적으로 나타나는 패턴이 최소 6가지인 경우도 있었다. 이 결과가 발표되고 몇 년 뒤에는 독특한 패턴의 수가 30가지로 늘어났다. 각기 다른 원인 요소로 생기는 고유한 패턴이 30가지라는 의미다. 약 2만 5,000건의 암에서 발견한 8500만여 가지 돌연변이를 분석한 연구에서는 65가지 패턴을 확인했다. 이 가운데 다른 패턴과 확연히 구분되는 것은 약 50가지일 것으로 추정된다.

종양에 이런 특징적인 패턴이 얼마나 많은지는 이제 막 밝혀지기 시작했다. 암을 유발하는 화학물질은 특정 염기와 물리적으로 결합해서 구조에 영향을 주는 방식으로 돌연변이를 일으킨다. 이러한 변이가 일어나면 일종의 스패너 기능을 하는 분자가 활성화되어 DNA 복제와 유전자 암호 해독과 같은 기본적인 과정이 중단된다. 세포가 건강하게 유지되고 제대로 기능하려면 문제가 해결되어야 하기 때문이다. 예를 들어 담배 연기에 포함된 발암물질인 벤조피렌, 특정 곰팡이에서 만들어지는 발암물질인 아플라톡신^aflatoxin^은 공통적으로 구아닌 염기와 결합하는 경향이 있다. 이러한 손상은 특정한 방식으로 수선되고, 그 결과 DNA 염기서열에 특징적인 변화가 남는다.

자외선은 이와 달리 시토신 염기 2개가 서로 인접해 있을 때 하나로 합쳐지도록 만들어서 돌연변이를 일으킨다. 이로 인해 DNA 복제 장치는 T 염기가 한 쌍 있는 것으로 잘못 해석한 나머지, 결국 그 위치에서는 영구적으로 염기서열이 바뀐다. 쥐방울덩굴과 식물(태생초)*에서 발견되는 화학물질인 아리스토로크산^Aristolochic acid^의 경우 AT 염기가 TA로 바뀌는 또 다른 흔적을 남긴다. 벤조피렌은 흡연과 관련이 있고 폐와 후두에 생기는 암에만, 즉 담배 연기에 직접 노출되는 조직에만 손상 흔적을 남긴다는 흥미로운 특징이 있다. 대규모 인구군 조사에서 흡연은 방광암과 췌장암, 신장암 등 다른 여러 종류의 종양 발생 위험도 높이는 것으로 밝혀졌다. 따라서 이것 외에 다른 메커니즘도 존재하는 것이 분명하다. 스트래튼 연구진은 흡연과 관련된 모든 암에서 미스터리한 새로운 돌연변이 패턴도 찾아냈다. 벤조피렌의 흔적과도 다른 이 흔적을 무엇이 남겼는지는 아직 밝혀지지 않았으나, 흡연과 연관성이 있는 암의 또 다른 범인일 가능성이 있다.

이처럼 위험한 화학물질과 흡연, 방사선 등 암의 원인이 다 외부에 있다고 생각하고 싶지만 사실 유전체에 흔적을 남기는 변이 중 많은 수가 생물학적인 '내부자 소행'이다. 모든 상황이 순탄하게 진행될 때도 생명의 메커니즘은 완벽하지 않다. 세포 하나가 가진 DNA를 수선하거나 복제할 때마다 의도치 않게 실수가 벌어질 위험이 존재한다. 더욱이 이런 기능을 수행하는 분자 장치에 부모로부터 물려받거나 무작위로 생긴 돌연변이 등 수선이나 복제 기능에 걸림돌이 될 소지가 조금이라도 있다면 실수의 가능성은 크게 증가한다.

모든 활동은 식별할 수 있는 일종의 지문을 남긴다. 예를 들어 정상적인 유전자 조절 과정에서 DNA에 '태그'처럼 추가되는 5-메틸시토

---

* 정통 한방 약초에서 가끔 발견되는 아리스토로크산은 밀밭에 쥐방울덩굴과 식물이 잡초로 자라면서 오염물질로 혼입되는 경우 검출된다. 벨기에에서 중증 신장 손상으로 병원에 입원한 환자 100여 명 중 상당수가 신장이나 다른 비뇨기 암을 앓게 된다는 사실이 밝혀지면서 발암물질이라는 점이 명확해졌다. 조사 결과 이들 모두가 아리스토로크산이 다량 함유된 식물을 약초로 이용했거나 그러한 식물이 함유된 체중 감량 보충제를 섭취한 것으로 확인되었다.

신5-metylcytosine이라는 분자가 잘못 수선되면 염기 C가 T로 바뀌는 '시계' 돌연변이가 일어난다(나이가 들면 축적되므로 노화의 지표로 쓸 수 있다는 특징을 '시계'라고 표현한 것 – 옮긴이). 이 특정한 돌연변이는 세월이 흐를수록 점점 축적되는 경향이 있어 그 패턴을 보면 나이를 알 수 있는 생물학적인 정보가 된다. 유방암 유전자인 BRCA1 또는 BRCA2에서도 DNA 수선 과정에 문제가 있었음을 나타내는 또 다른 지문을 찾을 수 있다. 이 유전자에 유전성 결함이 있으면 유방이나 췌장, 난소에 암이 생기는 경우가 많다.

DNA 수선 중에 생기는 문제 중에서도 염기 쌍이 일치하지 않는 문제는 17가지 암과 관련이 있다. 특히 대장과 자궁에 생기는 암에서 두드러진다. 혈액암의 경우 면역계에서 인체를 보호하기 위해 항체를 만드는데 유전자를 자르고 붙이는 과정에서 오류가 생긴 흔적이 많이 발견된다. POLE로 알려진 DNA 중합효소 중 하나가 제기능을 하지 못하면 유전체에 엄청나게 많은 돌연변이가 생기고, 최소 6가지 암에서 그 흔적이 남는다. 인체에 침입한 바이러스의 DNA를 잘라내 감염으로부터 세포를 보호하는 APOBEC 단백질이 '돌연변이를 유발하는' 수수께끼 같은 일이 벌어지는 경우도 있다. 마이크 스트래튼이 이끄는 연구진은 자궁경부, 방광에 생긴 종양 등 20가지가 넘는 암에서 이 APOBEC 단백질과 관련된 흔적을 발견했는데, 원래 바이러스 DNA에게 발휘되어야 하는 영향이 왜 돌연 인체 세포로 향하게 되는지 그 이유는 아직 밝혀지지 않았다.

하지만 암의 유전체에 돌연변이로 지문을 남기는 범인 중 절반은 아직 잡히지 않았다. 게다가 대규모 인구군 연구나 동물 실험에서 암을 유발한다고 밝혀진 요소 중 일부는 종양의 DNA에 아무런 흔적도 남기지 않아 문제를 더욱 혼란스럽게 만든다. 이런 상황에서도 암에서 찾아낸 지문을 정리한 데이터베이스는 계속 빠르게 발전하고 있다. 2019년에 케임브리지 대학교 의학연구위원회MRC 암 분과의 세레나 닉 제이널 Serena Nik-Zainal 교수 연구진은 5년간 약 80종의 잠재적 발암물질이 암 유전체에 남긴 돌연변이의 특성을 조사해 발표했다. 닉 제이널 연구진은 연구실에서 배양한 건강한 사람의 줄기세포에 포함된 손상되지 않은 유전체로 이 같은 연구를 진행했다.

연구진은 벤조피렌, 햇빛, 아리스토로크산 등 악명 높은 범죄자들과 더불어 많이 이용되는 암 치료제와 감마선, 여러 해로운 화학물질이 유전체에 어떤 흔적을 남기는지 조사했다. 이들이 선정한 이 원인 요소는 실제로 인체에 암을 유발한다고 밝혀진 것도 있고 동물 실험이나 실험 연구에서 굉장히 의심스러운 증거가 발견된 것도 있다. 연구 결과, 잘 알려진 발암물질의 경우 웰컴생어 연구소의 마이크 스트래튼 연구진이 종양 검체에서 찾아낸 것과 동일한 흔적을 남기는 것으로 확인되었다. 닉 제이널 연구진이 적용한 기술이 효과가 있음을 알 수 있는 결과다. 이와 함께 일부 새로운 흔적도 나타났다. 잠재적 발암물질이 DNA에 남긴 55건의 흔적은 암의 유전체에서 발견된 흔적과 일치하는 것으로 확인되었다. 재미있는 사실도 밝혀졌다. 세포가 플라스틱 배양접시에서 화학물질에 절여지는 스트레스를 받았을 때 생긴 것으로 추정되는 고유한 흔적이 발견된 것이다. 이 흔적은 DNA가 '야생'에서 손상되고 그로 인해 암이 생기면서 남는 고유한 흔적과는 차이가 있었다.

돌연변이를 유발하는 모든 원인 요소가 암 유전체에 남긴 흔적을 전부 찾아내고, 개개인의 몸에 유전학적 손상을 일으켜 암이 생기게 만드는 범인을 모두 목록으로 만든다 해도, 암의 원인을 콕 집어낼 수 없으며 위험성도 달라지지 않는다. 애거서 크리스티의 소설 『오리엔탈 특급 살인』에서 밝혀지는 반전처럼 우리가 맞서고 있는 '나쁜 놈'은 한 명이 아니라 나쁜 마음을 품은 집단이라는 사실이 점차 명확해지고 있다. 이 집단의 구성원 하나하나가 유전체에 치명적인 영향력을 행사할 수 있으며 각자 나름의 방식으로 혼란을 일으킬 수 있다. 이들이 한꺼번에 작용한다면 재앙과 같은 결과가 일어날 것이다. 게다가 이 손상의 대부분은 생명 유지 등 세포 안에서 일상적으로 필요한 기능에 영향을 준다. 절대로 피할 수도 없다. 흡연이나 과도한 일광욕은, 그러지 않아도 아슬아슬하게 버티고 있는 대치 상황에 깡패들이 총이 가득 담긴 큰 가방을 들고 가담하는 것과 같다. 나쁜 일이 일어나 전체가 와르르 무너질 확률이 그만큼 크게 증가한다는 의미다.

다시 말해 특정한 종양이 생기는 구체적인 원인을 집어내거나 무엇 때문에 종양이 생겼는지 정확히 밝혀내는 일은 거의 불가능하다. 우리가 평생을 사는 동안 세포에서 이루어지는 수많은 과정 중에 돌연변이가 생기고 무수히 쌓이지만, 어쩌다 바이러스 유전자와 맞닥뜨리거나 세포의 성장 혹은 사멸을 조절하는 스위치에 문제가 생기지 않는 한 아무 문제없이 건강하게 살아간다. 또한 모든 종양은 수천 가지 돌연변이로 발생하기 때문에 수많은 돌연변이를 일으킨 허다한 원인 중에 무엇이 결정타였는지는 알 수 없다. 위태로운 정도에 그쳤던 세포를 암세포로 만든 궁극적인 일격이 어디에서 나왔는지도 우리는 아직 모른다. 이뿐만이 아니다. 뒤에서 다시 설명하겠지만, 암이 돌연변이 때문에만 생기는 병도 아니다. 유전적 요인, 생물학적 이유, 환경의 영향 등 여러 위험 요소가 각각의 암에 어떤 영향을 주는지 훨씬 더 많은 사실이 밝혀지기 시작했다.

여기까지 오는 데 한 세기가 넘게 걸렸다. 암의 체세포 돌연변이 이론과 종양 유전체에 발생하는 광범위한 손상에 관한 발견은 암의 원인에 대한 깊은 통찰을 제공한다. 그런데 암의 화학적 원인을 찾는 연구와 전혀 겹치는 부분 없이, 거의 완벽한 평행선상에서 진행되어온 또 다른 연구 분야가 있다.

뿔 달린 토끼부터 암 유전자까지

1932년 어느 날, 미국 와이오밍주 작은 마을에 살던 더글러스 헤릭과 랄프 헤릭 형제는 재카로프를 찾으러 집 근처 숲으로 향했다. 재카로프는 수백 년 전부터 세계 곳곳의 민간 설화에 등장하는 뿔 달린 신비한 토끼로, 미국 중서부 지역의 카우보이 전설에 나온다.* 헤릭 형제가 이 토끼를 벽에 걸 수 있도록 박제해서 지역 호텔에 나타나자 호텔 주인은 깜짝 놀라 자신에게 얼른 팔라고 요청했다. 헤릭 형제가 시작한 이 한 번의 거래는 재카로프 판매가 지역 산업으로 확대되는 계기가 되었다. 더글러스가 세상을 떠나고 《뉴욕타임스The New York Times》에 실린 부고에 묘사된 것처럼 "반은 토끼, 반은 영양인 동물, 100퍼센트 관광객 유인 상품"인 이 동물을 테마로 온갖 상품이 쏟아졌고 재카로프는

---

* 이 전설에서 재카로프는 모닥불 주변에 둘러앉아 다함께 노래 부르는 것을 무척 좋아하며 감미로운 테너의 음성으로 노래한다고 전해진다.

와이오밍의 상징이 되었다. 물론 헤릭 형제가 맨 처음에 만든 박제된 재카로프는 토끼 피부에 사슴 뿔을 꿰매서 붙인 속임수였고 이것을 본 사람들이 전부 똑같이 따라한 것이다. 그런데 재카로프의 전설에는 아주 이상한 생물학적 진실이 숨어 있다.

헤릭 형제가 박제된 재카로프를 상품으로 팔기 시작한 지 1년 만에 미국의 바이러스 학자 리처드 쇼프Richard Shope는 얼굴 피부를 뚫고 커다란 뿔이 자라나는 솜꼬리토끼 한 마리를 발견했다. 전설 속 카우보이가 봤다면 사슴으로 착각했을 법한 모습이었다. 쇼프는 이 뿔을 분쇄해서 아주 작은 입자만 통과할 수 있는 미세한 체에 걸러 얻은 액체를 일반 토끼의 피부에 발랐다. 그러자 이 토끼도 '재카로프'가 되었다. 체를 통과할 수 있을 만큼 작은 것, 즉 감염성 바이러스가 이러한 변화를 일으켰다는 사실이 입증된 것이다.

이 재카로프(진짜)의 뿔이 생기는 원인은 쇼프유두종 바이러스로 이름 붙여진 바이러스다. 바이러스에 감염되면 암을 포함하여 통제 안 되는 이상한 증식이 일어난다. 바이러스의 영향력이 얼마나 강력한지 잘 보여주는 놀라운 사례다. 암과 관련된 바이러스는 1911년 미국의 바이러스 학자 프랜시스 페이턴 라우스Francis Peyton Rous가 처음으로 발견했다. 라우스는 닭의 연조직에 번지는 특정한 암, 나중에 육종으로 밝혀진 병이 '감염성 입자'에 의해 발생한다는 사실을 알아냈다(이 원인 바이러스는 현재 라우스육종 바이러스로 불린다). 이후 가금류, 고양이, 쥐, 양, 개, 소, 파충류, 심지어 어류에 이르는 여러 동물에서 백혈병과 유방 종양, 폐암 등을 일으키는 바이러스 등 다양한 발암 바이러스가 발견되었다.

바이러스가 종양을 유발할 수 있다는 생각은 20세기 첫 절반이 지나는 동안 학계에 큰 돌풍을 일으켰다. 어쩌면 바이러스가 모든 암을 설명해줄지 모른다는 엄청난 기대와 함께 백신을 맞는 간단한 조치로 암을 예방할 수도 있다는 희망이 생겨났다. 《라이프Life》 매거진은 마릴린 먼로가 모델로 등장한 1962년 6월호 표지에 이 유명한 배우의 이름보다 더 큼지막한 활자체로 "암이 감염 질환일 수 있다는 새로운 증거 발견"이라는 소제목을 실었다. 그러나 이와 비슷한 일이 대부분 그렇듯, 실제 상황은 그렇게 간단하지 않다.

과학계는 오랜 세월에 걸쳐 인체 암과 관련된 몇 가지 바이러스를 밝혀냈다. 가장 많이 알려진 것이 자궁경부암의 원인이자 생식기와 항문, 입과 목에 생기는(구강성교를 통해 옮겨지는 것으로 추정된다) 다른 여러 암의 원인인 인유두종 바이러스HPV다. 그런데 동물에서는 바이러스 감염이 암 발생률을 높이는 직접적인 원인으로 작용하는 반면 인체에서는 암 바이러스의 작용 방식이 그보다 미묘하고 혼란스럽다. 성생활을 하는 사람은 생애 중 언제든 HPV에 감염될 수 있으나, 감염되더라도 실제로 암이 생기는 비율은 극히 일부에 그치고 대부분은 아무 문제없이 살아간다.

코와 목에 생기는 종양(비인두암), 버킷림프종 등과 관련이 있는 엡스타인바 바이러스Epstein-barr virus, EBV도 발암성 바이러스에 해당한다. 놀라운 사실은 EBV 감염자의 경우 전 세계적으로 나타나지만 버킷림프종 환자는 대부분 아프리카 특정 지역에서 발생하고 EBV와 관련된 비인두암은 중국 남부 지역에서 많이 나타난다는 것이다. 특정한 환경과 유전학적 요인이 영향을 끼치며, 아프리카의 경우 말라리아 감염이 공범으로 활약할 가능성이 높다는 사실을 알 수 있다. T세포 백혈병과 B

형 간염, C형 간염을 일으키고 간암의 위험 요소로 작용하는 바이러스도 있다. 인체 헤르페스 바이러스 8은 인체면역결핍 바이러스HIV 감염으로 이미 면역 기능이 약화된 사람에게 감염되면 카포시 육종(피부에 생기는 악성 종양 - 옮긴이)을 유발할 수 있다. 가장 최근인 2008년에 추가된 또 하나의 발암 바이러스인 메르켈세포 폴리오마 바이러스Merkel cell polyomavirus, MCV는 가벼운 접촉 감각을 감지하는 타원형 피부 세포에 영향을 준다.

현재까지 밝혀진 사실은 바이러스가 전 세계에서 발생하는 암의 최소 10분의 1에 원인으로 작용한다는 것이다. 해마다 무려 200만 명이 바이러스로 암에 걸린다는 의미다. 안타깝게도 이러한 환자의 대부분이 빈곤한 국가에서 발생하고, 그만큼 제약업계의 관심도 거의 받지 못하는 실정이다. 종양의 원인 바이러스는 계속해서 밝혀지고 있지만 보편적인 문제와 관련이 있거나 치료 방법을 찾을 가능성이 뚜렷하지 않은 이상 학계도 관심을 갖지 않는다. 하지만 이러한 연구를 절대 시간 낭비로 볼 수는 없다. 무엇보다 발암 바이러스의 발견은 모두의 관심이 쏠리는 암 유전자의 발견으로 이어질 수 있기 때문이다.

4장

돌연변이 유전자 색출 작전

과학 저술가라는 직업으로 누릴 수 있는 특전 중 하나는 전설적인 과학자를 그들의 '자연 서식지'에서 만날 수 있다는 것이다. 나는 지금까지 수백 곳의 연구소와 사무실을 찾아가 그들이 어떤 사람이고 어떤 동기로 연구를 하는지 취재했다. 이들 중에는 물건을 마구 모으는 학자도 있다. 물건을 놓을 수 있는 곳이면 어디든 종이가 잔뜩 쌓여 있는 그곳에서 아마 지금도 불운한 박사과정 학생들이 함께 연구를 하고 있으리라.

반대로 미니멀리즘을 추구하는 학자도 있다. 내가 만난 한 노벨상 수상자는 사무실에 동그란 두 눈과 모자로 장식한 코코넛 외에 정말 아무것도 없었다. 선구적인 암 연구자로 꼽히는 로버트 와인버그Robert Weinberg를 만나러 보스턴 화이트헤드 생화학연구소를 찾아갔을 때는 이와는 또 다른, 완전히 새로운 세상에 들어선 기분이었다.

와인버그의 사무실 벽은 최소 두 면이 바닥부터 천장까지 가족과 연구실 동료, 교직원, 수십 년 간 우정을 쌓은 친구들 사진으로 가득했다. 막 뽑은 사진인지 매끈하고 반짝이는 것도 있었지만 낡고 빛바랜 사진도 보였다. 커다란 창문 쪽은 그와 대조적으로 작은 정글이라고 해도 될 만큼 온갖 식물이 가득 차 있어서 유리가 거의 안 보일 정도였다. 그가 음료를 가지러 간 동안 나는 분자생물학 분야에서 반세기를 활동한 학자가 붙여둔 사진이니 혹시 유명인사의 얼굴이 있지 않을까 하는 기대로 벽에 붙은 사진들을 하나하나 들여다보다가 와인버그가 돌아오자 얼른 자리를 잡고 앉았다.

와인버그는 굉장히 정확하고 문법적으로도 완벽한 문장을 구사했다. 아주 오랜 세월 이 모든 문제를 꾸준히 생각해온 사람이 할 수 있는 이야기라는 느낌도 받았다. 와인버그의 부모는 나치가 점령한 독일을 피해 미국으로 건너온 유대인이었다. 와인버그는 매사추세츠 공과대학MIT에서 의학을 공부하는 것으로 학계에 처음 발을 들였지만 의사가 되면 밤잠을 설치며 환자를 챙겨야 한다는 사실을 깨닫고 곧 분자생물학으로 전공을 바꾸었다. 1960년대, 새로운 도구와 기술이 엄청난 속도로 쏟아져 나오고 유전학적 암호의 비밀과 생명의 기반이 되는 분자 메커니즘이 폭발적으로 밝혀지기 시작한 시기에 자연스레 이 분야에 흥미를 갖게 된 것이다.*

---

* 매튜 콥(Matthew Cobb)의 멋진 저서 『생명의 위대한 비밀: 유전 암호를 풀어라(Life's Greatest Secret)』(Profile Books, 2015)에 이 시기에 벌어진 유전학적 암호를 해독하기 위한 경쟁과 다른 중요한 발전에 관한 정보가 가득 담겨 있다.

DNA에는 유전자가 있고, 이 유전자가 복제되어 RNA라는 분자가 생기고 세포 내 장치가 '읽는' 과정을 거쳐 단백질이 만들어진다는 생물학의 '중심 원리'가 이미 10년 전부터 확고히 자리잡은 시기였다. 그러나 암을 일으키는 생물학적 기반이 무엇인지는 거의 드러난 것 없이 베일에 싸여 있었다. 세포 내에서 유전학적 변화가 일어날 때 암이 생긴다는 사실은 분명했다(앞서 소개한 체세포 돌연변이 이론). 하지만 이러한 변이와 제멋대로 증식하는 세포가 정확히 어떻게 관련되어 있는지는 밝혀지지 않았다. 종양 바이러스, 암을 유발하는 화학물질, 암세포의 염색체에서 나타나는 이상한 특징에 이르기까지, 과학자들은 겉보기에는 아무 관련 없이 뿔뿔이 흩어진 이 퍼즐 조각들을 어떻게든 엮어서 하나의 해답을 찾으려고 노력했다.

좀 더 넓은 관점에서 암의 실체에 더 가까이 다가가는 첫 번째 단서는 암을 유발하는 바이러스에서 나왔다. 이러한 바이러스는 보유한 유전자가 단백질 외피에 싸인 아주 단순한 구조로 이루어졌다. 페이턴 라우스가 병에 걸린 불운한 닭에서 육종 바이러스를 처음 발견한 때로부터 거의 60년이 지난 1970년이 되어서야 학계는 이 바이러스의 작용 방식을 알아냈다.

미국 버클리의 캘리포니아 대학교에서 분자생물학을 연구 중이던 피터 듀스버그Peter Duesberg와 시애틀 워싱턴 대학교의 피터 보그트Peter Vogt는 육종 바이러스가 닭의 세포에 미치는 영향을 살펴보았다. 세포를 제멋대로 증식하게 만드는 것과 영향을 주지 않는 종류를 비교했는데, 단 하나의 유전자에 중대한 변화가 일어나는 것만으로 엄청난 차이가 생긴다는 사실을 알아냈다. 두 사람은 문제의 유전자에 v-src('브이 사크')라는 이름을 붙였다. 'v'는 바이러스 유래 유전자라는 의미이고 'src'는 육종sarcoma을 나타낸다. 얼마 지나지 않아 바이러스가 보유한 '암 유전자'는 '종양 유전자oncogene'로 불리기 시작했다. 영어로 암을 연구하는 학문을 뜻하는 'oncology'와 종양을 뜻하는 그리스어 'onkos'에서 나온 용어다.

v-src 유전자의 발견은 암과 바이러스의 관련성에 관한 이론 면에서는 딱 들어맞는 결과였다. 바이러스가 세포에 감염되고, 그 바이러스가 갖고 있던 v-src 유전자가 어떠한 방식으로 세포의 정상적인 통제 메커니즘을 장악한 후 제멋대로 증식해서 결국 종양이 된다는 설명이었다. 그러나 몇 년 후 닭의 건강한 정상 세포 DNA에도 src 종양 유전자가 포함되어 있다는 사실이 밝혀져 학계는 큰 충격에 휩싸였다. 게다가 이 유전자는 바이러스에서 유래한 것이 아닌, 원래 조류에 있던 유전자라는 사실도 거의 분명하게 밝혀졌다.

추가적인 연구가 이어지고 어류와 쥐, 소, 사람의 유전체에서 이 발암 유전자의 원형, 즉 원발암 유전자가 존재한다는 사실이 확인되었다. 원래 동물이 보유하던 유전자가 어떤 경로로 바이러스에 흘러들어 갔다가, 시간이 지나 다시 나타날 수 있음을 보여주는 결과였다. 훨씬 더 당혹스러운 다른 의미도 있었다. 대부분의 암은 바이러스와 무관하며 생명을 만드는 지시가 다른 버전으로 바뀔 때 촉발된 결과일 수 있다는 것이다.

와인버그는 여기서 한 가지 아이디어를 떠올렸다. 발암물질 때문에 정상적인 유전자가 손상되어 암을 촉진한다면, 이러한 원발암 유전자는 분명 세포 성장이나 세포 분열의 근본적인 과정과 관련되어 있을 것으로 추정했다. 정말 그런지 밝히려면 우선 원발암 유전자부터 찾아야 했다.

와인버그는 세포에 암을 유발하는 화학물질을 처리한 뒤 그 세포에서 DNA를 추출하고 작은 조각으로 나눴다. 그리고 건강한 세포의 DNA와 결합시킨 후 세포가 제멋대로 증식해서 작은 덩어리가 되는지 지켜보았다. 이러한 과정을 '형질 전환'이라고 한다. 비정상적인 증식이 일어나면 새로운 숙주가 된 세포에서 추가된 DNA를 다시 찾아낸다. 그리고 그 DNA가 세포의 어떤 변이 유전자(한 개 또는 여러 개)에 포함되어 있는지 추적하는 것이다. 간단해 보이지만 당시에 확보할 수 있는 도구의 수준으로는 시간도 오래 걸리고 무척이나 고된 일이었다. 와인버그 연구실에서 공부하던 대학원생 시아호 시Chiaho Shih가 이 일을 맡았다(지금은 대만 중앙연구원에서 대표적인 과학자로 활동 중이다).

첫 번째 놀라운 사실은 와인버그가 택한 방법이 효과가 있었다는 것이다. 시아호 시는 모든 예상을 깨고 화학물질로 돌연변이가 생긴 암세포에서 DNA를 추출하고, 마우스의 정상 세포에 집어넣어 건강한 세포를 암성 세포로 만드는 데 성공했다. 암은 유전질환에 국한되지 않는 병이고 외부의 원인 요소로 감염되는 것이 아닌, 세포가 가진 유전자가 화학물질로 손상될 때 생길 수 있는 병임을 명확히 보여준 결과였다.

암을 일으키는 이 유전자 조각이 어디에 있는지 찾아내는 것이 다음 단계였다. 외부 유전자가 추가된 세포와 숙주 세포가 동일한 종인 경우 화학적인 변이가 생긴 유전자를 숙주 세포의 다른 DNA와 구분하는 것은 사실상 불가능하다. 와인버그와 시아호 시는 이 문제를 해결하기 위해 당시 연구소에서 배양 중이던 인체 방광암 세포를 활용하기로 했다.

시아호 시는 앞서와 같은 방법으로 이 인체 암세포의 DNA를 작은 조각으로 나눈 다음 마우스 세포에 집어넣었다. 다행히 같은 결과가 나왔다. 종양 DNA 조각 하나가 마우스 세포를 제멋대로 증식하도록 만든 것이다. 종양 유전자가 있다는 증거였다. 이어 두 사람은 마우스 DNA와 사람 DNA의 차이점을 활용하여 마우스 세포에서 암을 유발한 유전자를 찾아내고 이 유전자가 정상적인 사람 유전체의 염기서열과 일치한다는 사실을 확인했다. 그런데 이 모든 연구가 마무리된 직후, 와인버그는 이 미스터리한 유전자가 v-Ras라는 유전자와 굉장히 비슷하다는 것을 깨달았다. 설치류의 종양 바이러스에 있는 것으로 이미 밝혀진 유전자였다. 미리 알았더라면 2년여에 걸쳐 힘들게 고생하고 마음 졸일 필요도 없었으리라.

Ras 유전자는 Src 유전자와 마찬가지로 세포에 원래 포함되어 있는 정상적인 유전자이고 돌연변이가 생기면 세포가 엉망진창으로 증식할 수 있다. 현재까지 발견된 다른 수많은 종양 유전자와 Ras 유전자의 공통점은 인산화효소로 알려진, 유전자 활성 '스위치'가 암호화되어 있다는 것이다. 이 Ras 유전자에 돌연변이가 생기면 '켜짐' 상태가 영구적으로 유지되어 세포에 지금 분열할 시점이라고 알리는 신호가 끊임없이 전달된다.

여러 기관에 발생하는 각종 암은 대략 다섯 건 중 하나의 비율로 Ras 유전자 돌연변이가 원인인 것으로 밝혀졌다. 건강한 세포를 종양으로 만드는 과정에 이 유전자가 그만큼 중요한 역할을 한다는 의미다. 와인버그를 비롯한 여러 학자들의 연구로 1980년대와 1990년대는 '종양과 관련된 유전자는 전부 찾아내는 시대'가 되었다. 점점 더 많은 종양 유전자가 발견되었고, 그중 상당수가 암을 일으키는 바이러스와 관련된 것으로 밝혀졌다.

종양 세포의 염색체를 전부 분석하는 연구에서 암 유전자에 관한 또 다른 정보가 늘어났다. 20세기로 넘어올 무렵 보베리와 한스만이 실시한 연구 결과와도 일치하는 내용이었다. 그 당시부터 현미경 연구에 몰두해온 통찰력 깊은 학자들은 염색체를 연구하는 더 효과적인 방법을 꾸준히 개발했다. 그러나 1950년대에 이르러서야 기술이 크게 발전해서 사람의 모든 세포에는 46개(23쌍)의 염색체가 있다는 사실이 입증되었다.*

1959년에는 미국 펜실베이니아주 필라델피아의 폭스체이스 암센터에서 데이비드 헝거포드David Hungerford와 피터 노웰Peter Nowell이 혈액암의 일종인 만성 골수성 백혈병CML 환자의 세포에서 매우 이상한 점을 발견했다. 세포에 염색체가 빠짐없이 있지만 22번 염색체 하나가 이례적으로 작았다. 이 비정상적인 염색체는 원래 크기의 절반에도 못 미쳤다.

노웰과 헝거포드는 다른 CML 환자의 암세포도 살펴보기 시작했다. 결과는 마찬가지였다. 22번 염색체 중 하나는 원래 크기보다 훨씬 짧

---

* 이전까지는 염색체가 48개(24쌍)라는 견해가 오랫동안 수용되었다. 그러다 1955년에 인도네시아 출신의 유전학자 조 힌 치오(Joe Hin Tjio)가 정확한 수를 찾아냈다. 1950년대 중반까지도 사람의 유전체를 구성하는 염색체가 총 몇 개인지 확신하지 못했다는 것은 정말 놀라운 일이다.

았다. 두 사람은 1960년에 이러한 사실을 300 단어 정도의 짧막한 논문으로 발표했다. 이 발견은 이후 수십 년 간 이어진, 암 치료제를 찾기 위해 과학계가 긴 여정을 시작한 출발점이 되었다.

염색체에서 발견한 변화가 백혈병 발생과 어떤 관계가 있는지 밝혀내는 데 10년 이상의 세월이 걸렸다. '필라델피아 염색체'라는 이름이 붙은 이 짧은 염색체는 크기가 더 큰 9번 염색체의 아주 작은 부분과, 그러지 않아도 더 작은 22번 염색체의 일부가 결합된 결과물이다. 이와 같은 유전학적 오려붙이기를 '염색체 융합'이라고 한다. 이로 인해 두 염색체에 각각 포함되어 있어 원래라면 절대 만날 일 없는 두 유전자가 하나로 합쳐진다. 하나는 아직 기능이 밝혀지지 않은 BCR이라는 유전자이고, 다른 하나는 마우스 백혈병 바이러스에서 처음 발견된 강력한 종양 유전자인 ABL이다.

이 염색체 융합은 괴물을 낳는다. BCR 유전자와 ABL 유전자가 합쳐지면 과잉 활성 상태가 영구적으로 유지되는 인산화효소가 만들어지고, 이것이 세포의 끊임없는 증식을 촉진하면서 혈액에 새로운 세포가 쉴 새 없이 쏟아진다. 이러한 연구 결과를 토대로 과도하게 활성화된 돌연변이 분자 기능을 중단시킬 약을 찾기 위한 도전이 시작되었다. 현재까지 가장 막대한 성공을 거둔 항암제로 꼽히는 글리벡 Glivec(성분명 이마티닙imatinib)이 그렇게 탄생한 약이다. 2001년에 글리벡이 출시된 후 CML 환자의 생존율에 대대적인 변화가 일어나고 모회사인 노바티스Novartis는 수십억 달러의 수익을 올렸다.* 글리벡이 개발되기 직전에 CML 진단을 받고 최소 5년간 생존하는 사람은 10명 중 4명 정도였다. 그로부터 20여 년이 흐른 뒤에는 이 비율이 10명 중 7명으로 늘어났다. 또한 CML 진단을 받고 글리벡 치료로 단 2년 만에 암이 사라지는 환자의 수명은 이 병에 한 번도 걸린 적 없는 사람들과 비슷한 수준이 될 가능성이 높다.

수많은 연구자들이 암을 일으키는 융합 유전자를 더 발견해 필라델피아 유전자와 같은 성과를 거두기 위해 고투를 벌였다. 구체적으로는 BCR-ABL 유전자의 경우처럼 수익성 좋은 치료제로 치료가 가능해지기를 고대했다. 기술은 계속 향상되어 과학자들은 김자 염색액으로 알려진 보라색 염색 물질을 활용해 염색체를 밝은 색 띠와 어두운 색 띠가 번갈아가며 나타나는 패턴으로 만들 수 있게 되었다. 또 이를 토대로 세부적인 염색체 지도를 만들기 시작했다. 김자액은 DNA 염기서열 중 특정 부분에 유독 잘 결합해서 흡사 바코드와 같은 줄무늬를 만들어낸다. 이렇게 처리하면 염색체를 각각 구분할 수 있고, 굵직한 변화는 쉽게 찾아낼 수 있다.

이어 염색체에 더욱 생생한 색을 입히는 기술도 등장했다. 다양한 형광 염료로 염색체마다 각기 다른 색을 입혀 암세포에 전체적으로 어떤 변화가 일어나는지 확인할 수 있게 되었다. DNA 염기서열 분석 기술도 더 저렴한 비용으로 훨씬 더 단시간에 결과를 얻을 수 있게 되어 염색체 융합을 찾는 유용한 도구로 활용되었다. 그 결과 수많은 암에서 융합 유전자가 발견되었다. 그러나 글리벡처럼 엄청난 성공을 거둔 사례는 한 건도 없다.

---

* 글리벡의 개발과 관련된 과학과 역사는 제시카 와프너(Jessica Wapner)의 멋진 저서 『필라델피아 염색체: 돌연변이 유전자와 유전학적 수준에서 암을 치료하기 위한 탐구(The Philadelphia Chromosome)』(The Experiment, 2013)에서 자세히 확인할 수 있다.

유전자 돌연변이로 세포가 비정상적으로 증식해 종양이 생긴다는 사실은 동전의 한 쪽 면일 뿐이다. 암은 세포의 과도한 성장으로 생기는 병인 동시에, 죽어야 할 세포가 충분히 죽지 않아서 생기는 문제이기도 하다. 우리 몸에서는 매일 분당 수백만 개의 세포가 새로 생겨난다. 혈액, 장, 피부, 뼈, 그외 모든 곳에서 세포가 새로 태어나고, 이렇게 태어난 세포는 죽게 되어 있다. 이 끊임없는 자생 능력은 암으로부터 인체를 보호하는 강력한 메커니즘이다. 세포가 제대로 죽으면 통제가 안 될 정도로 증식할 일도 없다.

이 기능에는 중요한 안전장치가 마련되어 있다. DNA가 손상되면 세포 주기를 잠시 멈추고 고칠 수 있는 일종의 분자 도구상자가 있다. 수선 가능한 범위를 벗어나면 활성화되는 세포 자살 경로도 있는데, 이 경로를 통제하는 유전자가 '종양 억제 유전자'다. 종양 유전자가 세포 주기를 전속력으로 가동시키는 가속 페달이라면, 종양 억제 유전자는 계속 진행해도 안전하다는 사실이 확인될 때까지 모든 것을 중단시키는 브레이크와 같다. 암은 가속 페달을 힘껏 밟을 때와 더불어 브레이크가 끊어진 경우에도 발생한다.

불운한 가족력

지금 이 책을 읽고 있는 여러분의 뇌에서는 '브로카 영역Broca's area'이라는 부위가 사용된다. 왼쪽 관자놀이 바로 밑에 자리한 이 영역은 언어를 처리하는 기능을 담당한다. 19세기 프랑스의 해부학자 폴 브로카Paul Broca가 심각한 언어 문제를 겪던 두 사람을 연구하고 바로 이 부위의 회색질이 손상되었다는 사실을 발견하면서 그의 이름이 포함된 명칭이 붙었다.

브로카는 신경과학 분야에 지대한 공헌을 남긴 학자로 유명한 인물이지만 사실 암 연구에도 중요한 업적을 남겼다. 같은 가족 중에 여러 명이 유방암에 걸릴 수 있다는 사실을 3대가 포함된 상세한 가계도로 처음 그린 사람이 브로카다. 학문적인 관심이 주로 목 위쪽에 쏠려 있던 학자가 가계도 연구라니, 다소 특이하고 부수적인 프로젝트 정도로 보이겠지만 그가 이런 시도를 한 데에는 그럴 만한 이유가 있었다. 브로카가 가계도로 그린 사람들은 바로 아내의 가족들이었다.

브로카의 가계도는 1728년에 태어나 유방암으로 1788년 사망한 Z부인에서 시작된다. 브로카는 그때부터 1856년까지 총 16명이 암으로 사망했다는 사실을 알아냈다. 그중 10명은 대부분 30대 또는 40대에 유방암으로 목숨을 잃은 여성이었고 2명은 역시 여성으로 간암에 걸려 사망했다. 브로카는 간암의 경우 거리상 가까운 곳에 있는 난소에서 종양이 전이되었을 것으로 추정했다. 그의 아내 아델은 다행히 이 위험천만한 병을 물려받지 않았고 일흔아홉 살까지 살았다. 그러나 정작 브로카는 1880년에 심장발작으로 세상을 떠나 아델은 40대 중반에 홀로 남았다.

브로카가 아내의 불운한 가족력을 발표하고 거의 30년이 지난 1895년, 알드레드 와르틴Aldred Warthin이라는 젊은 의사가 재봉사 폴린 그로스를 만나게 되었다. 그의 인생이 완전히 바뀐 만남이었다. 미국 미시간주 앤 아버의 미시간 대학교에서 병리학과 강사로 일하던 와르틴은 어느 날 공단이 형성된 독일인 거주지역을 통과해 집까지 먼 길을 가던 중 우연히 폴린과 만나 이런저런 이야기를 나누었다. 폴린은 할머니와 할아버지가 1830년대에 미국으로 건너온 독일인 이민자이며 여러 세대에 걸쳐 많은 가족이 위와 대장, 자궁에 생기는 암을 겪었다는 비극적인 역사를 들려주었다.

"저는 지금 건강하지만 분명히 일찍 죽게 될 거라고 확신해요." 폴린은 절망적인 목소리로 이렇게 이야기했다. 이 가족의 상황에 관심이 생긴 와르틴은 그로부터 25년 가까이 폴린과 함께 불행한 가족의 역사를 추적했다. 폴린의 암울한 예상은 현실이 되었다. 1919년, 마흔여섯의 나이에 자궁암으로 세상을 떠난 것이다. 생전에 폴린은 와르틴과 함께 가족들의 암을 조사하면서 150여 명에 가까운 가족, 친척들의 상세한 의학 정보를 제공했다. 이 자료에는 암의 유전성이 뚜렷하게 남아 있었다.*

이처럼 탄탄한 증거가 뒷받침되었지만 와르틴의 연구는 쉽게 관심을 얻지 못했다. 암의 예방과 발생이 모두 개개인의 문제라는 당시의 지배적인 생각과 어긋나는 결과였기 때문으로 추정된다. 당시 설립된 지 얼마 안 된 미국 암통제협회(현재 미국 암협회)의 입장에서는 암이 유전 질환일 수 있으며 피할 수 없다는 사실은 너무나 절망적이고 암울한 소식이었다. 정치권에서 우생학을 경멸하는 분위기가 계속 고조되던 시기에 와르틴이 그 분야에 큰 관심을 쏟았다는 사실도 연구 결과의 파급력에 영향을 주었을 것이다.

와르틴의 연구 결과는 1970년대에 재조명되었다. 미국인 의사 헨

---

* 폴린 그로스의 3세대 아래 조카인 에이미 맥케이(Ami McKay)는 회고록 『G가족의 딸(Daughter of Family G)』(Knopf Canada, 2019)에서 가족의 이야기를 공개했다.

리 린치Henry Lynch와 네브라스카주 오마하의 크레이튼 의과대학에서 사회봉사자로 일하던 앤 크러시Ann Krush는 폴린 그로스와 혈연관계인 가족과 친척을 650명 이상 추적하고 95명이 암 환자였다는 사실을 알아냈다. 대부분 대장과 자궁, 위에 암이 생겼다. 'G가족'으로 불리게 된 이들은 유전학 역사상 가장 오랜 세월 동안 연구가 진행된 가족이 되었다.

와르틴도 나름대로 G가족의 가계도를 계속 추적했다. 시카고 대학교에서 결단력 있고 호기심 많은 학자로 활약 중이던 그는 수없이 많은 쥐를 대상으로 교배 실험을 진행하고, 이 동물에 발생하는 암 중에 일부는 다음 세대로 전해지는 것으로 보인다고 밝혔다. 거센 반대 의견이 쏟아졌다. 암은 환경의 영향으로 생기거나 바이러스가 원인이라는 견해가 확고히 자리잡은 시기였을 뿐만 아니라, 교배시킨 쥐에서 나온 단순화된 결과가 사람의 복잡한 유전성을 대변하는 모형이 될 수 있느냐는 의구심도 제기되었기 때문이다. 모드 슬라이Maud Slye라는 여성 연구자가 실험을 맡았다는 사실도 분명 이런 반발에 큰 몫을 했으리라.

생쥐와 인간

모드 슬라이는 평생을 쥐 연구에 헌신한 학자다. 병든 어머니를 보살피기 위해 거대한 미국 대륙을 건너 캘리포니아까지 갈 때도 쥐를 기차에 싣고 갔을 정도다. 발표한 논문도 많고 미국 의학협회 금메달을 비롯해 상도 여러 번 받았다. 하지만 어처구니없는 거짓 소문에 늘 시달려야 했다. 한번은 남자 연구자가 실험 기록을 좀 보자고 하니 울음을 터뜨렸다는 이야기가 돈 적이 있는데, 슬라이는 공개적으로 이 소문의 진실을 밝히기로 작정했고 덕분에 "성난 사람"으로 불렸다.*

와르틴과 마찬가지로 슬라이도 유전학을 연구하다가 우생학에도 발을 들였다. 이 점도 슬라이의 견해가 수용되지 않은 이유가 되었다. 실제로 슬라이는 암이 유전될 수 있는 병이므로 출산 시 그러한 인구를 걸러내는 노력이 필요하다는 주장을 수시로 펼쳤다. 1930년대에는 어떤 대화에서 다음과 같이 지적하기도 했다. "지금 우리는 어린 생명을 만들 때 유전 법칙을 전혀 고려하지 않습니다. 애정은 중요한 것이 아닙니다. 애정은 알아서 샘솟으니까요. 하지만 지식은 애정에도 적용할 수 있죠."

매사추세츠에서 쥐를 사육하던 애비 래스롭Abbie Lathrop은 모드 슬라이보다 훨씬 심하게 무시당했다. 하지만 당시 전 세계 연구소에서 실험에 사용된 마우스 수백만 마리가 모두 래스롭의 농장에서 공급되었다. 래스롭은 자신이 키운 동물들에 관한 정보와 여러 가지 교배 실험을 상세히 기록해두었다. 1915년부터는 펜실베이니아 대학교의 저명한 병리학자 레오 러브Leo Loeb와 공동으로 마우스 암의 유전적 소인에 관한 연구를 진행하고 여러 편의 학술 논문을 발표했다. 그럼에도 학계는 래스롭을 과학자로 보지 않았고 쥐나 키우는 정신 나간 여자로 여기며 연구 결과를 전혀 인정하지 않았다.

하지만 영국 런던의 세인트마크 병원에서 대장 외과의로 일하던 퍼

---

* 과학자이자 시인이었던 슬라이는 자연 세계나 과학을 주제로 시를 짓기도 했다. 나는 그의 시 중에 "나는 세상을 따라가네, 폭풍우에 쓸려, 이 강렬한 창조의 힘으로"라는 구절을 좋아한다.

시 록하트 머메리Percy Lockhart-Mummery는 가족성 선종성 용종증이라는 희귀 질환에 걸린 사람들의 기록을 수집하는 데 몰두하다 마우스를 대상으로 진행된 이 모든 연구 결과에 관심을 갖기 시작했다. 그가 연구한 병은, 용종이라 불리는 자그마한 덩어리가 대장에 수천 개씩 생겨서 가장 활발하게 활동해야 할 나이에 목숨을 잃게 되는 대장암이었다.

머메리는 1925년 학술지 《란셋The Lancet》에 게재한 논문에서 이 병에 걸린 환자 3명의 가족력을 설명하고, 이들이 겪은 대장암과 그 전 단계로 나타난 용종증이 모두 유전된 것이 분명하다는 결론을 내렸다. 그리고 다음과 같이 언급했다.

> 마우스에게 자연적으로 생기는 암에 관한 모드 슬라이의 연구를 검토해본 사람이라면 굉장히 놀라운 결과임을 확인했을 것이다. 암이 유전되는 소인이 명확히 존재하고, 그것이 다음 세대의 마우스가 목숨을 잃는 원인이 되었다는 사실을 확실히 알 수 있다.

환자 가족들의 상세한 기록이 넘쳐나고 마우스 수천 마리에서 나온 결과가 발표되어도 암의 유전성과 그 기반이 되는 유전자 결함은 수십 년간 크게 인정받지 못했다. 발암물질과 바이러스로 인해 유전과 상관없이 무작위로(산발적으로) 생기는 암에 관한 연구가 한창 진행되고 있는데, 가족력이 분명하게 드러난 가계도가 어떻게 평행선처럼 동시에 존재할 수 있는지 누구도 설명하지 못했다. 종양 유전자에 돌연변이가 점점 늘어나는 것이 암의 원인이라는 주장을 수용하는 사람이 늘어나고 암의 유전성에 관한 주장은 거의 완전히 배제되는 분위기였다.

1960년대 후반, 옥스퍼드 대학교에서 각기 다른 종의 동물 세포를 융합해보고 어떤 반응이 나타나는지 연구하던 호기심 많은 학자 헨리 해리스Henry Harris 덕분에 이 평행선은 수렴점을 찾기 시작했다. 세포가 합쳐지면 어떤 유전자가 쓰일까? 잡종 세포에서는 어떤 특징이 나타날까? 세포 분열은 제대로 일어날까? 해리스는 토끼 세포를 쥐나 사람, 개구리 세포와 융합시켰고 가끔 닭의 세포도 실험에 활용했다.

그러다 문득 아이디어가 떠올랐다. 건강한 세포를 암세포와 융합시키면 어떻게 될까? 이 궁금증을 풀기 위해 해리스는 실험실에서 배양된 마우스 암세포 3종류를 확보했다. 모두 마우스에 종양을 이식하는 방식으로 생긴 암세포였다. 이 암세포를 정상적인 섬유모세포fibroblast(섬유성 결합조직의 중요한 성분을 이루는 세포 - 옮긴이)와 융합시켜본 결과, 놀랍게도 섬유모세포가 암세포의 엇나간 특징을 완전히 억제시켜 성장하지 못하게 만드는 것으로 나타났다. 융합된 세포를 다시 동물에게 옮겨도 종양은 생기지 않았다.

그런데 건강한 세포가 원래 갖고 있던 특정 염색체가 사라지면 이러한 보호 기능은 나타나지 않았다(세포 융합 과정에서는 두 세포의 생물학적 휴전 상태가 제대로 지켜지지 않고 염색체가 소실되는 일이 흔히 발생한다). 이와 같은 결과를 토대로 해리스는 급진적인 결론을 내놓았다. 건강한 세포의 유전자에는 종양을 억제하는 요소가 있어서 종양 세포가 제멋대로 자라지 못하게 막는다는 내용이었다. 그리고 이 종양 억제 요소가 소실되거나 잘못되면 암이 생길 가능성이 높다는 더 중요한 사실을 밝혔다.

1971년에 미국 텍사스 의학센터의 유전학자 알프레드 노드슨Alfred

Knudson이 발표한 논문에서 또 다른 근거가 밝혀졌다. 아동기에 눈에 발생하는 희귀 암인 망막모세포종을 연구해온 노드슨은 이 병에 걸리는 아이들이 두 가지 유형으로 나뉜다는 사실을 깨달았다. 하나는 망막모세포종 가족력이 있는 아이들로, 어린 나이에 양쪽 눈에 종양이 크게 발생하는 경향이 있다. 다른 하나는 무작위로 발생하는 경우로 어린이 2만 명당 한 명꼴로 굉장히 불운한 소수에게 나타나며 한쪽 눈만 영향을 받고 첫 번째 경우보다 조금 더 늦게 병이 발견되는 특징이 있다.

노드슨은 이 암이 어린아이들에게 나타나는 것을 보면, 생애 전반에 걸쳐 수많은 돌연변이가 조금씩 쌓여서 암이 생긴다는 당시의 주된 의견과 어긋난다고 생각했다. 그래서 암으로부터 인체를 보호하는 유전자 하나에 다양한 방식으로 결함이 생길 때, 유전성 망막모세포종과 무작위로 생기는 망막모세포종에 각각 어떤 영향을 끼치는지 수학적으로 계산해보기로 했다.

그 원리는 다음과 같다. 인체의 모든 세포에는 유전자가 한 쌍으로 존재한다. 하나는 어머니, 다른 하나는 아버지에게 물려받은 것이다. 유전자 중 일부는 세포가 제멋대로 증식하지 못하도록 막아서 종양을 억제한다. 이러한 종양 억제 유전자 한 쌍 중에 어느 한 쪽만 정상적으로 기능하면 세포가 얌전히 지내도록 충분히 관리할 수 있다. 그러나 둘 다 제기능을 하지 못하면 문제가 생긴다. 암을 막는 유전자가 구체적으로 무엇인지는 알 수 없지만, 노드슨은 유전성 망막모세포종 환자가 있는 가족에게서 태어난 아이는 모든 세포에 있는 이 정체모를 종양 억제 유전자 한 쌍 중 하나에 결함이 있을 것이라고 추정했다. 그러므로 다른 타격이 '한 방'만 더 주어지면 세포를 통제하던 보호 기능이 사라지고 상황이 엉망진창으로 흘러갈 위험성이 크게 높아진다. 아무 문제 없는 건강한 조직에서도 돌연변이가 얼마나 많이 일어나는지 감안하면, 망막모세포종을 막는 요소에 유전적 문제가 있는 아이는 실제로 병이 발현될 위험이 상당히 높다는 의미다. 반면 부모로부터 모두 정상적인 종양 억제 유전자를 물려받은 아이는 이 유전자 쌍이 '양쪽 다' 타격을 받아야, 그것도 '같은' 세포에서 그런 일이 벌어져야 병이 생긴다. 이런 일이 벌어질 확률은 훨씬 낮다. 가족력이 없는 아이들에게 무작위로 생기는(산발성) 망막모세포종이 왜 그토록 희귀한 병인지 알 수 있는 특징이다.

해리스가 발견한 유전체의 종양 억제 유전자 그리고 노드슨의 '두 번의 적중 가설'에서 우리는 이런 사실을 알 수 있다. 암이 유전되는 패턴이 명확하게 나타나는 가족 중 암을 막는 유전자 쌍이 둘 다 소실되면 암에 걸릴 수 있다는 것이다. 하지만 바이러스의 종양 유전자에 관한 연구에서는 종양 유전자 한 쌍 중 어느 한 쪽에만 돌연변이가 생겨도 세포가 비정상적인 상태가 되는 것으로 밝혀졌다. 게다가 가족력도 없고 바이러스에 감염되지도 않았는데 암에 걸리는 사람은 또 어떻게 설명할 수 있을까? 하나하나 제각기 밝혀진 이 모든 사실을 하나의 '큰 생각'으로 통합할 방법은 없는 것 같았다.

이 흩어진 점들을 하나로 모은 주인공은 종양 유전자를 중점적으로 연구하던 와인버그 연구실의 두 과학자였다. 아이러니하게도 두 사람은 망막모세포종에서 처음으로 종양 억제 유전자를 발견한 것을 계기로 이와 같은 성과를 거두었다. 이들이 발견한 유전자에는 RB라는 이름이 붙여졌다. RB 유전자로 만들어진 단백질은, 세포가 제대로 분열할 수 있는 상태가 될 때까지 세포 주기를 멈추는 중요한 '브레이크' 역할을 한다. 이후 다른 종양 억제 유전자도 속속 발견되었다. 대장에 다발성 용종이 있는 가족에서 유전되는 APC 유전자는 세포 성장을 통제한다. 또 유전성 유방암과 난소암, 전립선암의 범인이라는 딱지가 붙은 BRCA1, BRCA2 유전자도 손상된 DNA를 수선하는 중요한 기능을 하는 것으로 확인되었다. 재봉사로 일하다 과학 연구에 동참한 폴린 그로스의 불운한 G가문 사람들은 DNA 수선을 담당하는 다른 유전자에 문제가 생긴 것으로 밝혀졌다. 유전체의 수호자로 불리는 TP53도 빼놓을 수 없다. 이 유전자에 결함이 생겼거나 결함 유전자를 물려받은 사람은 수많은 종류의 암에 걸릴 위험성이 크게 높아진다. 리프라우메니 증후군Li-Fraumeni syndrome으로 불리는 병이다.

퍼즐의 마지막 조각은 1987년에 발견되었다. 가족력 없이 대장암에 걸린 환자의 검체를 연구하던 학자들은 유전체에서 APC 유전자가 있을 것으로 추정되는 위치에 돌연변이가 일어났다는 사실을 발견했다. 1971년에 노드슨이 산발성 망막모세포종에 관해 제시한 견해처럼, 유전학적 소인 없이 무작위로 암에 걸린 사람은 종양 억제 유전자 쌍이 모두 타격을 받는 것으로 밝혀진 것이다. 점점 더 많은 학자들이 비유전성 암 연구에 뛰어들자 종양 유전자 중 한 쪽에 생기는 결함과 더불어 종양 억제 유전자 양쪽 모두에 발생하는 결함도 더 많이 밝혀지기 시작했다.

마침내 암과 관련된 유전자는 두 종류로 정리되었다. 하나는 인체 세포를 보호하고 수선하는 종양 억제 유전자 그리고 다른 하나는 세포 증식을 촉진하는 종양 유전자다. 종양 유전자는 과도하게 활성화된 가속기이자 고장난 브레이크처럼 작용해서 세포가 정해진 규칙을 벗어나 종양이 되도록 만든다.

1990년대 초에는 정상 세포를 암세포로 만드는 변이를 상세히 나타낸 돌연변이 지도가 등장했다. 대표적인 예가 유전학자 버트 보겔슈타인Bert Vogelstein이 처음 제시한 '보겔그램'이다. 건강한 대장 세포를 작은 용종으로 만들고 이어서 더 큰 증식을 유발하여 종양 초기 상태로 만든 다음 최종적으로 침습적인 전이성 암으로 만드는 다섯 가지 특정한 돌연변이에 관한 자료다.

와인버그 연구진은 이 견해를 수용하고, 다섯 가지 종양 유전자와 종양 억제 요소가 조합되면 정상적인 인체 세포가 암이 될 수 있다는 사실을 실험으로 입증했다. 흥미로운 사실은 종양 유전자가 단 2개만 있어도 마우스 세포를 암세포로 바꿀 수 있었다는 점이다. 인간보다 수명이 짧은 설치류와 인간의 암 취약성이 다르다는 것을 보여주는 결과다. 페토의 역설에서도 예견되었듯 사람처럼 수명이 길고 몸집이 큰 생물은 작은 마우스보다 더 많은 '타격'을 받아야 종양이 발생한다. 우리는 느끼지 못할 수 있지만 사실 인간은 암에 대한 저항력이 상당히 강한 편이라고 할 수 있다.

암이 비정상적인 염색체로 생기는 병임을 맨 처음 깨달은 때로부터 100년이 넘는 세월이 지나 마침내 그 과정이 밝혀졌다. 결함이 생긴 종양 유전자와 종양 억제 유전자의 단계적인 조합으로 세포에 변이가 생겨 점차 증식하다가 통제권에서 벗어나고 죽어야 할 때 죽지 않는 것이다. 세포의 오류 중에는 부모로부터 물려받는 바람에 이 과정이 시작될 수밖에 없는 불운한 종류도 있지만 대부분은 살면서 축적된다. 한 해 두 해 나이를 먹을수록 세포에 담긴 유전학적 생명의 레시피에 오류가 쌓인다. 손상된 세포는 마음대로 자라기 시작하고, 갈수록 속도가 붙는다. 장보기 목록을 체크하듯 돌연변이 목록은 계속 늘어나 최종적으로는 도저히 막을 수 없는 전이성 암이 된다.

보스턴에서 만난 로버트 와인버그는 컵에 남아 있던 따뜻한 코코아를 모두 마시고는 유전학적으로 복잡한 암의 비밀을 풀기 위해 달려온 지난 세월을 떠올렸다.

"나는 암 유전자를 전부 찾았다거나, 우리가 암을 치유하게 될 거라고는 한 번도 말한 적이 없습니다. 종양 유전자인 Ras가 발견되었을 때 그것 하나로 암 문제가 다 해결되리라고 생각한 적도 없어요. 훨씬 더 복잡한 무언가가 있을 거라고 짐작했으니까요." 그는 특유의 정확한 표현력을 다시 발휘했다. "그래도 1999년에 사람들은 이런 상상을 하기 시작했어요. 인체의 정상 세포를 암세포로 충분히 바꿀 수 있는 여러 개의 돌연변이를 찾게 된다면, 일단 그 자체가 아주 만족스러운 성과가 될 것이라고 말이죠. 이와 함께 사람들은 어쩌면 암 문제를 정말 해결할 수 있을지도 모른다는 환상을 갖기 시작했습니다."

그러나 이 환상은 금세 사라졌다.

조각조각 모여 있는 돌연변이

비흑색종 피부암(멜라닌 세포 이외의 세포에서 기원하는 피부암 - 옮긴이)은 종양학 분야에서 열외로 여겨지는 병이다. 치명적인 영향을 주는 경우가 드물고 쉽게 치료가 가능한 암이어서 정기적으로 수집하는 암 통계에 아예 포함시키지 않는 국가도 많다. 그러나 비흑색종 피부암은 현재 전 세계적으로 가장 많이 생기는 암이다. 매년 100만 명 넘는 환자가 발생하며, 특히 해가 쨍쨍 내리쬐는 지역에 사는 밝은 피부색의 사람들이 환자의 대다수를 차지한다. 환자가 널리 분포해 있다는 점, 그러한 지역의 접근성이 좋다는 점 때문에 비흑색종 피부암은 암이 생기는 유전학적 경로 연구의 유용한 모형이 되었다. 잘 알려진 내용처럼 정상 세포의 중요한 유전자에 단계적으로 오류가 쌓여 암이 되는 과정을 이 모형에서 확인할 수 있다.

지난 몇 년간 DNA 염기서열 분석 기술은 발전을 거듭해 값은 더 저렴해지고 분석 속도는 더 빨라졌다. 덕분에 암의 유전체에는 수만 가지 돌연변이와 유전자가 재배치된 부분이 있다는 사실이 밝혀졌다. 물론 돌연변이라고 해서 전부 중요한 것은 아니다. 종양 유전자를 활성화하거나 종양 억제 유전자의 활성을 없애는 오류가 생길 때 문제가 된다. 사람의 유전체는 유전자도 많고 유전자의 활성을 통제하는 부분도 굉장히 많아서 어떤 반응 경로와 과정이 암과 관련이 있는지는 알 길이 없다. 돌연변이가 일어나도 아무런 영향이 없을 것으로 추정되는 정크 DNA도 엄청나게 많다.

전 세계 수많은 연구소가 이 드넓은 쓰레기장에서 유전학적 금을 캐내기 위해 분주히 노력한 결과, 종양 검체에서 수십만 개의 돌연변이를 발견해 방대한 목록으로 정리했다. 그중에는 반복적으로 발견되는 주요 유전자의 결함, 즉 암에 시동을 거는 '운전자' 역할의 암 촉진 돌연변이가 수백 가지고 나머지 수천 가지 돌연변이는 '승객'에 해당하는 것으로 밝혀졌다. 최근 연구에서는 각각의 암에 따라 이 '운전자' 유전자 중 최대 10가지에 오류가 생기는 경우도 있고, 돌연변이가 더 많이 생겨야 종양이 발생하는 경우도 있는 것으로 확인되었다. 현재 활용되는 종양 발달 모형에서는 암 촉진 돌연변이가 축적되면 아무 문제 없던 건강한 세포도 치명적인 종양으로 바뀐다고 본다.

분자 스탬프 수집과도 같은 이 엄청난 규모의 연구에 많은 연구자들이 큰 흥미를 갖고 뛰어들었다. 무엇보다 결함이 생긴 유전자와 암을 촉발하는 분자를 찾아내면 제약업계가 이를 표적으로 치료제를 개발할 수 있으리라고 보기 때문이다. 그러나 인체에 생긴 종양에 어떤 돌연변이가 얼마나 축적되었는지 전부 찾아낸다고 해도 우리가 알 수 있는 것은 암이 나타난 기나긴 여정의 결말일 뿐이다. 이 정보로는 한 장소에서 다른 장소로 '어떻게' 옮겨 왔는지 세부 경로를 전혀 알아낼 수 없다. 체세포 돌연변이 이론에 따르면, 정상 세포에 돌연변이가 쌓여야 암이 되며 그 과정에서 중요한 전환점을 넘으면 악성 종양으로 치닫는 내리막길이 열린다. 어떤 단계를 거쳐 이런 일이 일어나는지 밝혀내는 것은 엄청나게 까다로운 일로 드러났다.

과거에 실시된 일부 연구에서 종양과 바로 인접한 곳에 있는 정상 세포에도 돌연변이가 일어날 수 있다는 사실이 확인되었지만, 이것은 종양에서 흘러나온 암세포의 흔적일 가능성이 있다. 게다가 이 연구는 커다란 종양 조직을 채취한 뒤 전부 분쇄해서 분석한 결과다. 정상 세포가 약간 이상한 세포가 되었다가 다시 확실한 암세포가 되는 경로의 중간 과정에 있는 소수의 세포는 구분할 수 없었다.

정상 세포에서 돌연변이를 찾는 것은 아무 의미 없는 일이라고 생각하는 연구자도 많았다. 체세포 돌연변이 이론이 입증되어 정상 세포에 엄청나게 많은 돌연변이가 일어난 결과가 종양이라는 사실이 다 밝혀진 시대에, 왜 건강한 조직을 붙들고 돌연변이를 찾는단 말인가? 최근 들어 정상 조직에서 얻은 아주 작은 검체에서도 희귀한 유전자 변이를 포착할 수 있을 만큼 DNA 염기서열 분석 기술이 향상되고 분석 비용도 저렴해질 때까지는 그런 분위기였다.

케임브리지의 웰컴생어 연구소의 필 존스Phil Jones 교수와 동료들은 새로운 사실을 밝히기 위해 피부 검체를 확보하기로 했다. 좀 더 구체적으로는 선크림을 듬뿍 바르지 않거나 옷으로 꽁꽁 가리지 않아서 자외선에 어느 정도 노출된 피부 조직, 즉 자외선에 의한 돌연변이가 탐지 가능한 수준으로 발생한 중년의 정상 피부 조직이 이들이 찾는 검체였다.

연구진은 상당히 까다로운 조건의 이 검체를 확보할 수 있는 기막힌 아이디어를 떠올렸다. 눈꺼풀이 심하게 접혀서 늘어진 피부를 제거하려는 사람들이 많이 찾는 지역 성형외과에 연락해보기로 한 것이다. 미용 목적이든 치료를 위해서든 이 시술을 받으면 작은 날개 모양의 피부 조각이 나오고 모두 생물학적 유해물로 분류되어 폐기된다. 게다가 눈꺼풀은 자외선에 꽤 많이 노출되지만 사람들이 선크림을 꼼꼼하게 챙겨 바르지 않는 부위다.

어차피 없애려고 한 눈꺼풀 피부를 과학 발전을 위해 기꺼이 기증하겠다는 너그러운 4명의 환자 덕분에 연구진은 시술로 떼어낸 피부 조각을 234개의 작은 검체로 나누었다. 그리고 고감도 DNA 염기서열 분석 기술을 활용하여 돌연변이 목록에 이름이 오른 유력한 용의자가 있는지 찾아보기로 했다. 비흑색종 피부암을 비롯해 다른 종류의 종양과 관련이 있는 것으로 밝혀진, 가장 많이 발견된 '암 유전자' 74종이 그 대상이었다. 눈꺼풀 피부 기증자의 연령 범위는 55세부터 73세였고 모두 피부암 징후가 없는 건강한 사람들이었다. 그런데 이들의 피부에서 존스 연구진을 깜짝 놀라게 한 결과가 나왔다.

연구진은 자외선이 아닌 다른 원인으로 피부가 손상된 흔적이 어느 정도는 나올 것이라 예상했다. 무엇보다 기증자들이 생애의 절반 이상을 외부에 노출한 피부이고, 보통 살면서 맞닥뜨리는 다른 여러 악조건도 영향을 주었을 가능성이 있다. 그런데 연구진이 발견한 건 어느 정도 수준이 아닌 수천 가지 돌연변이였다. 심지어 일부 검체에서는 완전한 종양에서 발견되는 수많은 돌연변이가 한꺼번에 발견되었다. 연구진을 놀라게 한 또 한 가지 사실이 있다. 겉보기에 지극히 정상적인 피부도 실제로는 손상된 각 전구세포(특정 세포가 완전한 형태를 갖추기 전 단계의 세포 - 옮긴이)에서 세포가 생겨나 세포군, 즉 클론을 형성하고 있었다는 점이다. 돌연변이가 생긴 세포들로 이루어진 이러한 클론은 마치 짜깁기한 조각보처럼 모여 있었다. 겨우 1제곱센티미터 크기의 피부 조각에서 약 40종의 각기 다른 클론이 발견되었다. 규모가 가장 큰 클론은 3,000개 가까운 돌연변이 세포로 이루어져 있었다.

이뿐만이 아니었다. 클론의 약 4분의 1에서 암을 촉진하는 유전자의 결함이 발견되었고, 일부는 치명적인 결과를 초래한다고 알려진 돌연변이가 2건 또는 3건까지 확인되었다. 특히 p53, TP53이 암호화된 유전자에 결함이 생긴 세포가 많았다. 인체 암에서 자주 발견되는 공통적인 특징이다. 체세포 돌연변이가 줄줄이 쌓여서 암이 된다는 이론에 따르면 세포가 이런 상태인 경우 분명 종양이 생겨야 한다. 하지만 이 검체를 제공한 사람들에게서 유전학적인 혼란의 징후는 전혀 나타나지 않았으니 정말 의아한 일이었다. 예를 들어 5제곱센티미터 크기인 한 피부 검체의 전체 클론에서는 암을 촉발하는 요소로 알려진 노치NOTCH 유전자(노치 신호 전달 경로는 인체 여러 조직과 기관에서 세포의 성장과 증식, 사멸을 조절한다. 반응 경로의 구성 요소가 만들어지는 이 유전자에 이상이 생기면 암이 촉진될 수 있는 것으로 밝혀졌다 - 옮긴이)에서 많은 돌연변이가 발견되었다. 세계 최대 종양 돌연변이 데이터베이스인 '암 유전체 지도'*에 등재된 5,000종 이상의 암에서 발견된 것보다 더 많은 돌연변이였다. 이렇게 돌연변이가 생긴 클론이 결국에는 암이 될까? 누구도 정답을 알 수 없다. 분명한 사실은 정상적인 인체 조직에 '위험한' 돌연변이가 상상할 수도 없을 만큼 많이 존재한다는 것이다. 그만큼 암의 유전학적 과정이 혼란스럽다는 말이다.

정상의 기준은 뭘까?

겉보기에 멀쩡하고 건강한 세포에서 돌연변이가 무더기로 발견된 것은 사실 그렇게 충격적인 일이 아니다. 1981년의 한 연구에서 이미 마우스의 간肝에 발암성 화학물질을 처리하자 현미경으로 관찰했을 때는 아무 문제 없어 보였던 조직에서 암세포가 될 수 있는 돌연변이 세포를 군데군데 발견했다고 밝혔다.

---

* 암 유전체 지도의 영문명은 The Cancer Genome Atlas로, 앞 글자를 딴 축약어 TCGA는 DNA를 구성하는 4가지 '글자(염기)'를 나타낸다.

65세 이상의 건강한 사람들을 조사한 결과 10명당 약 한 명꼴로 보통 백혈병 환자의 혈액에서 일어나는 돌연변이가 발견되었다는 결과도 두 연구진을 통해 밝혀졌다. 또 다른 연구진은 폐암 촉진 유전자 중에서 가장 많이 발견되는 결함 유전자가 완벽하게 건강한 폐에 있는 수많은 세포에서 발견되었다고 밝혔다. 또 한 연구진은 자궁내막증 환자에게서 암을 촉진하는 것으로 의심되는 돌연변이를 상당수 발견했다. 자궁내막증은 암이 아니지만, 체내 엉뚱한 곳에서 자궁 조직이 제멋대로 자라는 아주 불편한 병이다. 이렇게 몸속을 돌아다니는 자궁 세포에 암성 돌연변이가 있고, 이것이 인접한 다른 조직에 침투해 증식하지만 악성 종양이 되지는 않는다.

2018년에는 필 존스의 동료이자 같은 생어 연구소의 이니고 마르틴코레나Inigo Martincorena 연구진은 건강한 생체 조직에서 찾아낸 조각보 같은 돌연변이 세포에 관해 인상적인 결과를 발표했다. 마르틴코레나는 몸 바깥의 피부가 아닌 체내 조직으로 시선을 돌려, 입과 위를 잇는 관인 식도에서 암의 기원을 찾아보기로 했다. 건강한 식도 조직은 눈꺼풀처럼 수술로 간편하게 얻을 수가 없으므로 사고를 당하거나 다른 예기치 못한 일로 목숨을 잃은 사람들 가운데 장기 이식에 동의한 사망자에게서 얻어야 했다.

연구진은 장기 기증자의 가족에게 동의를 얻어 20세부터 75세까지 총 9명의 사망자로부터 건강한 식도 조직을 확보할 수 있었다. 이것을 약 850개의 작은 조각으로 나눠 눈꺼풀 검체에 적용한 것과 동일한 방식으로 암의 촉진 요소를 찾는 세밀한 분석을 실시했다.

피부 세포는 암을 유발하는 자외선에 많이 노출되는 반면, 식도 내벽은 잠재적 발암물질에 노출되는 빈도가 낮다. 또한 비흑색종 피부암은 해마다 전 세계적으로 100만 명이 넘는 환자가 발생하지만 그에 상응하는 식도암인 편평세포암종의 발생률은 그보다 50배 가까이 낮은 수준이다. 그러므로 정상적인 식도 조직에서는 정상적인 피부 조직보다 돌연변이가 훨씬 더 적게 발견되어야 할 것이다.

실상은 그렇지 않았다. 정상적인 식도 조직도 눈꺼풀처럼 돌연변이 세포로 이루어진 클론이 조각보처럼 곳곳에 포진한 상태였을 뿐만 아니라 클론 수도 더 많고 규모도 훨씬 컸다. 또한 돌연변이 세포로 구성된 클론마다 중요한 암 유전자에서 제각기 다른 돌연변이가 발견되었다. 이러한 세포가 증식해서 인접한 정상 조직으로 뻗어 나가고 있었다.

식도 조직에서 발견한 돌연변이를 전부 합하면 같은 연령대의 피부 조직에서 발견한 돌연변이보다는 적었지만 '암 촉진' 돌연변이가 생긴 클론의 비율은 식도 조직이 더 높았다. 중년이 되면 식도를 이룬 전체 세포의 절반은 노치 유전자를 비롯한 중요한 유전자에 '암성' 돌연변이가 일어날 가능성이 있다는 충격적인 결과도 확인되었다.

마르틴코레나 연구진은 이 결과를 보다 생생하게 나타내기 위해 유전학적 데이터를 시각화해서 논문에 함께 실었다. 개인적으로 참 좋아하는 이 그림은 돌연변이가 생긴 클론을 제각기 다른 색과 크기의 원으로 표시한 결과물인데, 흡사 멋진 복고풍으로 디자인된 무늬처럼 보인다. 20대나 30대 젊은이들에게서 얻은 검체는 색색의 원이 곳곳에 분산되어 있고, 중년의 검체에서는 이 원들이 한곳에 뭉쳐 있는 경향이 나타난다. 70대가 되면 타원형으로 한데 뭉친 원이 폭발적으로 늘어나 서로 더 넓은 면적을 차지하려고 경쟁을 벌이는 듯한 양상을 볼 수 있다. 거의 모든 세포에서 암을 촉진하는 돌연변이가 한 가지 이상 발견된 경우에도, 생전에 식도에 문제가 되는 특별한 증상이나 징후는 전혀 없었다.

사마귀까지 사랑해

과학자들이 정상 세포에 생긴 고약한 돌연변이를 파헤칠수록 점점 더 많은 돌연변이가 발견되고 있다. 우리는 특정한 나이가 되면 인체의 모든 세포에 여러 가지 돌연변이가 생긴다. 그중에는 정상적인 생체 조직이 아닌 종양에서 발견될 법한 '암 촉진 돌연변이'도 많다. 몸에 있는 모든 세포가 어느 정도는 엉망진창이 되는 셈이다. 이런 상황을 피할 수도 없지만 그렇다 해도 별문제 없이 살 수 있다.

"우리 피부는 돌연변이 세포들로 이뤄진 조각보와 같습니다." 필 존스는 내 얼굴을 뚫어져라 응시하며 조심스럽게 이야기했다. "햇볕에 손상된 징후가 이미 보이네요. 아마 세포 20개 중 하나는 피부암에서 발견되는 것과 똑같은 돌연변이가 있을 겁니다."

"나이가 많이 들 때까지 오래 살면, 비흑색종 피부암이 두 번 또는 세 번 나타날 수도 있어요. 그럼 친절한 피부과 전문의를 찾아가서 치료받을 수 있겠지요." 그는 목소리에 힘을 주며 덧붙였다. "하지만 피부 전체에 발생하는 돌연변이에 비하면 그 정도는 아무것도 아닙니다. 여기서 재미있는 의문이 생기죠. 암이 될 가능성이 다분한, 문제가 있는 유전자를 가진 세포가 암세포가 될 때 과연 그 사이에 무슨 일이 일어나는 것일까요?"

존스는 이 궁금증을 풀기 위해 암에서 흔히 발견되는 p53 결함 유전자를 가진 마우스를 대상으로 연구를 진행해왔다. 피부 세포 중 일부에만 이 돌연변이가 발생하도록 조작한 다음, 돌연변이 세포에 특수 현미경으로 볼 때 형광 녹색으로 빛나는 표지를 달면 세포가 증식해서 나온 자손 세포를 추적할 수 있다. p53 돌연변이가 활성화되면 무슨 일이 벌어지는지 지켜본 결과, 결함이 생긴 세포는 매우 빠른 속도로 증식했다. 현미경 아래에서 인접한 세포들을 마구 밀치며 자라는 이 세포들로 인해 피부의 작은 부분이 형광 녹색으로 빛났다. 그런데 시간이 지나자 증식 속도는 느려졌고, 6개월 후에는 눈에 띄게 두꺼워진 부분이 생겼지만 1년이 지나자 모두 정상으로 돌아왔다.

존스가 피부에 작은 형광 녹색 부분이 나타나는 이 동물들을 자외선 램프 아래에 놓고 저 멀리 스페인의 휴양지 '태양의 해안' 같은 환경을 만들자 더욱 흥미로운 결과가 나타났다. 돌연변이가 생긴 녹색 세포들이 빠르게 증식해서 보통 6개월에 걸쳐 증식되는 크기를 단 6주 만에 보여주었다. 녹색 면적은 수제곱밀리미터 수준으로 금방 늘어났다. 마우스의 등에도 제법 큰 덩어리가 생겼다. 자외선은 정상 세포의 증식에는 영향을 주지 않는 것으로 보이나, 돌연변이 세포는 증식이 크게 가속화되어 그 면적이 훨씬 넓어지고, 암 촉진 유전자에 두 번째 '타격'이 생길 확률도 높아진다. 암으로 향하는 길이 한층 더 가까워지는 것이다. 이쯤 되면 여러분은 마우스를 이 가짜 선탠 환경에 오래 둘수록 녹색을 띄는 작은 부위가 종양이 될 가능성도 커지리라고 생각할 것이다. 하지만 잘못 짚었다.

자외선 램프에 3개월간 노출된 마우스의 피부를 보면 녹색을 띠는 세포가 후추를 마구 뿌린 것처럼 늘어났지만 9개월이 지나자 초록색 점이 점차 줄어들기 시작했다. 존스는 인체 눈꺼풀 조직을 연구할 때와 같이 DNA 염기서열 분석을 실시한 결과, 자외선의 영향으로 더 해로운 돌연변이를 가진 다른 클론이 형성된다는 것을 확인했다. 이 클론은 녹색으로 빛나는 p53 돌연변이 세포 집단 안에서 점점 더 늘어나고 있었다. 암에 계속 가까워지고 있다는 증거였다. 그 동네에 말썽을 일으키는 집단은 원래 녹색 빛이 나는 세포들뿐이었는데, 자꾸 더 거칠고 힘센 무리가 나타나 금세 지휘권을 빼앗는 양상이었다. 그러나 존스는 눈꺼풀 조직에서 나타나는 돌연변이 패턴을 연구할 때부터 이런 상황이 반드시 서로 잡아먹고 잡아먹히는 사태로 이어지는 것만은 아님을 알고 있었다.

"1제곱센티미터 크기의 눈꺼풀 조직에 포함된 세포 하나에서 FGFR3라는 유전자가 활성화되는 돌연변이를 발견했습니다. 그럼 무슨 일이 벌어질까요? FGFR3는 피부암을 촉진하는 유전자가 아니므로, 이 정도 면적의 피부에는 절대로 종양이 생기지 않습니다."

돌연변이 중에는 결코 문제를 일으킬 걱정이 없는 착한 클론을 형성해서 '인체에 이로운' 영향을 주는 것도 있다는 의미일까? 존스는 FGFR3가 활성화되는 결함은 지루성 각화증 환자의 피부에서 나타난다고 설명했다. 진한 색에 껍질이 벗겨지는, 말랑말랑한 사마귀처럼 돌출된 부분이 피부에 생기는 아주 흔한 병이다. 50세 이후에 특히 많이 나타나지만 건강에 해가 되지는 않는다. 세포가 일단 각화증이 되는 경로를 밟기 시작하면 정상적인 경로를 완전히 벗어나므로 훨씬 해로운 암이 될 가능성은 사라진다고 볼 수 있다. 진화적으로 더 '안전한' 길로 가는 것과 같다. 그래서 나는 존스에게 이 원리대로라면 피부 세포를 덜 위험한 길로 가도록 유도하는 피부암 방지 연고 같은 것을 만들 수 있지 않느냐고 물었다.

"문제는 그렇게 만든 환상적인 크림을 발랐다가 피부가 온통 사마귀로 뒤덮일 수 있다는 것입니다." 존스는 이렇게 지적했다. "그런 염려가 없는 놀라운 크림을 만들 수 있다면 아주 간단한 해결책이 되겠지요."

존스는, 종양이지만 목숨을 잃는 경우는 드문 비흑색종 피부암을 중점적으로 연구해왔다. 치명적인 암이 생길 수 있는 인체의 다른 부위도 피부처럼 돌연변이 세포들로 짜깁기된 조각보와 같다면, 그가 밝혀낸 결과를 다른 곳에도 똑같이 적용할 수 있을 것이다. 건강한 세포를 지원해 돌연변이 클론을 억제하는 방법 또는 착한 세포의 증식을 더 촉진하는 방법을 찾는 것은 오로지 변이 세포만 표적으로 삼는 암 치료제 개발과는 정반대되는 시도다.

하지만 "내 적과 적인 자는 나의 친구"라는 원칙에만 의존할 수는 없는 노릇이다. 이와 같은 생명공학적 시도에 따를 수 있는 의도치 않은 결과에도 주의해야 한다. 몸 전체에 존재하는 다양한 세포 무리 혹은 집단의 상호작용을 무작정 바꾸기 전에 이들의 특성과 행동부터 자세히 알아야 한다. 더불어 자칫 치명적인 괴물을 만들어내는 사태를 일으켜서는 안 된다.

종양보다 정상적인 조직에 더 많은 돌연변이가 있다는 생어 연구소 과학자들의 관찰 결과에는 암 유전자로 불리는 유전자의 변이가 실제로는 인체를 보호할 수도 있다는 놀라운 사실이 담겨 있다. 예를 들어 종양 유전자가 활성화되어 한 무리의 세포가 급격히 증식하다가 미처 준비가 다 안 된 상태에서 세포 분열이 일어나도록 유도하면 한꺼번에 전멸해서 암이 더 진행되지 못할 수 있다.

경쟁력을 약화시키는 돌연변이를 만드는 것도 한 가지 방법이다. 변이가 생긴 클론의 증식 속도를 주변 세포들보다 느리게 만들어 결국 사라지게 하는 것이다. 이 경우 타이밍이 핵심이다. 증식이 꽤 진행되었을 때 종양에 이러한 변화가 나타나면 불이익이 아니라 오히려 암세포가 꾸준히 자라고 증식하기에 유리한 상황이 될 수도 있다. 염색체가 점점 더 엉망진창으로 변해가고 그만큼 종양 주변의 환경도 해로워진다.

인체의 정상적인 조직 곳곳에 이러한 결함이 가득하다면, 종양을 촉진하는 유전자의 돌연변이를 어떻게든 찾아내려는 집요한 추적이 얼마나 생산성 없는 일인지 알 수 있다. 필 존스 연구진이 밝힌 결과에 따르면, 겉보기에 지극히 건강한 피부와 식도 세포도 이러한 노치 유전자에서 암 촉진 돌연변이가 발견된 경우가 많다. 보통 종양에서는 상당한 비율로 그러한 세포가 발견된다. 따라서 암을 일으킨 돌연변이 세포를 전부 다 없애버리려고 시도한다면 인체 다른 곳에 예기치 못한 심각한 부작용이 발생할 수 있다.

어디서부터 암일까?

건강하고 암이 없는 조직에도 위험천만한 돌연변이가 가득하다는 근거가 쌓일수록 흥미로운 질문이 떠오른다. 그럼 암은 정확히 '무엇'

일까? '어디서부터' 암이라고 할 수 있을까? 인체란 정상 세포들이 질서정연하게 배치된 정적인 곳일까? 인체를 클론이 조각보처럼 군데군데 자리잡은 동적인 곳이라고 생각하면 전체적인 그림이 보인다. 건강한 조직에서도 돌연변이로 생긴 혼란이 제각기 다른 단계로 진행 중이기 때문이다. 조각보를 이룬 작은 영역들은 서로 자리를 바꾸거나 세포들끼리 벌이는 경쟁에 따라 확장되기도 하고 축소되기도 한다. 어떤 돌연변이는 증식 속도를 다른 세포들보다 느려지게 만들거나 심지어 다른 세포들이 급속히 증식할 때 몽땅 전멸시키기도 한다. 그러나 전체적인 상태는 일정하게 유지된다.

세포 하나에 문제를 촉진하는 돌연변이가 생기고 주변 세포들보다 빠른 속도로 증식해서 수백 개, 수천 개의 딸세포가 전부 똑같은 유전적 결함을 갖게 되는 경우에만 이 평형 상태가 깨진다. 이러한 세포군이 크게 확장되면 암을 촉진하는 두 번째 '타격'이 생길 가능성이 훨씬 높아진다. 일단 손상되지 않은 세포보다 수적으로 우세하기 때문이다. 그렇게 악순환이 시작된다. 타격이 생기고, 증식하고, 타격이 생기고, 증식하는 일이 반복되다 세포에 충분히 많은 돌연변이가 쌓이면 결국 암이 된다. 세포에 특정한 집합의 돌연변이가 적정 수준 이상으로 생기면 암이 된다고 밝힌 보겔그램의 원칙과 일치한다. 인체가 수조 개의 세포로 이루어지고 평생 동안 세포 분열이 수백만 번 일어난다는 점을 감안하면 암은 시간 문제인 셈이다.

지난 100여 년에 걸쳐 현재까지 축적된 사실을 토대로 하면, 암은 정상 세포가 가진 중요한 유전자에 결함이 생기고 이런 결함이 차곡차곡 쌓여 공격적으로 번지는 종양이 될 때 생기는 병이다. 그런데 우리 몸의 '모든' 세포가 망가지고 손상이 생긴다면 그리고 중년에 이르러 이런 상황을 절대 피할 수 없다면 다들 몸 곳곳에 종양이 잔뜩 생겨야 자연스럽지 않을까? 상태가 조금 안 좋은 세포가 어쩌다 나쁜 세포로 돌변하는 것일까?

5장

착한 세포, 나쁜 세포

계산을 좀 해보자.

우리는 암이 당연히 흔한 병이라고 생각한다. 그러나 각 개인의 규모에서 보면 아주 드문 일이다. 일반적으로 인체는 30조 개가 넘는 세포로 이루어지고 한 평생을 사는 동안 세포 분열이 수십억 회 이상 일어난다. 이 모든 세포가 암이 시작되는 출발점이 될 수 있지만 실제로 그렇게 되는 세포는 거의 없다. 암을 설명하기 위해 등장한 체세포 돌연변이 이론에서는 건강한 세포에 암을 촉진하는 돌연변이가 충분히 쌓이면 암성 세포가 된다고 보지만 이런 일이 생길 확률은 복권에 당첨될 확률과 같다. 구체적으로는 10분의 1에서 분모에 0을 14개나 더 붙여야 하는 수준이다. 분모에 들어가는 이 숫자는 우주에서 1,000개의 은하를 이루는 모든 별의 숫자와 같다. 평생 동안 세포에 쌓이는 돌연변이만큼 복권을 수도 없이 구입해도 잭팟이 터지는 일은 딱 한 번 정도로 끝날 수 있다.

이 확률을 높이는 요소가 몇 가지 있다. 세포가 발암성 화학물질이나 방사선에 노출되는 것이다. 또 필 존스와 이니고 마르틴코레나가 입증했듯, 건강했던 인체 조직이 나이가 들면서 돌연변이 세포들로 짜깁기한 것처럼 변할 때이다. 암을 촉진하는 유전자에 '타격'이 생기고 결함을 가진 세포가 점점 늘어나 정상보다 10배는 더 큰 군집을 이룬다. 그중 하나에 두 번째 '타격'이 가해지면 주변 세포들을 능가해 훨씬 더 공격적인 클론으로 확산될 가능성도 커진다. 타격, 확장, 타격, 다시 확장. 세포 하나에 암을 촉진하는 돌연변이가 충분히 쌓여 암이 시작될 확률은 불가능할 정도로 낮지만, 돌연변이 세포들로 구성된 집단이 주변 세포들보다 조금 더 멀리, 조금 더 빠르게 확산된다면 일은 쉬워진다. 당첨 숫자가 하나라도 포함된 복권이 10배 더 많으면 1등에 당첨될 확률이 크게 높아지는 것과 같은 이치다.

가속이 붙기 시작하면 사태는 빠르게 진행된다. 햇볕이 쨍쨍한 바닷가로 몇 번 휴가를 다녀오면 피부 세포마다 돌연변이가 10개씩 생긴다. 담배를 15개비 피우는 것만으로도 해로운 돌연변이가 충분히 발생할 수 있다. 이런 일이 쌓이고 쌓이면 세포 5개 중 하나쯤에 소위 암 유전자라 불리는 유전자에 돌연변이가 생긴다. 그리고 그보다 낮은 비율로 암 유전자에 두 가지, 심지어 세 가지 돌연변이가 한꺼번에 생긴다. 암이 될 수 있는 조건이 모두 충족되어 곧 여러 개의 작은 종양으로 돌변할 수 있는 세포들이 몸속 어딘가에 숨어 있다.

그렇다면 우리는 얼마나 걱정을 하면서 살아야 할까? 특정 연령대가 되면 누구나 몸 여기저기에 낯선 덩어리가 생겨난다. 사고로 세상을 떠난 사람들의 몸을 부검해보면 실제로 그렇다. 40대 여성의 최소 3분의 1은 유방에 작은 종양이 있다. 하지만 같은 연령대에서 유방암 진단을 받는 사람은 100명 중 한 명 정도에 그치고, 대부분 유방에 종양이 있다는 정식 진단을 한 번도 받지 않는다. 1930년대에 처음으로 밝혀진 전립선암도 마찬가지다. 이 암에 걸린 환자들 중에는 전립선암 때문에 목숨을 잃는 사람보다 다른 이유로 세상을 떠나는 사람이 훨씬 더 많다. 50대부터 70대인 사람은 거의 누구나 갑상선에 작은 암이 있지만 갑상선 종양 진단을 받는 사람은 1,000명 중 한 명 정도에 불과하다. 전반적으로 전체 인구 중 생애 어느 시점에 암 진단을 받는 사람은 절반에 살짝 못 미친다.

몇 가지 생물학적 차이도 고려해야 한다. 위장관胃腸管의 주변 환경은 생물학적으로 거의 비슷하지만 소장에 암이 생기는 경우는 드문 반면 대장에 생길 확률은 30배 더 높다. 암을 촉진하는 핵심 유전자에 돌연변이가 일정 수준 이상으로 생길 때 암이 발생한다면, 왜 간에서는 돌연변이가 보통 4건 정도 일어나야 종양이 생기고 자궁이나 대장은 10건이 쌓여야 암이 될까? 고환이나 갑상선에서는 암을 촉발하는 돌연변이가 한 가지만 생겨도 암이 되는 이유는 무엇일까? 암의 종류마다 병이 시작되는 누적 돌연변이 수가 다르다면 다른 암보다 이른 나이에 시작되는 암도 있어야 하는데 왜 거의 모든 암은 60대 이전에는 발병 확률이 매우 낮은 수준으로 유지될까? 중년에 접어들면 이미 인체의 정상 조직도 돌연변이 세포들로 짜깁기한 상태가 되는데도 말이다.

연금을 수령하는 나이가 가까워질수록 유전학적 오류가 거의 재난에 가까운 수준으로 더 빠르게 일어나는 것도 아니다. 직관적으로는 잘 이해가 안 될 수 있지만 실제로는 청년기가 막 시작되었을 때 돌연변이가 일어나는 속도가 최고조에 이른다. 세포 하나가 DNA 복제와 세포 분열을 할 때마다 오류가 생길 가능성은 반드시 존재한다. 인체를 평생 동안 유지할 책임이 있는 줄기세포에 그 같은 오류가 생기면 아주 위험한 결과가 초래된다. 하지만 수정체 하나가 한 명의 성인으로 자라려면 세포가 충분히 증식해야 한다. 성인이 된 이후 남은 생애 동안 인체를 유지하기 위해 일상적으로 이루어지는 세포 증식과 비교하면 실로 어마어마한 수준의 증식이 일어나야 한다. 인간은 세포 하나에서 출발해 단 9개월 만에 수십억 개의 세포로 이루어진 옹알옹알 활기 넘치는 존재로 발달한다. 세상에 태어난 그 순간부터 성인이 되는 길로 한 걸음 나아갈 때마다 계속해서 더 많은 세포가 늘어나야 한다. 열여덟 살 생일 즈음에는 나중에 70세 노인이 되었을 때 발견되는 모든 돌연변이의 절반을 이미 갖고 있다. 하지만 이 시기에 암이 생길 위험성은 1퍼센트에 불과하다.

돌연변이 수로만 암을 다 예측할 수 있는 것도 아니다. 흡연자는 비흡연자보다 폐암에 걸릴 확률이 훨씬 높다. DNA를 손상시키는 담배의 모든 화학물질을 흡입하면 암을 촉진하는 주요 유전자에 돌연변이가 생길 확률이 크게 높아진다. 그래서 사람들은 평생 담배를 한 번도 피워본 적 없는 사람보다 흡연자가 더 이른 나이에 폐암에 걸릴 확률이 훨씬 높다고 생각한다. 하지만 실상은 그렇지 않다. 흡연자나 비흡연자 모두 비슷한 나이에, 대부분 60세 이후에 폐암 진단을 받는 경향이 나타난다. 즉 흡연은 폐암 '여부'에는 강력한 영향을 주지만 생기는 '시점'에는 영향을 주지 않는다.

뭔가 앞뒤가 맞지 않다.

제임스 데그레고리James DeGregori 교수는 로키산맥 끄트머리, 오로라 시市에 자리한 콜로라도 대학교 생화학·분자유전학과 연구실에 틀어박혀 이와 같은 모순을 설명할 수 있는 이론을 정립했다. 그가 '적응성 종양 발생adaptive oncogenesis'이라고 이름 붙인 이론이다. 데그레고리 교수는 우리의 삶이 요람에서 무덤까지 일직선으로 나아가는 과정이 아니라고 본다(최소한 암에 걸릴 위험성의 측면에서는). 통계 자료를 보면 18세부터 36세 사이에 병으로 생을 마감할 확률은 거의 바뀌지 않는다. 그런데 이 연령대를 벗어나면 수십 년이 지나는 동안 상황이 점차 악화되고 확률은 계속 높아진다. 많은 학자들이 바로 이 생의 후반기에 주목하고 왜 인간이 나이를 먹을수록 암에 걸릴 확률이 더 높아지는지 연구해왔다. 그러나 데그레고리 교수는 이들과 달리 왜 우리가 젊을 때는 암에 걸릴 확률이 훨씬 더 '낮은지'에 더 큰 흥미를 느낀다.

수천 년에 걸친 진화를 겪으며 인간은 필요한 만큼 생명이 유지되지만 그 이상은 살지 못하는 생물학적 특징을 갖게 되었다. 수명보다 무조건 중시되는 것이 생식력이다. 진화의 관점에서 가장 중요한 일은 번식에 성공하는 것이다. 수천 년에 걸쳐 인간이라는 생물종은 아이를 낳아서 키우는 청년기와 중년기 초반까지 건강을 유지하고 암을 억제하는 적응이 일어났다. 고대에 아이를 낳아서 키우기 전에 암에 걸릴 확률이 높은 유전학적 변이가 생긴 사람은 다음 세대로 자신의 유전자를 전달하지 못했을 가능성이 매우 높다. 이러한 영향은 인류 전체가 최소한 생식이 가능한 기간에는 건강이 유지되도록 만드는 강력한 동력으로 작용했다.

거꾸로 생각해보면 60세 이상 인구군에서 암 발생률이 대폭 증가하는 것은 우리가 할아버지, 할머니를 많이 사랑하고 아이를 키우는 일에도 큰 도움을 준다고 생각하는 것과 별개로 자연 선택이 인간의 '유통기한'을 정해놓았다는 의미이기도 하다. 데그레고리 교수의 이론은 이러한 시간 제한이 세포 수준에서 어떻게 작용하는지 설명한다. 지난 100년이 넘는 세월 동안 제시된 진화 이론을 토대로 그는, 지구 전체에 흩어진 인간에게 적응이 일어난 사실에서 눈을 돌려 인체라는 세계에서 일어난 암세포의 진화에 초점을 맞췄다.

적응성 종양 발생 이론의 내용을 본격적으로 살펴보기 전에 먼저 몇 가지 핵심 개념부터 알아야 한다. 첫 번째는 우리가 번식을 하지 않으면 유전자를 다음 세대로 전달할 수 없다는 것이다. 두 번째는 세포부터 가젤, 고양이, 박쥐, 나무, 꿀벌까지 모든 생물은 개체마다 유전학적 조성이 다르다는 것이다. 그중에는 생존이나 생식 활동에는 거의 영향을 주지 않지만 세대가 바뀌면 유전자의 전체적 양상이 다양해지는 변이가 많다. '유전적 부동' 또는 '중립 진화'로도 불리는 개념이다.

아주 드물지만 유익한 변화도 일어난다. 예를 들어 친구들보다 조금 더 빨리 달리는 유전자 변이가 생긴 치타는 먹이가 될 동물의 숨통을 끊고 붙잡은 동물의 큰 덩어리를 가져갈 가능성이 높다. 먹이를 더 많이 차지하면 건강과 생명 유지에 유리하고, 짝을 만나서 빨리 달리는 유전자를 다음 세대에 넘겨줄 확률도 높다. 달리기 실력이 좋아지는 유전자 변이 개체수는 시간이 지나면서 점점 늘어난다. 양성 선택 또는 순화를 위한 선택이 일어나는 것이다. 반대로 사냥에 불리하거나 짝짓기 성공률에 악영향을 주는 유전자 변이는 다음 세대로 전달될 가능성이 낮으므로 점차 사라지는 경향이 나타난다(음성 선택).

마지막으로 알아야 할 것은 자연 선택의 핵심이 유전자나 돌연변이가 아니라 생물이 환경에서 생존하고 번식하는 데 얼마나 도움이 되는지 여부, 즉 적합성에 있다는 점이다. 세포 내부에서 일어나는 생화학적 혼란 때문이든 화학물질이나 방사선 등 DNA를 손상시키는 외부 요인에 의해서든 유전자에 새로운 변이가 생기는 일은 얼마든지 일어날 수 있다. 대부분 중립적이거나 영향을 주지 않지만 아주 가끔 영향이 발생한다. 이때 영향이 발생할 것인지 여부는 환경에 좌우된다. 자연선택은 자주 '적자생존'의 동력으로 오인되는 경우가 많다. 몸집이 더 크거나 힘이 더 세서 함께 생활하는 다른 개체보다 나은 개체가 살아남게 만든다는 오인이다. 하지만 자연 선택의 진짜 의미는 '가장 적합한 개체가 생존한다'는 것이다.

환경이 같은 상태로 유지되는 한 물리적으로 급격한 변화를 일으키는 선택압은 존재하지 않는다는 사실에 유의해야 한다. '살아 있는 화석'으로 불리며 오늘날까지 지구상에 살고 있는 투구게는 4억 5000만 년 전에 바닷가를 돌아다녔던 조상과 모습이 거의 똑같다. 속에서는 유전학적 수선 과정이 어느 정도 일어났겠지만, 적합성을 크게 약화시키거나 개체군 전체로 확산되는 중대한 변화 없이 지금까지 잘 적응하면서 살아왔다. 자연 선택으로 투구게가 딱 적당한 수준으로 향상되는 돌연변이가 무려 5억여 년의 세월 동안 일어난 놀라운 사례다. 진화의 관점에서는 '적합성이 최고조에 이르렀다'고도 할 수 있다. 달리 표현하면 "고장나지 않았으면 고치지 말라"는 원칙이 적용된 것이다.

어떤 생물이든 적합성은 전적으로 환경에 좌우된다. 장님동굴물고기는 빛이 환하게 드는 수역에서는 오래 살지 못하지만 약탈자의 눈을 피할 수 있는 컴컴한 구멍에서는 잘 살아간다. 두툼한 털을 가진 북극곰은 추운 북극에서 먹이를 사냥하고 새끼를 낳아 키우는 삶에 완벽하게 적응했지만 북극 기온이 점점 따뜻해지면서 생존을 위해 힘겨운 하루하루를 보내고 있다. 진화의 영향은 환경이 변화할 때 가장 두드러지게 나타난다. 환경의 급속한 변화는 자연 선택의 속도를(또는 멸종 속도를) 높인다.

적응성 종양 발생 가설은 암도 이와 동일한 원칙에 따라 발생할 수 있다고 본다. 인체 각 장기의 줄기세포는 수십만 년에 걸쳐 평원처럼 매끄러운 피부부터 빠르게 흘러가는 혈류, 스펀지 같은 폐, 구불구불한 장 등 인체의 생물학적 지형에 완벽히 적응했다. 특히 활기 넘치고 튼튼한 젊은 인체 환경에서 세포의 적합성을 최대한 향상시키는 진화가 일어났다. 모래사장 작은 틈에서 살아가기에 전혀 불편하지 않아 수백만 년 동안 몸이 변하지 않은 투구게처럼, 젊고 활기 넘치는 인체 환경이 그대로 유지된다면 줄기세포가 인체 조직을 지금 상태로 유지하도록 하는 강력한 압력이 존재하는 것이다.

세월이 흘러 나이가 들면 세포마다 제각기 규모도 종류도 다른 돌연변이가 생기고 인체는 유전학적 조각보와 같은 상태가 된다. 그리고 이러한 상태는 자연 선택을 활성화시키는 연료로 작용한다. 줄기세포는 젊은 생체 조직 환경을 유지하는 적응 능력이 너무나 뛰어나서 돌연변이가 일어나도 대부분 적합성에 영향을 주지 않는 중립성을 유지하거나 아예 아무런 영향도 끼치지 않는다. 손상된 세포는 주변의 건강한 세포보다 느리게 증식하거나 그대로 자멸한다. 아주 드문 빈도로 주변 세포보다 약간 유리한 돌연변이가 생길 수 있다. 이 경우 세포의 증식 속도가 조금 빨라지고 돌연변이 세포들로 구성된 영역이 확장된다. 이 것이 암이 시작되는 징후가 될 수도 있으나, 정말로 암이 생기려면 이 돌연변이 세포가 젊은 줄기세포와 경쟁해서 이길 정도로 월등해야 한 다. 20대나 30대, 40대, 50대에 암 진단을 받는 사람이 드물다는 사실 에서 우리는 이런 일이 흔하지 않다는 것을 알고 있다. 이 연령대에 암 에 걸리는 사람은 유전자 결함을 물려받아 처음부터 인체의 모든 세포 가 암으로 가는 경로에 더 가까이 가 있었던 경우가 많다.

하지만 나이가 더 들면 상황은 바뀌기 시작한다. 나도 50대에 접어 들면서 모든 것이 차츰 허물어지고 있음을 체감한다. 머리카락이 회색 으로 변하고 가슴이 처지고 짧은 치마를 입고 싶은데 과연 그래도 되 는지 자꾸 신경쓰게 되는 변화를 이야기하는 것이 아니다. 중요한 것 은 세포 수준에서 일어나는 변화다. 운이 좋으면 우리는 자기 몸과 80 년 이상 함께 살아가는데, 모든 것이 어쩔 수 없이 낡고 해지는 것처럼 느껴지는 때가 온다.

인생을 살아가는 동안 우리 생체 조직과 기관에는 손상이 쌓인다. 세 포에 문제가 생기면 수선하는 장치가 마련되어 있지만 그 기능이 최대 한 발휘되더라도 돌연변이는 축적된다. 그리고 이것이 세포의 분자 조 성과 행동, 세포가 머무르는 장소를 변화시킨다. 이러한 변화는 암과 관련된 핵심 유전자뿐만 아니라 세포 기능과 수선에 필요한 다른 모든 유전자에도 영향을 끼친다. 세포 간에 오가는 신호를 교란시키고, 세포가 서로 결합하는 데 꼭 필요한 분자 접착제의 기능을 떨어뜨리고, 호르몬을 교란시킨다. 전체적으로 난장판이 되는 것이다.

나이가 들면 세포를 유지하고 관리하는 기능이 전반적으로 약화된다. 특히 생식력이 최고조에 이르는 시기가 지나면 이런 변화가 시작된다. 예를 들어 젊은 피부의 세포는 서로 단단히 연결되어 있어서 종양이 될 수 있는 요소가 끼어들어 장악할 틈이 없다. 변이가 생긴 세포는 결국 다 제거된다. 그러나 나이가 들면 조직 내부의 연결이 헐거워져서 변이 세포가, 마치 암세포가 자라고 퍼지듯, 주변을 돌아다니기가 수월해진다. 담배와 자외선의 영향은 DNA를 손상시키는 것에 그치지 않는다. 세포를 결합시키고 유연하게 만드는 콜라겐 분자에도 손상을 입힌다. 그만큼 세포가 마음대로 이동할 확률도 더 높아진다.

노화에 따른 점진적인 기능 저하는 유전자의 상태와 활용에도 영향을 준다. 젊은 세포에는 공처럼 생긴 히스톤histone이라는 단백질에 DNA가 탄탄하게 감겨 깔끔하게 압축되어 있다. 히스톤에는 유전자 활성을 조절하는 다양한 분자 표지가 달려 있다. 이 표지는 후생적 변형으로 불리는 유전자의 활성 조절과 관련이 있다. 노화가 진행된 세포에서는 이 질서정연한 상태가 흐트러지기 시작한다. 꽁꽁 감겨 있던 DNA가 풀어지고 후생적 변형에도 문제가 생겨 부적절한 시점에 부적절한 곳에서 유전자 활성 스위치가 켜지거나 꺼질 확률이 높아진다. 유전체 수준에서도 나이를 먹을수록 모든 것이 처지고 늘어지는 것이다.

그러나 노화로 일어나는 가장 중요한 변화는 머리카락이 세거나 주름이 생기는 것도, 염색체가 헐거워지는 것도 아닌 염증이다. 1863년에 독일의 병리학자 루돌프 피르호Rudolf Virchow는 종양의 암성 세포 사이에 백혈구가 자리하고 있다는 사실을 알아냈다. 백혈구는 면역세포의 한 종류다. 이 관찰을 토대로 피르호는 암이 인체 면역계의 방어 기능을 활성화시킬 만큼 '지속적인 자극'이 일어날 때 발생한다는 견해를 밝혔다.* 당시에는 말도 안 되는 소리로 치부되었고 체세포 돌연변이 이론(88쪽 참고)이 계속해서 강화되는 분위기가 이어졌다. 그로부터 150년 넘는 세월이 지난 후에야 학계는 피르호가 문제를 정확히 짚었다는 사실을 깨달았다.

염증은 우리 몸의 면역계가 기능하고 있음을 가장 뚜렷하게 보여주는 증거다. 거의 모든 사람이 살다가 몇 번쯤 급성 염증을 경험한다. 감염되거나 상처가 생기면 그 부위의 피부가 벌겋게 변하고 욱신욱신 쑤시는 것, 또는 피부가 부풀어오르고 기분 나쁜 액체가 흘러나오는 것은 모두 염증의 결과다. 급성 염증은 생물학적 활성이 폭발적으로 증가하는 인체의 인명 구조 반응이다. 염증 반응이 시작되면 면역세포가 동원되어 몸에 침입한 미생물이나 감염된 세포를 파괴하고 혈액과 영양소의 흐름을 늘려 수선이 원활히 이루어지도록 한다. 그러나 만성 염증은 급성만큼 확실하게 드러나지 않는다. 수개월에서 수년에 걸쳐 계속해서 천천히 이루어지는 이 면역 반응은 심장 질환부터 당뇨까

---

* 피르호는 초기 암 연구 분야를 선도한 인물 중 한 사람이자 당시 독일에서 널리 확산된 문제였던, 덜 익힌 고기를 통한 회충 감염 문제를 연구한 학자다. 정치적으로 자유민주주의를 옹호하고 가난한 사람의 생활 여건과 교육, 건강을 적절히 지켜줘야 한다고 주장해서 프로이센 수상인 보수주의자 오토 폰 비스마르크의 심기를 불편하게 했다. 비스마르크는 이 과학자에게 결투를 신청할 정도로 매우 싫어했다. 전해지는 이야기에 따르면 피르호는 결투장에서 똑같이 생긴 소시지 2개를 무기로 선택했고 그중에 하나는 회충에 잔뜩 오염되어 있었다. 결국 비스마르크는 결투를 거부했다고 한다(아주 재미있는 이야기지만 진짜 있던 일은 아니다. 비스마르크가 피르호에게 결투를 신청한 것은 맞지만 피르호가 거절했다).

지 다양한 질병과 관련이 있다. 이제 여러분도 예상하겠지만, 암도 마찬가지다.

만성 염증은 감염이 지속되거나 인체에 혼란을 유발하는 화학물질에 장기간 노출될 때 또는 면역계가 건강한 조직을 공격하는 자가면역질환이 일어났을 때 나타난다. 이보다 흔하고 절대 피할 수 없는 만성염증의 요인이 있다. 바로 노화다. 나이가 들면 인체 조직에 만성 염증이 서서히 증가한다. 세포 내부에서 일어나는 생화학적 과정, 몸에 꾸준히 축적된 해로운 화학물질, 평생 동안 겪은 감염과 병, 오랜 세월이 흐르는 동안 전체적으로 악화일로에 들어선 건강 상태가 모두 종합적으로 작용해 일어나는 불가피한 결과다.

젊은 시절에 염증 반응을 가라앉히는 기능을 하던 에스트로겐과 테스토스테론 같은 성호르몬이 감소하는 것도 관련이 있다고 추정된다. 또 흡연은 폐의 염증성 손상을 유발하는 강력한 원인이자 인체의 전반적인 항염증 반응을 약화시키는 주범이다. 체지방이 과도하게 쌓이는 것도 또 다른 위험 요소다. 지방을 저장하는 세포는 아무 기능 없이 가만히 있는 것이 아니라 만성 염증에 기름을 끼얹는 여러 가지 분자를 만들어낸다.

만성 염증의 잠재적 원인 중에 아직 정체가 충분히 밝혀지지 않은 요소로 '스트레스'를 꼽을 수 있다. 많은 사람이 스트레스가 암을 유발한다고 생각하지만 연구에서는 사별이나 이혼 등 살면서 극심한 스트레스가 발생하는 특정 사건과 암 발생률 증가의 연관성은 밝혀지지 않았다. 그러나 안정적이지 않은 환경에서 살아가는 사람이 많이 겪는 경제적인 불안, 열악한 주거 환경 등 장기간 만성적으로 지속되는 스트레스는 암과 관련이 있을 가능성이 있다. 건강 불평등도 잘 알려진 문제다. 사회경제적 계층에서 아래쪽에 해당하는 사람들은 암을 포함한 모든 종류의 질병에 시달리고 더 이른 나이에 세상을 떠날 가능성이 높은 것으로 알려져 있다. 이런 격차가 생기는 원인으로 열악한 식생활과 비만, 흡연, 음주가 지목되지만 전체적인 상황을 잘 살펴보면 이런 요소의 영향은 사실 미미하다.

영국 에섹스 대학교 연구진은 다양한 사회 계층에 속한 8,000명 이상의 사람을 대상으로 인체의 만성 염증과 관련된 두 가지 분자의 혈중 농도를 세밀하게 측정했다. 두 분자 모두 스트레스를 받으면 늘어날 수 있다. 연구 결과, 이 화학물질의 농도는 소득이 낮은 30대 인구에서 급격히 증가하고 중년기에 최고조에 이르는 것으로 나타났다. 그러나 노년기에 이르자 부유층과 빈곤층의 농도 차이는 크게 좁혀졌다. 생애 후반기에 이르면 잘살든 못살든 노화가 염증에 주는 영향이 비슷하다는 것을 보여주는 결과다.

사회적인 집단 중 스트레스를 독식하는 집단은 없지만, 에섹스 연구진은 빚이나 주거 불안정, 부적절한 주거 환경, 경제적인 불안 때문에 스트레스를 받는 사람은 생애 중 전성기에 해당하는 시기에 전반적인 만성 염증 수준이 증가한다는 사실을 알아냈다. 이런 상황에 잠까지 제대로 못 자면 더 큰 위험 요소로 작용한다. 수면 부족은 불안, 스트레스, 힘든 생활환경과 더불어 만성 염증을 높인다. 그러므로 암의 위험성은 생물학적 문제인 동시에 사회적 문제다. 이런 측면에서 더 많은 연구가 시급하다.

만성 염증은 원인이 무엇이든(사람마다 영향을 주는 요인이 여러 가지일 가능성이 높다) 조직 내에서 세포가 살아가는 환경에 혼란을 일으키고 돌연변이 세포가 번성하기 좋은 환경을 만든다. 데그레고리 연구진은 이와 같은 영향을 입증하기 위해 유전공학 기술을 활용했다. 폐암에 걸린 비흡연자에게서 발견되는 암 촉진 돌연변이를 마우스에게 똑같이 갖게 만드는 기발한 실험을 진행한 것이다.

젊은 마우스와 중년기 마우스에서는 이러한 돌연변이가 생겨도 큰 변화가 나타나지 않았다. 폐 세포 중 상당수에 결함 유전자가 생겼지만 선종腺腫으로 불리는, 작은 전암성轉癌性 덩어리가 생긴 쥐는 일부에 불과했다. 그러나 노년기 마우스에서는 같은 변화로 폐에 언제든 암이 될 수 있는 선종이 가득 생겨났다. 그런데 강력한 항염증 반응을 일으키는, 단백질이 암호화된 유전자를 추가하자 큰 변화가 일어났다. 노년기 마우스의 폐에 발생한 수많은 선종이 젊은 마우스 수준으로 줄어든 것이다. 게다가 이 두 번째 유전자가 추가된 노년기 마우스는 누가 봐도 훨씬 활기가 넘쳤다. 염증과 노화의 관계를 더욱 명확히 보여준 실험이었다.

만성 염증이 인체의 전체적인 환경을 바꿔 암이 증식하기 좋게 만든다는 사실을 뒷받침하는 증거는 그밖에도 많다. 염증성 질환 중에는 간염, 크론병 등 암 발생 위험을 높이는 병도 있다. 물론 그렇지 않은 경우도 있다. 예를 들어 염증성 천식은 폐암 위험성과 무관한 것으로 보인다.

가장 역사 깊은 항염증제인 아스피린을 활용한 대규모 연구에서는 이 약을 10년 이상 장기 복용한 경우 대장 종양이나 다른 종류의 암 발생 위험이 줄어들 수 있는 것으로 밝혀졌다. 그러나 아쉽게도 저렴하고 쉽게 구할 수 있는 이 약을 매일 복용하면 위출혈, 뇌졸중 등 치명적인 부작용이 따를 수 있으므로 의학 전문가와 상의 없이 무턱대고 복용하면 안 된다.*

물론 염증을 완전히 없앨 수는 없다. 급성 염증은 생명 유지에 꼭 필요한 치유 기능을 담당한다. 암을 예방한답시고 모든 염증 반응 경로를 차단하면 어떻게 될까? 원대한 목표를 이루려다 무릎에 작은 찰과상이라도 생기면 감염으로 목숨을 잃고 말 것이다. 중요한 염증 반응에 악영향을 주지 않으면서 만성 염증의 지속적인 영향을 방지하거나 약화시킬 수 있는 안전한 방법을 찾아야 한다. 그것이 우리 몸속 세포의 환경을 안정시키고 암 발생 위험을 낮출 수 있는 유용한 길이 될 것이다.

선택압을 변화시켜 암세포 증식을 촉진하는 요소가 노화와 염증만 있는 것은 아니다. 수술, 방사선요법, 화학요법과 같은 치료는 종양은 물론 그 주변 조직을 크게 손상시켜 기존의 규칙이 더 이상 적용될 수 없는, 세상에 종말이 찾아온 것과 같은 환경을 만든다. 암 치료 이후에 인체 미세환경을 복구하는 치료법이 개발된다면, 암세포가 몸속을 제멋대로 돌아다니다 엉망이 된 어느 장소에서 또다시 자리를 잡는 확률을 줄일 수 있을 것이다. 유방암 수술 후 항염증제를 복용하는 간단한 치료도 암의 재발률에 큰 영향을 줄 수 있는 것으로 마우스 실험에서 나타났다. 더욱 면밀히 연구해봐야 할 중요한 결과다.

---

* 한 연구자는 내게 자신이 아는 종양학자는 전부 아스피린을 매일 소량씩 복용하는데 위장관 전문의는 아무도 복용하지 않는다고 귀띔해주었다.

젊은 세포, 늙은 세포

앞에서 설명한 '세포 사회'의 개념으로 돌아가 한 젊은이의 몸속 환경을 떠올려보자. 이곳은 질서정연하고 치안도 좋은 문명사회와 같다. 분자로 이루어진 거리도 깔끔하게 관리된다. 모든 세포가 이 세계에서 자신이 맡은 기능과 있어야 할 자리를 잘 알고 있다. 조금이라도 규칙을 따르지 않는 세포는 면역계가 제거한다. 줄기세포만이 필요할 때 새로운 세포를 만들어낸다. 나머지 세포는 평소에는 그대로 있다가(휴지 상태) 부상 등의 위급한 상황에서만 증식한다. 결함이 생기거나 손상된 세포는 죽는다(세포 자멸). 또 나이를 많이 먹고 더 이상 필요하지 않은 세포는 집 앞 현관에 놓인 흔들의자에 앉아 눈앞에서 흘러가는 세상을 바라보며 조용히 늙어간다(세포 노화).

젊은 조직은 주변을 안정화시키고 억제하는 능력이 매우 뛰어나다. 흡연처럼 세포를 크게 손상시키는 습관이 암 발병률 증가와 무조건 직결되지 않는 것만 봐도 그렇다. 그러나 영원한 것은 없다. 젊은 조직은 규제가 엄격한 사회와 같다. 정해진 범주를 벗어나는 것, 규칙에 어긋나는 것은 무엇도 용납하지 않는다. 반면 나이든 몸은 무슨 일이든 일어날 수 있는 자유롭고 편안한 동네와 같다. 자연계 곳곳에서 일어나는 진화와 마찬가지로, 환경이 변하면 자연 선택이 가하는 압력도 변한다.

청년층, 중년층 사람들도 '암을 촉진'한다고 여겨지는 돌연변이가 놀라울 정도로 많다는 것은(133쪽 참고) 이러한 유전학적 손상이 요람에서 무덤까지 항상 일어난다는 사실을 암시한다. 젊은 몸에서는 암이 될 수 있는 변이 세포가, 질서정연하고 흠 잡을 곳 없는 환경을 유지하는 건강한 세포들에 맞서 이길 수가 없다. 이런 변이 세포에서 발현되는 희한한 유전학적 특징은 질서가 무너진 나이든 조직에서 더 큰 영향력을 발휘한다. 깔끔하게 정돈된 사회는 법을 잘 따르는 젊은 세포에 잘 맞고, 돌연변이가 있는 늙고 기이한 세포는 똑같이 돌연변이가 있는 늙고 기이한 세상에 더 잘 어울린다. 젊은 환경에서는 반사회적 행동으로 치부되던 것도 세포 사회를 통치하던 법률이 무너지기 시작하면 하나둘 허용되고 심지어 독려되기도 한다. 그만큼 사악한 암세포가 생겨나 번성할 가능성도 커진다.

인체 내부 환경이 암을 강력히 억제할 수 있다는 견해가 맨 처음 제기된 시기는 최소한 1970년대로 거슬러 올라간다. 발생학을 연구하던 베아트리체 민츠Beatrice Mintz와 칼 일멘제Karl Illmensee는 마우스 배아의 건강한 줄기세포와 암세포를 혼합하면 암세포가 뒤로 물러날 수 있다는 사실을 발견했다. 뿐만 아니라 발달 과정에 필요한 정상적인 기능을 수행하고 난자나 정자가 되어 완벽하게 건강한 새끼를 만들 수도 있었다.

그로부터 20여 년이 지나고 이란에서 태어나 미국에서 활동한 선구적인 세포생물학자 미나 비셀Mina Bissell은 유방의 종양세포가 정상적이고 건강한 세포와 함께 있으면 영향력을 행사하지 않고 착하게 지내지만, 이러한 억제성 환경이 사라지면 다시 암세포의 특성을 되찾는다는 사실을 밝혀냈다. 뒤집어서 생각하면 착한 세포도 주변에 나쁜 세포가 가득하면 나빠질 수 있고 건강한 세포도 발암성 화학물질로 처리한 조직에 속하게 되면 나쁜 세포로 돌변할 수 있음을 의미한다. 그러나 당시는 "모든 종양 유전자의 염기서열을 샅샅이 밝혀내야 한다"는 움직임이 가속화되던 시대였다. 아무리 이런 연구 결과가 나와도, 암이 특정 돌연변이의 축적보다는 세포 사회의 붕괴 때문에 생겨난다는 견해는 금세 잊히거나 무시되었다.

간단히 정리하면, 암은 세포에 돌연변이가 일정 수준으로 생겨서 제멋대로 증식할 때 시작되는 병이 아니다. 세포에 결함이 생기면 다세포 환경의 전체적인 규칙을 무시하고 주변 세포들보다 환경에 더 적합한 특성을 갖게 된다. 그래서 다른 세포들보다 우월해지는 이때 암이 시작된다. 세포생물학자 해리 루빈Harry Rubin은 다음과 같이 간결하게 요약한다. "질서를 유지하려는 끊임없는 노력으로도 도저히 제어할 수 없는 강력한 과정이 일어날 때 암이 생긴다."

어떤 세포는 유전학적 변화를 통해 적응력을 얻고 어떤 세포는 어쩌다 우연히 다른 세포보다 유리한 적응력을 갖는다. 여러 가지 해로운 돌연변이가 하필 더 해로운 힘을 발휘할 수 있는 조합으로 한꺼번에 발생하면 젊은 몸에서든 늙은 몸에서든 주변 세포들보다 강력한 적응력을 발휘할 수 있다. 상태가 별로 좋지 않았던 세포 군집이었는데 주변 모든 세포가 엉망진창으로 바뀌는 바람에 어영부영 그 동네에서 가장 우수한 세포가 되어버리는 경우도 있다. 다리가 3개뿐인 말이 다리를 4개 다 가진 말과 경주해서 이길 수는 없지만 들판에 다리가 2개뿐인 말들만 남아 있다면 가장 훌륭한 말이 되는 것과 같은 이치다. 어떤 과정을 거쳤든 노화로 차츰 허물어지는 환경에서 가장 뛰어난 적응력을 갖게 된 나쁜 세포는 살아남아 증식할 가능성도 높고 그만큼 종양의 길로 접어들 확률도 높아진다.

여기서 한 가지 꼭 기억해야 할 점은 동물을 대상으로 한 암 연구는 대부분 젊은 수컷 마우스를 이용해왔다는 것이다. 여러분도 이 동물을 실험에 쓰는 것이 얼마나 형편없는 아이디어인지 분명히 이해하리라 생각한다. 큰 기대를 불러일으키던 그 많은 새로운 항암제가 임상시험에만 돌입하면 실패를 거듭한 것도 이 때문일지 모른다. 마우스는 생명을 유지하는 전략이 사람과 완전히 다르며 수명도 짧다. 혈기왕성한 젊은 마우스는 노년기에 들어선 암 환자의 나이든 생체 조직에서 일어나는 일을 대신할 만큼 훌륭한 모형이라고 할 수 없다.

마우스의 암은 뚝딱 치료하면서도 그 기발한 아이디어를 인체에 적용하면 같은 결과를 거의 얻을 수 없는 이유도 마찬가지일 것이다. 현재는 전망이 밝은 약이 개발되면 두 종류의 동물을 대상으로 실험을 실시하도록 되어 있지만(보통 설치류 실험을 먼저 실시한 후 개, 영장류, 돼지 등 비설치류 동물을 대상으로 실험한다), 그보다 어린 동물에서 나온 데이터와 나이든 동물의 데이터를 모두 제출하도록 하는 규제가 필요할 수 있다.

암이 인류의 진화 역사에서 고착화된 문제이고 번식 가능한 시기에는 잘 견딜 수 있지만 그 이상은 불가능한 적응이 일어났다면, 이러한 특징에서 벗어날 수 있는 진화 역시 그리 단시간에 일어날 수 없다. 인간의 수명에는 한계가 있기 때문이다. 노화 연구에서 뜨거운 논쟁이 되는 주제이기도 하다. 인간의 수명은 최대 120세 정도라고 주장하는 사람도 있고 기본적으로 수명에 생물학적 제한이 없다고 보는 견해도 있다. 수명 연장을 추구하는 산업계에서는 500살, 심지어 1,000살까지 생존할 최초의 인류가 이미 태어나서 살고 있다고 주장한다.

미국 유타주에 사는 노년층을 대상으로 실시한 한 연구에서 재미있는 결과가 나왔다. 암이 생길 위험성은 90세까지 계속 증가하지만 운 좋게 그보다 오래 사는 사람들에서는 오히려 감소한다는 것이다. 이런 희한한 일이 어떻게 일어나는지 명확히 알 수는 없지만, 나이가 들면 세포 분열 속도가 점차 감소하기 때문인 것으로 추정된다. 100살쯤에 이르면 인체 줄기세포에 종양으로 발전할 만큼 많은 돌연변이가 생기더라도 세포의 증식 속도가 크게 느려질 가능성이 있다. 공격적인 증식이 일어나 종양이 되기는 어렵다는 뜻이다.

나는 인류에게 현재의 최대 수명을 훌쩍 뛰어넘는 대대적인 변화가 일어나려면 상상 이상의 큰 진화적 도약이 있어야 한다고 생각한다. 여성이 더 나이 들어서도 계속해서 아이를 가질 수 있게 된다면 생식력이 발휘되는 기간과 수명이 길어질 것이며 인류의 번식 기능도 변화할 것이다. 그러나 인류의 진화는 수만 년에 걸쳐 유전학적 특성과 환경의 복잡한 상호작용으로 이루어지는 일인 만큼 지금 어떤 진화가 일어나고 있는지 바로바로 파악하기는 힘들다. 엄청난 선택압으로 작용할 수 있는 아주 거대하고 큰 일이 벌어지지 않는 한(유력한 후보는 기후 변화다), 인간이 갑자기 500살까지 생존하는 놀라운 일은 일어나지 않으리라.

트랜스휴머니즘(과학과 기술을 이용하여 사람의 정신적·육체적 성질과 능력을 개선하려는 지적·문화적 운동 - 옮긴이)을 추구하는 사람들은 몇 단계를 거치면 영생의 꿈을 이룰 수 있는 간단한 방법이 있다고 주장한다. 이들의 글을 읽어보면 정말 재미있는 내용이 많다. 첫 단계에 포함된 암 치료는 상당히 시시한 일로 여겨지는데, 까다롭기는 하지만 공학적인 문제이므로 고칠 수 있다는 것이 이들의 주장이다. 하지만 내가 오랫동안 생물학을 공부하면서 깨달은 사실은 암이란 그 어떤 공학자도 상상할 수 없을 만큼 유연하고 예측이 불가능하다는 점이다.

우리가 받아들이든 아니든 인간의 수명은 한정되어 있다. 우리는 한정된 시간 동안만 생체 조직이 아주 건강하게 유지되도록 진화했다. 그 시기가 지나면 깡패 같은 자들이 온 도시를 어슬렁거리며 돌아다니고 제멋대로 장악해도 다 포기하고 내버려 두게 된다. 이런 문제를 해결하는 확실한 방법은 조직을 계속해서 복구하고 재건해서 건강한 세포가 살기 좋고 불량한 세포가 살아가기 힘든 젊은 환경을 유지하는 것이다. 뉴욕시가 '깨진 유리창 이론Broken window theory'(낙서, 유리창 파손 등 경미한 범죄를 방치하면 큰 범죄로 이어진다는 범죄 심리학 이론 – 옮긴이)을 활용해 사회 질서가 무너지면 복구하고 모범적인 시민의식이 유지되도록 독려하는 법률을 마련한 것처럼, 생물학적으로도 동일하게 이 이론을 시행하는 것이다. 날이 갈수록 심해지는 노화를 중단시킬 수 있다면, 또는 나이가 들면서 점차 약화되는 조직을 이전 상태로 되돌릴 수 있다면 암 발생률은 크게 줄어들 수 있을 것이다(더불어 외모도 더 젊어질 것이다).

아이들은 어떨까?

이번에는 소아암에 관해 알아보자. 아동기에 발생하는 암보다 더 절망적인 것은 없다. 앞서 이야기한 것처럼 인간은 나이가 들면 어차피 죽음을 맞이하게 되어 있으니 기왕이면 행복하게 오래오래 살면 좋겠다는 희망을 품지만, 조그마한 아기의 신장에 엄청나게 큰 종양이 생겨 배가 크게 부풀어오른 모습이나 대학입시와 싸우는 것만으로도 힘겨운 청소년이 백혈병에 붙들려 고투를 벌이는 모습을 보면 너무 잔인하다는 생각이 든다. 이런 상황은 노화로 억제 기능이 약화된 조직에서 돌연변이 세포가 자유롭게 증식할 때 암이 생긴다는 이론과도 어긋난다. 아동기 암은 성인에게 생기는 종양과 근본적으로 아예 다른 병이기 때문이다.

나는 박사과정 시절에 마우스 배아의 초기 발달 과정을 현미경으로 들여다보며 셀 수 없이 많은 시간을 보냈다. 세포가 기하급수적으로 늘어나며 생명이 시작되는 과정을 지켜보노라면 하나가 둘, 넷, 여덟, 열여섯이 될 때까지는 잘 세다가 작은 공 모양 세포들 사이에 움푹 파인 곳이 생기고 속이 빈 공 모양으로 바뀌기 시작하면 더 이상 세포를 헤아릴 수가 없다. 눈으로 거의 볼 수 없는 미세한 줄기세포가 덩어리를 이루고는 동그란 공 안쪽 어딘가에 자리잡는다. 현미경으로 겨우 보이는 이 축구공 같은 세포 군집을 암컷 마우스에 이식하면 자궁에 자리를 잡는다. 바깥쪽 세포는 태반을 형성하기 시작하고, 줄기세포는 계속 증식해서 제각기 분화되어 작은 소리로 찍찍 울어 대는 분홍색 새끼 쥐가 태어난다. 배아를 총 몇 번이나 관찰했는지 다 기억나지도 않을 정도인데, 몇 안 되는 작디작은 세포들이 동물의 몸을 구성하는 모든 조직을 만들어낸다. 거의 마법과도 같은 이런 변화를 관찰할 때마다 나는 경탄하지 않은 적이 없다. 쿵쿵 냄새를 맡는 호기심 가득한 코, 그 주변에 자라나는 수염, 돌돌 말린 꼬리 끝까지 그렇게 만들어진다.

소아암은 정상적인 발달 과정에 문제가 생길 때 발생한다. 윌름즈종양(신장암의 일종)이나 신경모세포종(신경세포에 생기는 암)과 같은 고형암은 세포가 발달 과정에서 분화되어 예정된 조직으로 자리잡는 대신 그대로 '멈춰서' 계속 증식하는 것이 원인이다. 발달에 방해되는 요소가 무엇이냐에 따라 발생하는 돌연변이의 조합이 달라지고, 이에 따라 종양의 위치나 세포 종류도 달라진다. 소아 백혈병의 경우 우선 특정 돌연변이가 있는 유전자를 물려받고 태어나는 첫 번째 타격, 생후 첫 몇 년간 감염에 노출되는 두 번째 타격까지 모두 '두 번의 타격'이 원인으로 추정된다.

어떤 경로를 통해 발생하든 다행히 소아암은 희귀한 병이며 이제는 완치 확률이 상당히 높은 종류도 많다. 하지만 이 성과를 뒤집어서 생각하면 불임이나 청력 상실, 기억력 문제 등 치료로 발생하는 장기적인 부작용을 수십 년씩 안고 살아야 하는 아이들이 점점 늘어난다는 의미이기도 하다. 성인 암 환자는 수백만 명인 반면 수적으로 얼마 되지 않는 아동 환자에 학계와 제약업계가 관심을 갖도록 설득하기란 정말 쉽지 않다. 그러나 아직 효과적인 치료 방법이 없는 암일수록 할 수 있는 일이 훨씬 더 많고, 치료가 가능해진다면 더 큰 성과를 거둘 수 있을 것이다.

유방, 대장 그리고 악운

런던 동부의 한 병원 냉동고에는 내 친구인 데지레*의 유방이 보관되어 있다. 그녀는 자신의 가족들에게 유전적으로 전달되는 BRCA2 유전자의 이례적인 돌연변이를 연구해줄 대학원생이 나타나기를 기다리고 있다. 데지레는 유방암을 일으키는 결함 유전자 중 하나를 엄마에게 물려받았다는 사실을 유전자 검사를 통해 알게 되었다. 엄마는 할머니에게 물려받았고 할머니와 자매지간인 할머니들 대부분과 그분들의 딸

---

* 친구의 사생활 보호를 위해 가명을 썼다.

여럿도 모두 같은 유전자를 갖고 있다. 데지레는 유방암을 예방하기 위해 양쪽 유방을 제거하기로 결정하고 수술 예약을 잡으려고 했지만 이미 너무 늦었다는 것을 깨달았다.

데지레는 내가 영국 암연구소에서 근무할 때 가까이 지낸 동료였다. 유방암 진단을 받고, 치료받고, 회복되는 과정을 가까이에서 지켜보며 나는 정말 많은 생각을 했다. 나와 동료들은 장난기를 담은 마음으로 다 빠져버린 머리카락 대신 쓰라며 가짜 머리카락이 달린 플라스틱 광대 모자를 선물했다. 진심으로 아끼는 사람에게 정말 걱정하고 있다는 마음을 어떻게 전해야 할지 몰랐던 우리의 어설픈 노력이었다.

최근에 서로 안부를 주고받았을 때 데지레는 유방암의 가장 신기한 특징이자 오랫동안 풀리지 않는 수수께끼로 남아 있는 문제를 내게 상기시켰다. 데지레의 모든 세포에는 엄마에게 물려받은 결함 있는 BRCA2 유전자가 있다. 아버지로부터 정상적으로 기능하는 BRCA2 유전자를 물려받았지만, 몸 전체 수조 개의 세포 중 상당한 비율에서 이 정상 유전자까지 망가지는 일이 벌어졌다. 이 '두 가지 타격'이 모두 일어난 세포는 DNA를 수선하는 기능이 크게 망가졌다. 그런데도 왜 데지레는 한 쪽 가슴에만 암이 생겼을까? 데지레만 그런 것이 아니다. BRCA1이나 BRCA2 유전자 돌연변이를 물려받은 사람은 인체에서 암이 생기는 부위가 굉장히 한정적이다. 여성은 유방과 난소에 종양이 생기고 남성은 전립선에 생기지만 훨씬 드물게 유방암으로 나타나는 경우도 있다. 또 성별과 상관없이 췌장암이나 뇌종양이 발생하는 일도 있다. 그러나 폐나 대장 또는 다른 종류의 암이 생길 위험은 그러한 결함 유전자가 없는 사람보다 높지 않은 것으로 보인다.

다른 질병에서도 이와 같은 특징이 나타난다. 결함이 있는 APC 유전자를 물려받은 사람은 대장에 자그마한 혹이 수천 개씩 생기고 그대로 방치하면 그중 하나가 종양이 될 수 있다. 간과 갑상선에 암이 생길 위험도 높아지는데, 여기까지가 전부다. 전체 인구로 범위를 넓혀보면, 폐암 환자는 EGFR 유전자나 ALK 유전자에 돌연변이가 발견되는 경향이 나타나고 흑색종은 보통 BRAF 유전자에서 결함이 발견된다. 유방암과 전립선암은 빈도가 상당히 높은 편인데 왜 심장에 암이 생기는 경우는 드물까? 그 이유는 아무도 정확히 알지 못한다.

이런 궁금증을 해결할 수 있는 답은, 인체가 각기 다른 여러 조직으로 구성되는 방식에 있을 가능성이 가장 높다. 인체의 모든 세포에는 똑같이 2만 개의 유전자가 있지만 전부 한꺼번에 활성화되지는 않는다. 예를 들어 간세포에서는 간이 담당하는 기능, 즉 소화효소를 만드는 기능 등에 필요한 유전자만 활성화되고 간 기능과 무관한 유전자는 스위치가 꺼진 상태로 존재한다. 뇌세포는 신경전달물질을 만드는 데 필요한 유전자는 켜져 있고 근육을 만드는 유전자는 반드시 꺼진 상태가 유지되어야 한다.

이와 같은 패턴은 세포 하나가 배아가 되고, 아기가 되고, 다시 성인으로 자라는 동안 세포가 증식하고, 이동하고, 분화되고, 주변 세포들로부터 전달되는 신호에 반응하는 긴 여정을 거치면서 최종 결정된다. 발달 과정에 포함된 반응 경로와 결정 중 어떤 부분이 특정 돌연변이가 생길 가능성을 높일 수도 있고, 세포가 생물학적 사회 규칙을 쉽사리 무시하도록 만들 수도 있다.

각 조직에서 세포가 어떻게 배치되는지도 중요한 문제다. 대부분의 암은 확장할 만한 공간이 충분한 인체의 관 내부에서 시작된다는 사실에 주목할 필요가 있다. 유방이나 전립선의 분비샘과 연결된 도관, 폐에서 가지처럼 뻗어 나온 관, 위 내용물을 배출하는 관 등이 그것이다. 반면 췌장이나 뇌와 같이 조직이 더 촘촘하고 빽빽한 곳은 암 발생률이 낮다. 세포가 대체되는 속도도 고려해야 할 요소다. 장 세포는 겨우 며칠이면 수명을 다하고 밖으로 배출된다. 하지만 세포가 계속 채워지려면 줄기세포가 대량으로 필요하고, 조건만 갖추어지면 언제든 암성 세포로 돌변할 수 있다.

수명을 다한 세포가 매일 수백만 개씩 용변을 통해 몸 밖으로 배출되는 것은 암을 예방하는 아주 효과적인 전략이다. 문제가 생긴 세포라도 몸속에 머무르지 못하면 종양으로 자랄 수 없다. 하지만 이 전략으로는 원천 봉쇄가 불가능하다. 실제로 대장암은 세계 여러 나라에서 가장 많이 발생하는 종양 중 하나다. 심장의 경우 줄기세포가 아주 적어서 세포가 증식할 가능성도 한정적이다. 심장에 암이 생길 위험은 제로에 가까울 정도로 낮다. 그러나 이러한 특징은 심장발작이 일어나 그 영향을 복구해야 하는 중차대한 시기에는 큰 문제가 된다.

세포의 전환율은 인체 각 조직의 DNA에 결함이 생겼을 때 복구하는 데에도 영향을 줄 수 있다. 고작해야 수명이 며칠이면 끝나는 세포는 굳이 오류를 일일이 바로잡는 까다로운 작업을 할 필요가 없지만 몇 년씩 인체에 머무르는 세포라면 충분히 공들여 바로잡을 가치가 있다. 오래 유지되는 잎과 줄기보다 금방 떨어지는 꽃잎에 돌연변이가 더 많이 축적되는 것을 보면 놀랍게도 식물 역시 같은 전략을 택하는 것으로 보인다. 수명이 1년밖에 안 되는 아프리카 킬리피쉬도 DNA에 돌연변이가 엄청나게 쌓여 있다.

순전히 운에 달린 일인지도 모른다. 2015년에 수학자인 크리스티안 토마세티Cristian Tomasetti와 미국 볼티모어의 존스홉킨스 의과대학에서 연구 중인 전설적인 암 유전학자 버트 보겔슈타인이 공동 저자로 발표한 논문은 완곡히 표현해서 일대 파문을 일으켰다. 두 사람은 대장이나 피부처럼 새로운 세포를 끊임없이 만들어내는 곳이 뇌나 근육보다 종양이 생길 가능성이 훨씬 더 높은 이유가 무엇인지 밝혀내기로 했다. 이를 위해 두 사람은 미국의 암 환자들을 대상으로, 인체 각 기관별 줄기세포 수와 분열 빈도를 토대로 환자의 몸 30곳 이상에서 종양이 발생하는 비율을 조사했다. 그 결과 생체 조직마다 암 발생률에 차이가 나는 경우 3분의 2는 순전히 '운 나쁜' 결과라는 사실이 밝혀졌다. 즉 세포의 기본적 증식 과정에서 DNA 복제나 수선에 오류가 생기는 등의 작은 문제가 원인이었다. 환경이나 생활 방식, 물려받은 결함 유전자가 영향을 주는 경우는 나머지 3분의 1에 불과했다. 세포가 더 많이 분열하는 조직일수록 잘못될 확률이 높고, 암으로 가는 경로가 시작될 가능성도 높아진다는 의미다.

이 비율이 사람이 아닌 인체 각 부위에 해당하는 결과라는 사실이 중요하다. 토마세티와 보겔슈타인의 논문에 실린 결과는 '암 환자'의 3분의 2가 운이 나빠서 병에 걸렸다는 의미가 아니다. 하지만 실제로 그렇게 오인하는 경우가 많고 그런 오해는 지금도 계속되고 있다. 이 연구에서 밝혀진 핵심은, 인체 특정 기관은 암에 대한 취약성에서 유전성 돌연변이나 독성 화학물질과 같은 외부 요인보다는 생명 유지에 반드시 필요한 인체 기능에 더 큰 영향을 받는다는 사실이다.

그러므로 빠르게 증식하는 줄기세포가 많은 조직일수록 세포 전환율이 느린 조직보다 암 발생 가능성이 더 높다고 볼 수 있다. 세포 분열이 많이 일어날수록 도중에 잘못될 확률도 높아지기 때문이다. 이렇게 세포 분열에 따른 돌연변이의 빈도로 결정되는 위험성이 워낙 커서 환경과 생활 방식, 유전적 요소가 더해져도 결과는 크게 바뀌지 않는다.

토마세티와 보겔슈타인이 밝힌 결과와 어긋나는 몇 가지 두드러지는 예외가 있다. 흡연이 폐암에 끼치는 영향, HPV가 머리와 목에 생기는 암에 끼치는 영향, C형 간염 바이러스가 간암에 끼치는 영향, 유전성 유전자 결함과 깊이 관련된 두 종류의 대장암이 그렇다. 흑색종의 경우는 외부 요인과 거의 관련이 없는 것으로 보이지만, 마이크 스트래튼 연구진이 흑색종 조직의 모든 DNA에서 자외선이 남긴 손상 흔적을 찾아냈다는 점을 상기하면 왜 이런 결과가 나왔는지 궁금해진다 (98쪽 참고).

대부분의 언론 기사는 과학적인 세부 사항은 다 빼먹고 "성인 암 환자의 3분의 2는 유전자가 아닌 악운이 원인"이라거나 "암은 통제가 불가능한 경우가 대부분"이라는 헤드라인을 내놓는다. 최악은 새해 첫날에 나오는 기사들이다. 수많은 사람이 크리스마스 연휴부터 술을 들이켜고 빈 술병을 재활용 수거함에 갖다버리고 새해부터는 건강하게 살아보리라 굳게 다짐하고 있을 때, 할 일 없는 기자들은 이런 기사로 독자를 절망시킨다. "술을 끊고 헬스장에서 땀 흘릴 필요가 있을까? 다운이 나빠서 생기는 일인데."*

'악운'에 관한 연구 결과는 언론에서 무분별하게 보도되었을 뿐만 아니라 암 연구자들 사이에서도 엄청난 논란을 일으켰다. 위의 논문이 발표된 후 비판 의견이 100건 이상 나왔을 정도다. 내가 이 책을 집필하면서 인터뷰한 과학자들 중에도 토마세티와 보겔슈타인의 논문에 관해 언급한 사람이 많았다. 먼저 청하지도 않았는데 자진해서 의견을 말하는 경우가 많았고 대부분 부정적인 내용이었다. 세포수에 관한 추정, 해당 연구에서 선정된 데이터부터 통계법, 분석법까지 다양한 비판을 들을 수 있었다. 이름을 밝히지 말아달라고 요청한 한 사람은 "처음부터 끝까지 완전히 헛소리"라고 비난했다.

이러한 상황에 대응하기 위해 토마세티와 보겔슈타인은 2017년 새로운 논문을 발표했다. 추정값은 수정했지만 앞서 발표한 것과 거의 같은 결론이 담긴 논문이었다. 실제 결과와 다른 쪽으로 오해하게 만드는 헤드라인이 또 앞다퉈 등장하고 과학계의 반발도 다시 쏟아졌다. 가장 뜨거운 논란을 일으킨 문제 중 하나는 줄기세포의 수와 증식에 관한 추정이 사람이 아닌 마우스에서 나온 데이터를 토대로 했다는 점이다. 인간의 생존 전략은 '느리고 꾸준한' 방식인 데 반해 마우스는 '급하게 살고 일찍 죽는' 전략을 따르므로 생체 조직도 상당히 다른 방식으로 진화했다고 볼 수 있다. 마우스와 사람의 조직별 암 발생률에도 큰 차이가 있다. 가령 이 털 많은 동물은 대장보다 소장에 암이 생길 가능성이 훨씬 더 높지만 사람은 그 반대다.

---

* 나는 이런 오해가 불거지는 문제에 관해 토마세티와 이야기를 나눴다. 그는 흡연과 같은 잘 알려진 위험 요소가 특정 암의 발생 확률을 크게 높이고 건강한 삶을 위한 노력은 시간 낭비가 아니라는 것이 자신과 보겔슈타인의 입장이라고 분명히 밝혔다. "다른 분들은 어떻게 생각할지 모르지만, 내가 평생 암에 걸리지 않고 싶고 누가 나에게 암이 생길 확률을 3분의 1로 낮추는 방법을 알려준다면, 그런 것까지 신경쓸 수 없다고 하지는 못할 겁니다. 그건 무책임한 반응이니까요. 3분의 1도 꽤 높은 비율이고, 위험성은 최대한 줄이고 싶으니까요."

네덜란드 프린세스막시마센터의 줄기세포 연구자인 루벤 반 복스텔 Ruben van Boxtel 연구진이 실시한 연구 결과도 고려해볼 필요가 있다. 이 연구진은 사람의 간과 소장, 대장에는 같은 속도로 돌연변이가 축적되며 매년 세포당 대략 40개의 DNA '오자'가 생기는데, 소장암보다 간암이 9배는 더 많이 발생하고 대장은 바로 옆에 있는 소장과 비교할 때 종양 발생 확률이 무려 28배나 더 높다는 사실을 알아냈다. 세월이 흐르면서 생긴 돌연변이가 한 가지가 아닌 다른 여러 요인이 각 조직에 더 큰 영향을 준다는 의미다.

악운을 제시한 토마세티와 보겔슈타인의 연구 결과에 제기되는 또한 가지 문제점은 인체 모든 기관이 동시에 기능하고 고정된 줄기세포가 조직을 유지한다고 가정했다는 것이다. 이 가정은 생물학적으로 검증된 사실이 아니다. 줄기세포의 정체는 아직도 제대로 밝혀지지 않았다. 정상적인 인체 줄기세포에 돌연변이가 생겨 비정상적인 상태가 되면 암이 생긴다는 견해도 있고, 분화가 더 많이 진행된 세포는 유전학적 타격이 충분히 축적되면 줄기세포와 비슷한 상태로 되돌아갈 수 있다는 의견도 나오는 등 많은 논란이 이어지고 있다.*

소장의 내벽 전체는 일주일에 한 번씩 새로운 세포로 바뀐다. 소장에는 이를 위해 계속해서 증식하는 줄기세포가 존재한다. '전문적인' 줄기세포라고 부를 수 있을 것이다. 대장은 조직이 뻣뻣하지만 이곳에서도 줄기세포는 내벽을 구성할 세포를 끊임없이 만들어낸다. 이렇게 줄기세포가 만들어낸 내벽 세포는 더 이상 증식하지 못하고 수명이 다 되

---

* '조직과 종양마다 다르다'고 할 수 있지만, 이런 답은 아무 쓸모가 없다.

면 몸 밖으로 배출되지만, 줄기세포가 병들거나 사멸하면 거꾸로 내벽 세포가 다시 줄기세포로 되돌아갈 수 있다.

간에서는 줄기세포로 보이는 것을 아직까지 누구도 찾아내지 못했다. 수술로 간을 3분의 2 정도 잘라내면 조직이 다시 자라지만 이것은 전문적인 줄기세포가 아닌 '아마추어' 간세포에서 나오는 성과다. 줄기세포가 꼭 필요할 때 간세포가 그 역할을 대신하는 것이다. 정리하면, 줄기세포가 된다는 것은 상태가 바뀌는 것이며 고정된 운명이 아닌 주변 상황과 환경에 따라 줄기세포 모드가 켜지거나 꺼질 수 있다는 사실이 점차 명확히 밝혀지는 추세다. 그러므로 토마세티와 보겔슈타인이 줄기세포 수를 추정한 것부터가 결과의 확실성과는 거리가 멀다고 볼 수 있다.

가장 많이 발생하는 암인 유방암과 전립선암이 이들의 연구에서는 빠져 있다는 것도 의아한 점이다. 사는 곳, 출신 지역에 따라 특정 암 발생률에 엄청난 차이가 있다는 점을 간과하고 미국에서 발생한 암에만 초점을 맞춘 것도 문제다. 예를 들어 오래전인 1973년에 발표된 연구에서는 일본에 살다가 캘리포니아로 이주한 사람의 유방암 발생률이 단 한 세대 만에 크게 증가한 것으로 확인되었다. 그들이 태평양을 건너면서 사는 곳이 바뀌자 기본적인 생물학적 특성에 큰 변화가 일어났을 것으로 추정된다.

과학적인 논란을 배제하더라도 좀 더 미묘한 문제가 있다. 지난 수십 년 간 국가 차원의 암 예방 캠페인에서는 건강 유지를 위해 지켜야 할 것과 하지 말아야 할 것에 관해 이야기해왔다. 금연하고 술을 너무 많이 마시지 말 것, 채소를 많이 먹고 비만이 되지 않도록 관리할 것 등이 포함된다. 동시에 암에 영향을 주는 해로운 외부 요인을 제시하면서 반드시 피해야 한다고 주장한다. 그러한 요소에는 충분한 근거로 확인된 것(대기 오염, 산업계 독성 화학물질 등)부터 풍력 발전기, 화학물질과 농약 등이 섞여 있는 비행운飛行雲, 5G 네트워크 등 다소 황당한 음모론의 대상이 되는 것까지 다양하다.

암에 걸릴 위험성 중에 상당 부분이 순전히 운에 좌우된다는 결과는 삶과 건강에 대한 통제력을 와르르 무너뜨릴 수 있다. 과학적으로 입증된 원인과 예방법을 찾기보다는 신과 운명을 탓하게 만드는 이론이다. 흑백으로 명확히 나뉘는 확실성보다 그 중간의 확률을 매일 다루는 통계학자들에게는 그다지 놀랍지 않은 일일지 몰라도, 우리 대부분은 이런 이야기를 들으면 큰 불안감을 느낄 수밖에 없다.

"당신이 암에 걸린 건 X 때문입니다"라든가 "그저 운이 나빠서 생긴 일이에요"라고 단순화시키는 말은 언뜻 위로가 되는 것 같지만 전혀 도움이 안 된다. 흠 잡을 곳 없이 건강하고 튼튼하던 사람의 몸에서 치명적인 종양이 나타나는 건 다른 이유가 없고 지독히 운이 안 따라준 일이며 평생 담배를 물고 지낸 사람이 폐암 판정을 받는 건 별로 놀랄 일도 아니라고 여기게 만들 뿐이다. 이러한 설명은 혼란을 야기하고 무언가를 탓하는 마음과 죄책감을 불러일으킨다.

영국 암연구소에서 일하던 시절, 남편이 췌장암으로 세상을 떠났다는 한 여성이 연구소 홈페이지에서 가공육이 암 위험성을 높인다는 정보를 보고 편지를 보내온 일을 나는 아직까지 잊지 못한다. 남편이 살아 있을 때 출근하는 아침마다 햄이 들어간 샌드위치를 도시락으로 싸주었는데, 좋은 마음에서 했던 그 일이 의도치 않게 남편을 죽음으로 몰고 간 것 같아 너무나 심란하다는 편지였다. 수많은 환자와 환자의 가족들은 암에 걸리면 "왜 하필 나야?"라고 자문하며 답을 찾고 싶어 하지만, 범행 정도가 다른 주요 용의자 목록을 제공하는 것밖에 우리가 할 수 있는 일이 없다.

크리스티안 토마세티와 오랜 시간 이야기를 나눈 나는, 그가 잘못된 경로를 거치긴 했지만 정확한 결론에 도달했다는 기분이 들었다. 진짜로 암을 일으키는 것이 무엇이고 암 위험성을 높이는 것은 무엇인지, 암을 예방하기 위해 우리가 할 수 있는 일(또는 할 수 없는 일)은 무엇인지를 두고 과학계와 일반 대중은 중요한 의견을 많이 제시한다. 이에 반해 현재 연구 지원금은 거의 대부분 새로운 치료법을 찾기 위한 연구로 몰린다. 실험 연구, 신약 개발, 임상시험 등 형태도 다양하다. 종양을 조기에 찾아 진단할 수 있는 새로운 검사법이 생긴다면 치료 성공률을 높이는 길이 될 수 있지만, 다 나눠주고 남은 얼마 안 되는 지원금 중 일부만 이런 연구에 제공된다. 암 예방 분야에 제공되는 지원금은 그야말로 쥐꼬리만큼 적다. 그러나 더 오래 더 건강하게 살려면 암이 이미 한참 진행된 후에 치료하는 현재와 같은 전략보다는 암을 예방하는 것이 훨씬 더 중요하다.

가장 먼저 효과적인 예방법부터 찾아야 한다. 2018년에만 전 세계에서 1700만 명이 암 진단을 받았고 이들 가운데 약 1000만 명이 암으로 목숨을 잃었다(아마 여러분 주변에도 있을 것이다). 이 숫자를 10퍼센트만 줄여도 개개인이 겪는 고통과 절망감이 줄어들고 의료보건 비용도 대폭 낮아져 사회 전체에 엄청난 이익이 될 것이다. 암을 유발하는 감염 질환을 완전히 없애는 것만으로도 큰 변화를 가져올 수 있다. 그러나 유럽이나 북미 지역에서 이런 주제는 거의 논의되지 않는다.

전 세계적으로 발생하는 암 환자 5명 중 한 명은 바이러스나 세균, 기생충 감염과 관련이 있다. 특히 경제적으로 어려운 나라에서 이러한 경향이 더 많이 나타난다. 감염 질환을 통제할 수 있는 광범위한 치료법이나 백신을 도입하고, 아직 치료법이 없는 병은 새롭게 개발한다면 전 세계 암 환자 통계 그래프의 곡선이 뚝 떨어지는 변화가 생길 수 있다. 그보다 중요한 것은 암이라는 엄청난 절망감을 대폭 줄일 수 있다는 점이다.

담배 규제도 중요한 문제다. 또 담배 이야기인가 하는 사람도 있을 것이다. 그런 분들께는 미안하지만 사실이 그렇다. 전 세계적으로 담배로 인해 암을 포함한 질병으로 사망하는 사람은 매년 약 700만 명이다. 매일, 하루 동안에만 2만 명에 가까운 사람이 세상을 떠난다는 의미인데, 이 정도면 일주일 만에 한 동네 주민 대부분이 사라지는 수준이다. 나는 옥스퍼드 대학교의 리처드 페토와 이야기를 나눌 기회가 있었다 (이 책 앞부분에 나온 페토의 역설을 기억할 것이다). 페토는 그곳 대학에서 현재는 세상을 떠난 리처드 돌Richard Doll과 함께 흡연과 질병의 연관성을 연구한 적이 있다. 이제 70대 중반에 이른 페토는 나와 만났을 때 한 해 전 진행성 소장암 진단을 받고 치료를 마친 상태였는데 놀라울 정도로 활기가 넘쳤다. 나는 그에게 지난 수십 년 간 인간에게 너무나 많은 절망을 안겨준 담배 회사들을 어떻게 생각하느냐고 물었다.

"거기다 대고 화를 내는 건 아무 의미가 없습니다. 세균이 왜 항생제에 내성을 갖게 되느냐고 화를 내봐야 별 의미가 없는 것과 마찬가지죠. 내성이 있는 세균이 나타나지 않게 하려면 뭘 어떻게 해야 할까요?

그런 문제보다는 위험성을 최소화할 수 있는 방법이 무엇인지 고민해야 합니다." 그는 이렇게 설명했다. "담배 회사에 분노해 봤자 그 사람들은 우리가 안 팔아도 분명히 다른 사람이 팔았을 것이라고 맞받아칠 겁니다. 마케팅 분야도 마찬가집니다. 담배가 잘 팔리게 하려고 아주 사악한 방법을 활용했다며 비난할 수 있지만, 그런 마케팅을 안 한다고 해서 담배 회사들이 가만히 있지는 않겠죠. 그런 일을 해줄 수 있는 다른 광고 회사를 찾아냈을 겁니다."

담배업계는 세계 곳곳에 죽음을 판매하는 거대한 상인이 되었다. 이 업계의 주주들에게 돌아가는 경제적 이득이 인간의 건강보다 더 중시된 결과다. 니코틴은 중독성이 강하고 아주 쉽게 구할 수 있을 뿐만 아니라 저렴하게 즐거움을 만끽할 수 있는 약물과 같다. 그러니 사람들은 니코틴을 쉽사리 포기하려 들지 않는다. 암 발생률을 제대로 줄이고 싶다면, 담배업계에 쏠린 권력과 돈이 건강에 도움이 되는 방향으로 옮겨지도록 균형을 다시 맞추는 환경부터 조성해야 한다. 그러려면 무엇을 해야 할까?

"대략적인 원칙은 이렇습니다. 담배업계의 생각을 읽으라는 것이죠. 이들이 어떤 생각을 하는지가 중요합니다." 페토의 설명이다. "광고 금지 조치는 절대로 안 된다고 그쪽에서 길길이 날뛰면 광고를 금지해야 합니다. 학교에서 금연 교육을 실시하도록 지원하라고 했을 때 별 반발 없이 지원한다면 별로 효과가 없다는 의미입니다. 담배 포장을 규격화하는 방안을 막으려고 나선다면 규격화하는 방향으로 밀고 나가야 합니다. 하지만 무엇보다 강력한 효과는 가격입니다."

페토는 영국의 담배 소비량을 나타낸 그래프를 보여주며 광고 금지와 폐쇄된 공공장소에서 흡연을 금지한 법률이 제정된 후 나타난 영향이 그리 크지 않다는 점을 지적했다. 반면 그래프가 두 차례 급격히 내려간 지점이 있는데, 두 번 다 담배 가격이 인상되었을 때다. 첫 번째는 1947년 노동당 정부가 전후 정부 자금을 확보하기 위해 담배세를 크게 높였을 때다. 두 번째는 1980년대 초, 당시 총리였던 마거릿 대처의 통화주의가 실패로 돌아갔을 때다. 경제 시스템에 존재하는 화폐의 공급량을 조절한다는 통화주의 정책은 인플레이션을 억제할 수 있다. 그 결과 경제가 급속히 위축되고 현금이 더 많이 필요해지자 대처 총리는 담배세를 높였다. 그러자 흡연율이 급감했다.

다른 나라들도 담배 소비량을 줄이기 위한 전략적인 방법으로 세금을 올리는 노력에 동참해왔다. 프랑스의 경우 1990년부터 2000년 초반까지 담배 가격을 3배까지 올리는 데 성공했다. 효과적인 보건정책이 얼마나 큰 성과를 가져올 수 있는지 보여준 사례였다. 프랑스의 담배 소비량은 절반으로 줄고, 정부가 보유한 세금은 단 몇 년 만에 60억 유로에서 120억 유로로 두 배가 되었다. 국민 건강을 지키고 암으로 인한 사망률을 제대로 줄이고 싶은 정부라면 담배 회사에 큰 부담을 지우는 용기가 필요하다.

영원한 젊음

그렇다면 암이 생길 가능성을 줄이기 위해 우리는 무엇을 해야 할까? DNA를 손상시킬 수 있다고 밝혀진 것들에 노출되는 기회를 줄이는 것도 분명 좋은 방법이다. 돌연변이가 줄면 중요한 유전자가 타격을 받을 확률도 낮아진다.

　암 관련 단체가 운영하는 웹사이트에 접속해보면, 암 예방법으로 제시되는 내용이 전부 똑같다. 금연할 것, 햇볕을 쬘 때 주의할 것, 체중을 건강한 수준으로 유지할 것, 술을 줄일 것, 섬유질을 많이 먹고 적색육은 적게 먹을 것, 신체 활동을 많이 할 것 등이다. 모두 암 위험성을 줄일 수 있는 행동이지만 '왜' 그래야 하는지 아는 사람은 별로 없다. 이제는 건강식품업계에서 홍보하는, 과학으로 포장된 헛소리는 그만 떠들어 대도록 조치를 취해야 한다. 대신 다양한 식생활과 체력 관리 방법, 식이보충제 등이 세포 수준에서 인체 조직 건강에 각각 어떤 영향을 미치는지 과학적으로 진지하게 확인해봐야 한다. 특정 식품이나 알약이 "면역기능을 강화"한다는 주장을 명쾌한 설명도 없는데 무턱대고 믿지는 말아야 한다. 체내 염증 환경을 정말로 조절할 수 있는지, 가능하다면 가장 안전하게 조절하는 방법은 무엇인지 알아야 한다.

　현 시점에서는 인체 조직의 미세환경을 어떻게 만들어야 하는지도 상세히 밝혀지지 않았다. 특정한 치료나 활동이 그러한 환경을 유지시키는지, 회복시키는지, 악화시키는지 여부는 더 말할 것도 없다. 이와 관련된 예로 토마토를 꼽을 수 있다. 토마토에 들어 있는 라이코펜lycopene이라는 화학물질이 항염증 효과가 있다는 증거가 일부 발견되었으나, 토마토를 비롯한 가지과 식물은 염증에 취약한 사람에게는 오히려 염증을 악화시킬 수 있는 것으로 추정된다.

　지금처럼 유튜브나 블로그에 올라오는 자료, 실험실에서 2차원으로 배양된 세포나 실험동물(어린 수컷 마우스로 하는 실험은 이제 그만두자!)을 대상으로 얻은 결과, 매끈한 피부에 전속 요리사와 개인 트레이너까지 둔 소수의 부유한 사람이 주장하는 건강관리 책자를 맹신해서는 안 된다. 합리적인 과학적 탐구를 통해 암 관련 정보를 확인할 수 있는 더 나은 방법이 마련되어야 한다. 인스타그램에 올라오는 근사한 사진으로는 인체 조직의 미세환경이 어떤 상태인지, 그 환경이 해로운 암세포 등장에 어떤 영향을 주고 있는지 전혀 알 수 없다.

제대로 된 노력이 시작된다고 해도 우리의 생명 유지를 위해 반드시 필요한 과정에서 생기는 변화는 완전히 피할 수 없다. 암은 생명 시스템에 발생하는 버그와 같다. 우리가 암에 걸리는 이유는 그것을 피할 수 없기 때문이다. DNA 염기서열 분석을 통해 건강한 세포, 암성 세포를 비롯한 우리 몸의 모든 세포에 돌연변이가 있음이 확인되었다. 그중 많은 부분이 유전체에서 정상적인 생물학적 기능이 열심히 발휘되다 생긴 결과라는 사실도 밝혀졌다. 그러므로 특정한 종양이 정확히 무엇 때문에 생겼는지는 알 길이 없다. 인체는 생애 중 특정 기간 동안 암을 억제하도록 진화했지만 말썽을 일으키는 세포가 주변 모든 세포 중에 적응력이 가장 뛰어난 상태가 되면 그 규칙은 무너진다.

젊은 시절에 몸을 건강하게 유지하려면, 즉 젊은 시절의 인체 환경을 계속 유지하려면 어떻게 해야 하는지를 알아내는 데 더 큰 노력을 기울여야 한다. 종양이 일단 나타나고 증식할 때 인체에서 무슨 일이 벌어지는지 중점적으로 파헤치는 연구는 많이 진행되었지만 그와 정반대되는 의문, 즉 건강한 조직에서 애초에 암이 시작되지 않도록 차단하려면 어떻게 해야 하는지 파헤친 연구는 거의 없었다. 왜 아픈지를 알아내기는 훨씬 쉽다. 치료 방법을 찾아내는 연구는 흥미진진한데다 큰 수익으로 이어질 가능성도 있기 때문이다. 하지만 우리가 어떻게 건강하게 잘 지낼 수 있는지 밝혀내는 일은 그리 간단하지 않다.

암의 가장 큰 단일 위험 요인이 '나이'라는 사실은 분명하다. 누군가 명석한 두뇌로 타임머신을 개발하는 날이 오지 않는 이상, 이 위험 요인에 대처할 방법이 있을까? 죽음의 날이 다가오고 있음을 시시각각 알려주는 모래시계를 높이 치켜들고 "늙지 않도록 노력해보시오!"라고 외친들 공중보건에 무슨 도움이 될까? 암은 피할 수 없는 병이고 우리 삶에서 일어날 수밖에 없는 일이라면, 이 병이 어떻게 시작되고 어떻게 퍼지는지 제대로 이해하고 그 지식을 토대로 예방법을 찾기 위해 더욱 진지하게 노력해야 한다.

흡연자마다 붙들고 금연을 설득한다면 매년 전 세계적으로 수백만 명의 조기 사망을 예방할 수 있지만 암 환자가 전부 사라지지는 않는다. 대기오염을 없애고 환경에 유입되는 산업계의 독성 화학물질을 다 제거해도 얻을 수 있는 효과에는 한계가 있다. 우리가 아무리 건강하게 살려고 노력한다 해도 다시 젊어질 수 있는 사람은 아무도 없다. 수많은 사람이 피할 수 없어서 암에 걸리고, (충분히 오래 산다면) 암은 누구에게나 피할 수 없는 일이 된다.

생일 축하 카드 중에 이런 문구를 본 적이 있다. "젊다고 느낀다면 젊은 것이다!" 암 위험성의 측면에서는 인체 조직의 미세환경이 젊다면 젊은 것이라고 할 수 있다. TV 프로그램에서는 머리 모양을 잘 다듬거나 성형수술을 하면, 심지어 불로장생의 물약을 마시면 마법 같은 일이 벌어져 "10년은 더 젊어 보일 것"이라고 떠들어 대지만 겉모습보다는 속에서 일어나는 일이 훨씬 더 중요하다.

오스카 와일드가 탄생시킨 도리언 그레이(소설 『도리언 그레이의 초상』 속

주인공 - 옮긴이)라는 인물처럼, 겉모습은 근사해도 몸속에서 각 기관을 구성하는 세포는 다락방에 꽁꽁 숨겨진 초췌한 몰골의 초상화 같은 상태일 수 있다. 규칙을 벗어던지는 세포의 등장 시점을 최대한 늦춰 인체 조직을 젊고 아름답게 유지하려면 무엇을 어떻게 해야 하는지 알아내기 위한 연구가 더 많이 진행되어야 한다. 그 시기를 5년에서 10년 정도 늦출 수 있다면 모든 것이 달라질 것이다. 20년 이상 늦출 수 있다면 엄청난 변화가 일어날 수 있다.

현재까지 가장 효과적이라고 나온 예방법은 그 성과에 한계가 있다. 그러므로 암을 최대한 조기에 발견해 수술로 신속히 제거함으로써 치유 가능성이 가장 높은 타이밍을 놓치지 말아야 한다. 언론에서는 "간단한 혈액 검사로 암 진단이 가능"하다고 주장하는 헤드라인이 수시로 등장한다. 종양이 생기면 DNA에 특정한 분자가 생기거나 돌연변이가 일어나고 DNA 조각이 사멸한 암세포에서 혈류로 흘러나온다. 기사를 읽어보면 대부분 이를 검출하는 방식임을 알 수 있다. 상당히 멋있고 흥미로운 기술이지만, 건강한 조직에도 '암 유전자'가 있기도 하므로 결과의 해석은 복잡해진다. 암 검사법은 실제로 문제를 일으킬 가능성이 거의 없는 클론의 잔해가 아니라 몸 곳곳에 확산될 수 있고 서둘러 치료가 필요한 종양을 정확히 검출할 수 있어야 한다.

암이 정확히 어디에 발생했는지는 집어내지 못하고 암의 유무만 알 수 있는 혈액 검사도 그리 큰 도움이 되지 않는다. CT 스캔이나 X선 검사와 같은 영상 진단 기술은 감도가 계속 향상되어 몸속에 생긴 혹이나 융기가 생긴 곳을 전부 확인할 수 있는 방향으로 발전하고 있다. 인터넷에서 스코틀랜드 지도를 열고 줌 기능으로 가까이 확대해보면 스카

이섬, 루이스 해리스섬, 멀섬처럼 큼직한 섬 외에도 멀리서는 아주 작은 점으로 표시된, 바닷새와 물개만 사는 섬들까지 모습을 드러낸다. 종양을 찾는 것이 목적이든, 다른 유전자 돌연변이를 연구하는 것이 목표든 몸에 생긴 덩어리도 더 가까이 들여다볼수록 기이한 사실이 점점 더 많이 드러나고 있다. 영상으로 나타난 수많은 점들 가운데 장차 위험한 문제가 될 수 있는 것과 아무런 해가 되지 않는 것을 어떻게 구분할 수 있을까?

예를 들어 매년 수천 명의 여성이 유방촬영술로 검사를 받고 관상피내암DCIS으로 불리는 덩어리가 발견되었다는 절망적인 결과를 받아든다. 유방 관상피내암은 아주 작은 종양으로, 완전한 유방암으로 발전할 수도 있고 아닐 수도 있다. 유방촬영술이 널리 보급되기 전에는 거의 알려지지도 않았던 종양이지만 이제는 모든 유방암 환자를 통틀어 4분의 1 정도가 관상피내암 진단을 받는다. 이것이 발견되면 확실히 제거하거나, 더 안전하게 살기 위해 수술을 받거나, 화학요법과 방사선 치료까지 받는 사람도 있다. 엄청난 불안과 스트레스도 당연히 뒤따른다. 하지만 현 시점에서는 관상피내암이 문제를 일으킬 가능성이 있는지 정확히 알 수 없고, 이로 인해 불필요한 치료와 근심만 산더미처럼 쌓이는 상황이다.

암 검사법으로 많은 생명을 구할 수 있으니 검사는 많이 받을수록 좋다는 주장이 큰 힘을 얻고 있다. 하지만 중요한 것은 올바른 검사법이어야 한다는 것이다. 문제가 될 가능성이 전혀 없는 종양을 찾아내서 생존율 통계에만 도움을 줄 것이 아니라 정말로 생명을 구하는 검사법이어야 한다. 세포와 인체 조직의 미세환경 사이에 일어나는 상호작용이 상세히 밝혀질수록 이 문제는 훨씬 심각한 윤리적 쟁점이 되었다. 불필요하고 큰 스트레스가 되는 치료는 조직의 미세환경을 망가뜨리고 자연 선택이 이루어지는 선택압을 바꿀 뿐 아니라 나중에 정말로 해로운 클론이 발생하도록 자극하는 요인이 될 수 있다.

"인생이 그렇지 뭐, 어쩌겠어. 내일이라도 당장 버스에 치일 수도 있잖아!" 자포자기하고 이렇게 말할 수도 있지만, 시간의 화살이 천천히 가도록 만드는 방법을 찾을 수도 있다. 암이 될 수 있는 클론 하나가 통제가 안 되는 지경에 이르도록 두지 않고 그 세포 주변의 일부 세포에만 작용하는 치료법을 찾는다면 가능하다. 생활 방식을 바꿔서든 약물 치료를 통해서든 변이가 생긴 세포가 나타나지 않도록 인체가 알아서 억제하게끔 최대한 맡겨두는 방법은 어떨까? 이러한 장기적인 암 예방법의 효과는 어떻게 검증할 수 있을까? 암 진단을 받은 사람들을 대상으로 실시하는 임상시험은 월 단위 또는 연 단위로 수명에 어떤 영향을 주는지 조사할 수 있지만 암 예방법은 수십 년이 지나야 효과 여부가 드러날 텐데 말이다. 한 가지 해결책은 생체 조직에서 일어나는 변화를 간접적으로 측정하는 것이다. 예를 들어 정상 조직에 클론의 일부를 이식하고 모니터링하거나 혈류로 유입된 변이세포의 DNA에 돌연변이가 얼마나 생겼는지 조사할 수 있다. 그러나 건강한 사람에게 예방 목적으로 장기적 부작용이 아직 밝혀지지 않은 약을 오래 복용하게 하는 것이 과연 올바른 일인지에 대한 중대한 윤리적 논란은 피할 수 없다.

유전학과 클론의 진화에 관한 이 모든 세부적인 연구를 거쳐, 이제 암의 기원과 발달에 관한 새로운 관점이 제기되고 있다. 정상 세포가 전이 가능한 진행성 암이 되는 과정은 여러 돌연변이가 원인이라고 간단히 설명할 수 없다. 마찬가지로 암을 특정한 무언가를 표적으로 삼는 수많은 치료법 중에 하나를 고르기만 하면 치료가 가능한 병이라고 생각해서는 안 된다. 돌연변이가 생기고 그런 세포가 자연 선택으로 남을 가능성은 인체 모든 세포에 존재한다. 모든 세포가 말썽을 일으키는 세포로 돌변할 가능성이 있고, 그것이 치명적인 암으로 발전할 수 있다. 종양으로 자라난 나쁜 세포를 일부 없애는 것으로는 이러한 진화 과정을 막을 수 없다. 그래 봐야 상황만 더 악화될 뿐이다.

6장

진화와 내성의 도가니

1990년대와 2000년대에 일어난 유전학 혁명은 암 치료가 완전히 바뀔 것이라는 희망을 몰고 왔다. 학계와 제약업계는 세포의 무분별한 증식을 유도하는 변이 세포를 찾아 분류하고 이런 세포를 정확한 표적으로 삼는 치료법을 개발하기만 하면 이제 암을 해결할 수 있다고 자신했다. 글리벡은 이와 같은 정밀 의학의 흐름 속에서 탄생한 대표적인 약이다. 만성 골수성 백혈병 환자의 생존율은 글리벡의 효과로 크게 감소했다 (116쪽 참고). 그러나 안타깝게도 이 빛나는 성공을 다른 암에도 똑같이 적용하기는 아주 어렵다는 사실이 드러났다.

또 다른 사례 가운데 가장 인상 깊은 기억으로 남은 약이 젤보라프 Zelboraf(성분명 베무라페닙Vemurafenib)다. 흑색종 피부암 환자의 절반 이상에서 발견되는 BRAF 유전자의 과잉 활성을 없애도록 개발된 약이다.

2010년, 이 약을 개발한 업체는 젤보라프라는 정식 명칭이 붙여지기 전에 PLX4032로 불리던 화학물질의 초기 임상시험에서 나온 결과를 처음으로 발표했다. 전 세계 언론에 헤드라인으로 보도될 만큼 굉장히 놀라운 결과였다. 임상시험에 참가한 32명의 환자 중 24명에서 종양이 최소 3분의 1 줄었고 2명은 완전히 사라졌으며 부작용은 아주 적은 것으로 나타났다. 당시 웰컴재단 대표였던 마크 월포트^{Mark Walport}는 암 연구 분야에서 "페니실린의 발견에 맞먹는 성과"가 나왔다고 묘사했다. 나중에 월포트의 말은 상당히 다른 의미로 정확했다는 사실이 드러났다.

2년쯤 전에 사람들로 가득 찬 어느 회의장에 앉아 있는데 한 연구자가 스크린에 사진 두 장을 띄우고 발표 준비를 했다. 첫 번째 사진에는 젤보라프로 치료를 받기 직전에 촬영한 흑색종 말기 남성 환자의 모습이 담겨 있었다. 수척하고 병색이 완연한 이 남성의 가느다란 팔다리에는 흡사 나뭇가지에 생긴 옹이처럼 종양이 붙어 있었다. 두 번째 사진도 이 남성의 사진이었는데 전혀 같은 사람으로 보이지 않았다. 듬직한 체구에 혈기왕성해 보이고 병색이라고는 찾아볼 수 없었다. 몇 달 전 병으로 온몸이 망가지기 전의 시간으로 되돌아간 것 같았다. 치료 효과를 크게 의심하는 과학자라도 기적이 분명하다고 외칠 법한 극적인 변화였다.

발표자가 다음 슬라이드로 넘어가자 장내 여기저기에서 한숨 소리가 크게 터져 나올 정도로 안타까운 모습이 나타났다. 세 번째도 같은 환자였고, 젤보라프 치료 후 1년 이상이 지난 뒤에 촬영한 사진이었다. 첫 번째 사진과 거의 비슷한 모습이었다. 툭 튀어나온 종양은 더욱 맹렬한 기세로 돌아와 몸속에서부터 그를 잠식했다. 젤보라프 치료 후 암에 차도가 나타났을 때는 건강을 되찾았지만, 그 기간은 기껏해야 몇 개월로 끝나고 말았다.

이런 가슴 아픈 사례는 결코 드물지 않다. 진행성 암 진단을 받고 치료를 받은 후에 좋아졌다가 어느 날 암이 재발한다. 그때는 더 이상 손쓸 방도가 없다는 진단을 받는다. 여러분 주변에도 이런 사례가 있으리라 생각한다. 새로운 차세대 분자 표적 치료제는 환자와 환자 가족은 물론 수많은 연구자에게 혼란과 실망을 안겨주었다. 그 이유는 너무나 자명했지만 대다수의 과학자, 의사, 제약업계가 수십 년 간 무시했다. 표적 치료는 환자의 몸속에 생긴 암세포를 치료하는 방법이 아니라, 생명의 가장 기본적 과정인 '진화'에 맞서려는 시도다.

1928년에 발견된 페니실린은 인류 역사를 바꿔놓았다. 항생제의 등장으로 생명을 좌지우지하던 질병은 조금 불편한 문제 정도로 바뀌고 외과수술의 안전성도 크게 향상되었다. 아이를 낳다가 감염으로 목숨을 잃는 여성도 크게 줄었다. 의사들은 병에 담긴 알약으로, 또는 이걸 마셔도 되나 싶을 정도로 인공적인 맛의 액체로 코를 훌쩍이는 증상부터 찰과상, 훨씬 심각한 감염에 이르기까지 온갖 질병에 항생제를 처방했다. 축산 동물에 항생제를 주기적으로 공급하면 생산량이 좋아진다는 사실이 알려지자 미국과 전 세계 여러 나라에서 이 방식을 채택했다. 그러나 인류의 무분별한 항생제 사용은 재앙과도 같은 결과를 가져왔다.

세균은 조건이 맞아떨어지기만 하면 단 20분 만에 증식한다. 그대로 두면 두 마리가 네 마리, 여덟 마리가 되고 하룻밤 사이에 수백만 마리로 늘어난다. 그리고 분열할 때마다 DNA에 돌연변이가 생긴다. 대부분 아무런 해가 되지 않고 세균의 분열 속도가 느려지거나 세포 자멸로 끝나지만 가끔 생존에 유리한 변이가 일어난다. 특정한 약의 영향을 받아도 계속 증식하는 능력이 생길 수 있다. 항생제 치료는 강력한 선택압으로 작용해, 약에 반응하는 세균을 전부 죽이는 대신 약에 내성을 갖도록 진화한 세균이 더 번성할 수 있는 길을 열었다. 세균은 증식 속도가 워낙 빨라서 내성균의 수는 다른 균보다 금세 더 많아지고, 결국 개체군 전체가 내성균으로 이루어진다. 그런데 세균에서는 플라스미드 plasmid(세균의 세포 내에 염색체와는 별개로 존재하면서 독자적으로 증식할 수 있는 DNA - 옮긴이)라는 작은 DNA의 형태로 다른 세균과 DNA를 교환하는 일이 빈번하게 일어난다. 플라스미드에 숨어 있는 항생제 내성 유전자가 다른 세균에도 쉽게 전달될 수 있고 심지어 종이 달라도 가능하다는 뜻이다.

항생제 남용으로 인해 페니실린이 발견되고 채 한 세기도 지나기 전에 항생제 내성 슈퍼 박테리아가 등장하여 전 세계인의 건강을 위협하기 시작했다. 현재 유럽에서는 매년 약 2만 5,000명이 약제 내성균에 감염되어 목숨을 잃는다. 항생제에 내성을 갖는 세균이 계속 생겨나고 확산되는 추세인데 의학계는 딱히 효과적인 다른 치료법을 내놓지 못하는 상황이다. 따라서 향후 10년간 사망자 수는 대폭 증가할 것으로 전망된다. 더 나은 검사법과 치료, 전략을 개발해서 서둘러 내성균의 진화를 막지 못한다면 항생제로 인류의 종말이 찾아올 수 있다고 전문가들은 경고한다. 참으로 절망적인 사실은 이것이 충분히 예견된 사태라는 것이다. 무려 1942년에 페니실린에 내성을 갖는 감염 확산에 관한 연구 자료가 처음 발표되었다.

암은 세균 감염으로 생기는 병은 아니지만 진화의 압력이 약물 내성 슈퍼버그와 똑같이 적용된다. 일반적으로 암 진단이 내려지는 시점에는 세포 수백만 개가 이미 암세포가 된 상태이다. 이 가운데 상당수는 고유 유전자 변이와 생물학적 특징을 갖고 있어서 주변 환경 변화에 적응하고 진화할 수 있다. 그리고 환경 변화에는 화학요법과 표적 치료제의 영향도 포함된다. 약에 대한 내성이 생기는 유전학적 씨앗이 아주 오래전 어딘가에 이미 뿌려져 있을지도 모른다는 의미다.

내성의 세계

해마다 학술지에는 세계 곳곳에서 활동하는 암 연구자가 땀 흘려 얻은 결실이 수천 편씩 게재된다. 대부분은 평범한 성과라 과학의 한계를 아주 조금 넓히는 데 그친다. 그러나 2012년 3월,《뉴잉글랜드 의학 저널New England Journal of Medicine》에 실린 논문 한 편은 모든 것을 바꿔놓았다. 영국 암연구소 산하 런던연구소(현재는 프랜시스크릭 연구소의 한 부문이 되었다)의 찰스 스완튼Charles Swanton 교수의 머릿속에서 시작된 연구였다. 이 야망 넘치는 학자는 의사로 활동하다 과학자가 된 독특한 경력 덕분에 아주 유용한 두 가지 요소를 연구에 활용할 수 있었다. 바로 암 환자와 새로 들인 DNA 분석 장비였다.

그가 연구를 시작할 때는 이미 여러 대규모 연구를 통해 사람마다 종양의 유전학적 특징에 차이가 있다는 놀라운 사실이 밝혀진 이후였다. 그래서 모두에게 공통적으로 적용할 일반적인 치료법 대신 개개인의 유전학적 특성에 맞는 표적 치료가 필요하다는 움직임이 일고 있었다. 모든 암은 개별적인 진화적 사건이고 종류와 조합이 제각기 다른 무작위 돌연변이가 일어난다는 사실이 밝혀졌다는 관점에서 보면 적절한 흐름으로 보인다. 그런데 이러한 접근 방식은 종양을 구성하는 모든 세포가 동일하다고 전제한다. 즉 각각의 세포가 가진 암 촉진 돌연변이의 조합이 종양을 이룬 모든 세포에서 동일하다고 본다. 지극히 단순한 유전학적 빙고게임으로 보는 시각이다. 당시의 DNA 염기서열 분석 기술로는 사실인지 확인하는 데 한계가 있었다. 거대한 종양 덩어리나 실험실에서 배양한 수십억 개의 세포를 통째로 분쇄해서 시험관 하나에 합친 것만큼의 많은 자료가 있어야 분석이 가능했다.

시간이 흘러 기술의 감도가 향상되었지만 일은 더 복잡해진 것 같았다. 2006년에 한 연구진은 암 촉진 유전자인 EGFR 중에 특정한 표적 치료에 내성을 갖는 변이형을 찾고자 했다. 그런데 치료를 시작하기도 전에 폐종양 세포 중 일부가 이미 내성 돌연변이를 갖고 있다는 사실을 발견했다. 2년 뒤에는 혈류에서 발견된, 겉보기에 똑같은 백혈병 세포가 특정한 유전자 표지의 유무에 따라 전혀 다른 종류로 나뉜다는 사실이 밝혀졌다.

2010년에는 원발성 췌장암에서 확산된 이차 종양과 처음 발생한 암 세포가 유전학적으로 관련이 있지만 전이 과정에서 수많은 새로운 돌연변이가 생겼다는 결과가 발표되었다. 이어 2011년에 중국의 한 연구진은 간에 하나의 덩어리로 형성된 큰 종양을 얇게 잘라 조사한 결과 서로 인접한 조각에서조차 암을 촉진하는 변이 유전자의 조합이 서로 달랐다고 밝혔다. 같은 해 뉴욕의 한 연구진은 유방에 생긴 작은 종양을 100개의 단일 세포로 분리하고 각 세포의 DNA 염기서열을 모두 분석한 결과 서로 관련성은 있지만 크게 3종류로 구분할 수 있고 종류마다 유전학적 강점과 약점이 다르다는 사실을 알아냈다.

이렇듯 불안한 진실이 윤곽을 드러내기 시작했다. 개별 종양은 서로 관련성은 있지만 유전학적으로 제각기 다른 세포군(클론)이 짜깁기된 것처럼 한데 모여 형성된다. 이러한 세포군 중에 암이 전이되거나 치료에 내성을 갖는 돌연변이가 발생했다는 사실이 밝혀진 것이다. 이와 같은 연구로 굉장한 사실이 드러났지만, 개별 암에서 나타나는 유전학적 다양성이나 그러한 클론이 어떻게 생기고 진화하는지 자세히 밝혀진 연구 결과는 한 건도 없었다.

이때 '에비'가 등장했다.

의료 기록은 기밀 정보로 처리되어야 한다는 제한 요건으로 인해 이름이나 성별은 알 수 없고 'EV-001'이라는 고유 식별번호가 붙어 '에비'로 불리게 된 환자 그룹은 이전까지 한 번도 공개된 적 없는 '암의 세상으로 가는 문'을 열었다. 에비는 신장 한 쪽을 거의 다 잠식할 만큼 큰 종양이 생기고 옆에 이차 종양도 자라기 시작한 환자들로 구성되었다. 폐에는 전이된 이차 암세포가 곳곳에 흩뿌려지듯 번지고 흉벽에서도 커다란 종양이 발견된 환자들이었다. 수술이 최선이었지만 어떤 기대도 하기 힘든 상황이었다. 그런데 수술받기 전에 이들은 6주간 아피니토Afinitor(성분명 에버롤리무스everolimus)로 치료를 받는 임상시험에 자원했다. 종양을 수축시키면 제거하기가 쉬워지므로 이후 이어지는 치료에 도움이 되리라고 전망하던 치료제였다.

찰스 스완튼 연구진은 환자들의 종양 제거 수술에서 떼어낸 종양을 작은 조각으로 나눴다. 커다란 일차 종양은 9조각으로, 가슴에서 제거한 종양은 2조각으로 나누고, 신장에서 제거한 작은 이차 종양은 나누지 않고 그대로 두었다. 그리고 무려 3년에 걸쳐 종양 조각의 DNA를 분석하고 DNA에 나타난 유전학적 변화를 모두 정리했다. 결과는 놀라운 동시에 당혹스러웠다. 모든 검체가 분명 서로 관련성이 있고 공통적으로 생긴 돌연변이도 많았지만, 유전학적으로 정확히 일치하는 검체는 하나도 없었다. 심지어 바로 옆에 생긴 종양도 마찬가지였다. 게다가 일차 종양과 멀리 떨어진 곳에 생긴 이차 종양은 처음 암이 생겨난 일차 종양의 암세포와 크게 달랐다. 연구진은 이 모든 세포군의 연관성을 조사해서 진화적으로 어떤 과정을 거쳤는지 추적하기로 했다.

비유하자면 이런 상황과 같다. 여러분 앞에 사진 한 장이 있다. 사진 속에는 머나먼 어떤 나라에 사는, 식구가 아주 많은 낯선 가족의 모습이 담겨 있다. 처음 사진을 봤을 때는 이 가족의 머리카락이 전부 밝은 파란색이라는 것부터 눈에 들어온다. 그 나라 사람들은 머리카락 색이 짙은 것으로 알고 있는데 참 특이한 일이다. 따라서 아주 오래전에 머리카락 색깔이 바뀌는 유전자 변이가 일어났고 그 나라에 사는 대다수의 국민과 다른, 매우 두드러지는 특징이 새로 생긴 것으로 해석할 수 있다.

좀 더 자세히 살펴보다가 사진에 나온 사람들 중 절반은 양손 다 손가락이 6개고 나머지 절반은 5개라는 사실을 깨닫는다. 그렇다면 손가락 개수를 변화시킨 유전자 변이는 머리카락 색을 바꾼 변이가 일어난 다음에 일어난 것이 분명하다. 손가락이 6개가 되는 돌연변이는 머리카락 색과 관련된 돌연변이보다는 늦게 일어났지만 전체 가족 중에 절반에 영향을 줄 만큼은 일찍 일어났다고 볼 수 있다.

계속 사진을 살펴보니 이 가족의 눈 색깔이 전부 다르다는 사실을 알게 된다. 붉은색, 노란색, 녹색, 보라색 등 모두 제각각이다. 다른 고유한 형질도 눈에 들어온다. 이렇게 식구들마다 다른 특징을 만든 유전자 변이는 상당히 최근에 일어난 일이어서 가족 전체가 공통적으로 갖는 특징이 아닌 개개인의 특징이 되었음을 알 수 있다.

계보를 연구하는 아마추어 학자는 이 정도 정보만 있으면 가족 구성원들이 시간이 흐르면서 어떻게 나뉘고 변화했는지 단순한 나무 형태로 나타낼 수 있다. 이 자료를 활용하면 근본적인 유전학적 결함의 변화를 파악할 수 있다. 즉 이 가문의 선대 조상에서 머리카락 색과 관련된 유전자에 변이가 일어났고 손가락 개수가 달라지는 변이는 그 다음에, 눈 색깔을 포함한 다른 개별적 특징과 관련된 변이는 더 나중에 일어난 것임을 알 수 있다. 스완튼은 이 원리를 에비 그룹의 환자들에게서 수집한 종양의 유전학 데이터에 적용해 클론별로 가계도를 그릴 수 있었다. 가계도에서 시초에 해당하는 줄기를 출발점으로 삼아 새로운 유전자 변이가 나타날 때마다 새 가지를 추가했다. 임상시험에 참여한 다른 3명의 환자에게서도 추가로 검체를 얻어 여러 개의 분석 시료로 만들고 함께 분석한 결과, 지금까지 드러난 일들이 전부 사실임이 밝혀졌다. 모든 종양은 서로 관련이 있지만 제각기 다른 클론으로 구성되며 클론마다 암을 촉진하는 공통 돌연변이와 고유 돌연변이가 존재한다는 사실이다.

찰스 스완튼의 깔끔하게 잘 정리된 가계도는 《뉴잉글랜드 의학저널》에 실린 논문에 포함되었다. 거의 2세기 전에 다른 과학자가 제시한 그림과 놀라울 정도로 비슷하다. 심지어 이렇게 꼭 닮은 그림을 먼저 그린 사람의 이름도 찰스였다.

1837년의 어느 날, 따개비 연구에 몰두하던 학자이자 바순 연주에도 큰 열정을 쏟던* 찰스 다윈Charles Darwin은 노트를 펴고 "나는 이렇게 생각한다"라는 글을 써넣었다. 그리고 바로 아래에 그 생각을 스케치로 표현했다. 오래전에 멸종한 표본 생물에서 시작해 세월이 흘러 적응하고 바뀌면서 생겨난 새로운 생물종이 가지처럼 뻗어 나오는 과정을 나무 형태로 그린 '생명의 나무'였다. 이 단순한 개념은 다윈이 오랫동안 미루다가 1859년에야 마침내 발표한 '자연 선택에 의한 진화 이론'의 핵심이다. 즉 지구상에 존재하는 생물의 다양성은 진화가 그 바탕이라는 것이다. 다윈의 이론을 뒷받침하는 근거는 이후 지질학, 유전학을 비롯한 과학의 모든 영역에서 발견되었다.

진화는 지구에서 40억 년간 어두컴컴한 깊은 바다에서부터 아찔하게 높은 산 정상까지 모든 환경에 맞게 생물을 변화시켰다. 생물은 무작위로 일어나는 유전학적 변화(주로 DNA 복제와 세포 분열 과정에서 일시적으로 일어나거나 방사선, 화학물질 등 외부에서 가해진 영향력으로 생기는 변화)로 조금씩 다른 특징을 갖게 된다. 이와 같은 변화는 대부분 생물에게 해가 되지 않고 아무런 영향도 없지만, 아주 드물게 생물학적인 행운의 보너스가

---

* 다윈은 수십 년 간 지렁이 연구에 매진했다. 세상을 떠나기 6개월 전에 출판된 마지막 저서에는 지렁이의 행동에 관한 연구 내용이 담겨 있다. 지렁이가 소리를 들을 수 있는지 확인하기 위해 어마어마한 소음을 내보기로 한 다윈은 양철 피리를 불면서 아들에게는 바순을 크게 불도록 했다. 여기서 그치지 않고 크게 고함을 치고 피아노 건반도 마구 두드렸다. 이 실험을 통해 다윈은 지렁이가 공기 중에 발생한 진동에는 반응하지만 가족이 다 함께 뿜낸 음악적인 재능에는 꿈쩍도 하지 않는다는 결론을 내렸다.

되기도 한다. 주변의 다른 생물보다 조금 더 몸집이 커지거나 힘이 세지고, 몸이 더 작아지거나 영리해지며, 튼튼해지거나 몸에 줄무늬 혹은 점이 더 많은 개체가 된다.

이 변화는 포식자를 피하는 능력이나 먹을 것이 부족한 상황, 지낼 공간의 부족이나 기후 변화 등 우리가 상상할 수 있는 모든 선택압에 유리하게 작용할 수 있다. 그럴 경우 조금 더 출중한 특징을 가진 동물, 식물, 미생물은 번식해서 자신들의 유용한 유전학적 특징을 다음 세대에 물려줄 가능성이 더 높아진다. 이 모든 과정이 수백만 년 동안 반복되어 오늘날 우리 인간이 되었고, 지구는 서로가 먼 친척뻘인 생물들이 따로 또 같이 살아가는 곳이 되었다. 모든 생물의 유전학적 근원을 추적하면 40억 년 전에 존재한 '모든 생물의 공통 조상LUCA'에서 만난다.

종의 기원에 관한 찰스 다윈의 결론, 즉 생물은 선택압에 따라 적응하고 변화한다는 것은 결코 무시할 수 없는 사실이다. 마찬가지로 찰스 스완튼이 밝혀낸 결과는 인체의 암도 그와 동일하게 행동한다는 사실을 알려준다. 유전학적으로 엉망진창이 되어 빠르게 증식하는 커다란 암세포 집단은 생물 진화의 축소판과 같다. 이 집단에 속한 세포 하나하나는 제각기 '나만의 모험 이야기'를 만들며 살아간다. 이차 종양은 그보다 먼 친척과 같아서 나름의 고유한 분자 변화와 결함이 나타난다. 이 모든 클론은 똑같은 단일 세포에서 나왔지만 암이 진행되는 동안 새로운 돌연변이가 생기고 그에 따라 계속 변화하면서 제각기 분화되었다.

여기까지만 보면 암이 유전자와 유전학으로만 설명할 수 있는 질병이라고 생각할 수 있다. 그러나 여기에 후생학도 추가해야 한다. 선천적인 요소와 후천적인 요소가 합쳐져야 완성되는 공식에서 '후천적인 것'에 해당하는 것이 후생학이다. 우리의 유전체에는 후생적 변형으로 불리는 온갖 다양한 분자 '표지'와 '태그'가 있는데, DNA 염기서열 분석으로는 이런 부분을 쉽게 찾을 수가 없다. 두툼한 요리책에서 즐겨 참고하는 레시피의 페이지에 붙여놓는 접착식 메모지처럼, 후생적 변형을 일으키는 이 표지는 식생활, 스트레스, 운동을 비롯해 몸 안팎에서 일어나는 모든 환경 변화에 반응하여 유전자의 활성 패턴에 영향을 준다. 이러한 후생적 변형 중에는 종양을 키우는 종류가 많다. 유전자에 돌연변이가 생기지 않아도 유전자의 활성을 켜거나 끄는 방식으로 암세포가 주변 환경 변화에 적응할 수 있도록 힘을 보탠다. 예를 들어 대장암 환자 중 일부는 산소 농도가 낮으면 DNA 수선에 중요한 기능을 하는 유전자인 MLH1의 활성이 사라지는 특징이 나타난다. 이 변화는 DNA 염기서열 분석으로 찾아낼 수 있는 특정한 돌연변이가 아니라 문제의 유전자 주변에서 발견되는 후생적 표지의 변형으로 발생한다.

그러므로 종양 하나에 발생한 돌연변이를 알아내기 위해 조직 전체를 통째로 분쇄해서 분석하는 방식으로는 이와 같이 정교한 다양성을 전부 놓칠 수밖에 없다. 20가지 과일을 전부 갈아서 스무디를 만들어 놓고 빌베리와 파인애플 맛이 따로 느껴지기를 기대하는 것과 같다. 암 치료에 내성을 갖는 돌연변이 세포가 작은 집단을 형성할 경우 특히 중요한 의미가 있다. 처음에는 두드러지지 않지만 그대로 두면 생사를 좌우하는 요소가 될 수 있다.

과학자들은 제각기 다른 조합의 돌연변이 세포들로 이루어진 종양의 특징을 '종양 이질성'이라고 부른다. 이 특징은 암이 시간이 흘러 계속 증식할수록 유전학적 상태가 처음과 어떻게 다르게 변화하는지에 대해 많은 것을 알려준다. 전 지구적인 차원에서 진화는 지구상에 존재하는 생물종의 다양성이라는 멋진 결과를 낳았지만, 종양의 유전학적 다양성은 심각한 문제를 초래한다. 진행성 암의 치료가 대부분 최종적으로는 실패로 끝나는 이유도 여기에서 찾을 수 있다. 자연에서는 같은 종이라도 생물마다 유전학적으로 다양하면 가장 혹독한 환경이 찾아와도 적응해서 생존하는 튼튼한 개체가 나타난다.

암의 경우, 세포를 대대적으로 몰살시키는 방사선요법과 화학요법, 분자 수준의 표적 치료제가 선택압으로 작용한다. 그러한 치료에 반응하는 세포는 죽고, 치료에 내성을 갖는 소수의 세포가 남아 있다가 다시 자랄 가능성이 높다. 치료의 잘못이라기보다는 이것이 진화가 작용하는 방식이다. 지구상에 다양한 생물을 번성하게 만든 특징이 또 다른 생명의 시스템에서는 큰 문제가 될 수 있다는 의미다. 만화책에 등장하는 악당이 끔찍한 독이 든 늪에 빠졌다가 살아나오면 10배는 더 힘이 세지고 몇 배는 더 잔인해지는 것처럼, 암세포를 죽이지 못하는 시도는 그를 더 강하게 만들 뿐이다.

진화하는 암세포

인체 조직은 작은 세포 하나하나로 이루어진 미세환경이다. 이를 더 넓은 자연 세계에 대입해보면 암이 진화의 한 과정이라는 사실을 좀 더 쉽게 이해할 수 있다. 어느 생태학자가 동료들과 함께 생물의 다양성을 연구하기 위해 아프리카의 드넓은 대초원 지대로 떠났다고 상상해보자. 튼튼한 부츠에 빳빳하게 다린 반바지, 턱수염이 수북한 남자를 떠올리는 사람도 있으리라. 광활한 대초원을 전부 다 조사하는 건 현실적으로 불가능하므로, 연구진은 4분의 1 면적에 서식하는 동물과 식물을 살펴보기로 한다. 그곳에서 찾은 표본이 전체를 대표할 수 있기를 바라는 마음이었겠지만, 생태학적으로 중요한 희귀 생물이 이 구역 안에 없다면 정확하지 않은 연구가 될 것이다. 종양 하나를 유전학적으로 분석하는 것도 마찬가지다. 종양 하나를 분석해서 암이라는 병을 대표하는 결과를 얻을 수 있다면 참 좋겠지만, 치료에 내성을 갖는 씨앗을 보유한 희귀 세포가 검체에 없으면 그냥 놓치게 된다.

전 세계 수많은 학자들이 오래전부터 모든 종류의 종양을 대상으로 유전학적 이질성을 연구하고 종양과 관련된 세포군의 진화적 변화를 찾아 정리했다. 암이 얼마나 빨리 증식하고 어떻게 치료에 내성을 갖게 되는지 파악하기 위해서였다. 종양 중에는 대추야자처럼 오랜 세월 유전학적 변이가 거의 일어나지 않다가 진화적 활성이 짧고 강하게 나타나는 경우도 있는 것으로 나타났다. 이런 종류의 암은 가계도에서 '몸통' 부분에 해당하는 돌연변이, 즉 종양 세포 전체가 공유하는 변이를 찾아 이에 적용할 치료법을 개발하면 치유가 가능할 수 있다. 그러나 단단한 오크나무처럼 몸통에서 여러 개의 가지가 뻗어 나오는 형태의 가계도가 형성되는 종양도 있다. 가지 하나하나가 암을 촉진하는 새로운 돌연변이와 그러한 특징을 갖는 클론을 의미한다. 여러 종류의 약을 한꺼번에 사용하면 문제가 되는 가지를 제거할 수 있겠지만, 대추야자만큼 간단히 해결되지는 않는다. 게다가 종양 중에는 걷잡을 수 없이 자라는 수풀처럼 수많은 가지가 앞다퉈 뻗어 나와 서로 뒤엉키는 형태의 가계도가 나오는 종류도 있다. 이런 경우 화학요법을 실시해도 그 영향을 피해가는 부분이 반드시 생긴다.*

찰스 스완튼 연구진이 2012년에 발표한 신장암 환자 연구의 논문 마무리 작업에 한창이던 어느 날, 니콜라스 맥그래나한Nicholas McGranahan이라는 영민한 대학원 신입생이 연구실에 합류했다. 유니버시티 칼리지 런던에서 한 연구진을 이끄는 리더로 빠르게 성장한 맥그래나한이 스완튼 연구진의 일원이 된 후 집중적으로 연구한 것은 전 세계적으로 가장 많은 암 사망자를 발생시키는 폐암이었다.

폐에 생긴 종양은 크기가 상당히 작은 초기 단계에 발견되는 경우가 많지만 엄청나게 빨리 공격적으로 퍼지는 경향이 있다. 수술과 방사선 치료가 불가능한 경우도 많고, 화학요법은 거의 소용이 없다. 폐종양에서 가장 많이 나타나는 유전학적 변화를 활용해 표적 치료제를 다수 개발했으나 거의 매번 내성이 생겨 환자의 생존율은 연 단위가 아닌 몇 개월 단위에 그치는 경우가 일반적이다. 스완튼과 맥그래나한은 동료 학자들과 함께 트레이서엑스TRACERx('치료를 통한 암 진화 추적법'을 의미하는 영문 약자)라는 대형 프로젝트를 시작했다. 800명이 넘는 환자를 대상으로 암 진단부터 치료, 재발까지 여러 단계에서 검체를 채취해 유전학적 변화를 분석하는 연구였다.

---

* 아이러니한 사실은, 이처럼 변이가 고도로 발생하여 수많은 가지가 생기는 종양일수록 면역요법에서 사용하는 새로운 치료제 효과가 더 크게 나타날 수 있다는 것이다. 유전자에 고유한 특징이 두드러지게 나타나는 세포는 그러한 특징 없이 은근 슬쩍 생겨나는 종양보다 면역계의 관심을 끌 가능성이 더 높기 때문이다.

그러나 이 프로젝트에서 나온 결과는 해결책보다 더 많은 의문을 낳고 있다. 크기가 가장 작은 암도 다양한 천을 짜깁기해서 만든 미니 담요마냥 유전학적으로 서로 다른 더 작은 클론이 모인 구조인 것으로 나타났다. 게다가 같은 종양에서 동일한 돌연변이가 두 군데 이상 발견되어 공통적인 특징인 줄 알았는데(과학 용어로는 '클론') 그러한 돌연변이가 없는 암세포군이 추가로 발견되는 경우가 너무 많아 연구진을 더욱 혼란스럽게 했다.

맥그래나한이 "클론이라는 착각"이라고 묘사한 이러한 특징은 폐암에서 유독 많이 나타났다. 폐암 환자에게 가장 적합한 표적 치료를 정하기가 어려운 이유는 바로 이 문제 때문이다. 암세포군에서 공통적으로 발견된 돌연변이 중 하나를 표적으로 삼는 치료제가 몸속에 생긴 모든 암세포에게 타격을 준다면 얼마나 좋을까. 하지만 염기서열 분석에서 그 약의 표적이 되는 돌연변이가 '없는' 암세포군도 있다는 사실을 의도치 않게 놓친다면 치료는 결국 실패로 돌아간다. 이 경우 오히려 상황이 더욱 악화된다.

맥그래나한이 밝힌 또 한 가지 결과는 더욱 혼란스럽다. 암세포가 진화하면 새로운 돌연변이가 생길 수도 있지만 때때로 돌연변이가 알아서 정상으로 되돌아가는 일도 생긴다는 것이다. 그와 동료 연구자들은 병이 초기 단계일 때는 종양 하나를 이룬 모든 세포에 특정한 돌연변이가 발견되지만 나중에 다시 살펴보면 손상된 세포에서 나온 자손 세대 세포에서 돌연변이가 사라지고 없는 경우가 매우 많다는 사실을 알아냈다. 암세포의 이러한 수선 기능이 치료에 내성을 갖는 등 선택적 이점으로 작용할 경우 중대한 문제가 될 수 있다. 암세포의 유전자가 망가지기도 하지만 자체적으로 수선될 수도 있다는 사실은 이 세포들이 겪는 진화의 과정이 얼마나 동적인지 확실하게 보여준다.

암세포는 어떻게든 살아남기 위해 닥치는 대로 기회를 잡는 약삭빠른 악당처럼 보이지만 이들의 진화적 유연성에는 대가도 따른다. 진화는 특정 분야의 장인이나 엔지니어가 세밀한 설계를 거쳐 내놓는 최적의 해결책과는 차원이 다르다. 오히려 1980년대 미국 TV 드라마 속 주인공 맥가이버와 비슷하다. 곤란한 상황에 처하면 손에 잡히는 물건들을 가지고 살아남을 방법을 찾아내며 시청자들의 영웅이 된 맥가이버는 마지막 자막이 올라가기 전에 반드시 여기저기서 긁어모은 물건들로 위기를 벗어난다. 그러나 암세포는 곤란한 상황에서 되는 대로 살방도를 찾다가 대부분 실패한다. 정상적인 환경에서는 암세포에 생긴 돌연변이가 대개 악조건으로 작용하고, 이로 인해 암세포는 사멸하거나 증식 속도가 크게 느려진다. 약이 듣는 세포만 선택적으로 몰살시키는 치료를 실시하면 혹독한 환경이 조성되었을 때 비로소 이와 같은 궁지에서 벗어나 생존 기회를 잡는다.

암세포가 치료에 내성을 나타내도록 만드는 변화는 세포의 증식 속도를 늦춘다. 즉 약에 반응하는 암세포들만큼 빠르게 증식하지 못한다. 화학요법이나 표적 치료제가 한바탕 몰아치고 왕성하게 증식하던 암세포가 몰살하고 나면 느릿느릿 자라던 세포들만 남는다. 그러므로 급속히 자라고 번지는 세포를 표적으로 삼는 것만으로는 부족하다. 조용히 머물러 있는 암세포도 주시해야 한다.

절망적인 소식은, 연구를 통해 암세포가 표적 치료제에 내성을 갖게 되는 원인이 암이 시작된 초기 단계부터 이미 존재할 수 있다는 것이다. 백혈구에 암이 발생하는 골수종 환자를 조사한 연구에서는 병의 가장 초기 단계에 발견한 아주 작은 클론에서부터 감당할 수 없을 정도로 많은 암세포가 증식했다는 사실이 확인되었다. 또한 이러한 세포는 이유는 알 수 없지만 의사가 시도하는 모든 치료에 내성을 나타냈고, 결국 주변의 모든 세포를 누르고 가장 강력한 영향력을 발휘하는 것으로 밝혀졌다.

2016년에는 뇌종양의 일종인 수모세포종 환자들로부터 치료 전과 후에 검체를 채취해 유전학적 조성을 비교한 연구 결과가 발표되었다. 자연 선택이 만들어내는 냉혹한 현실이 고스란히 담긴 결과였다. 연구진이 30명 넘는 환자를 조사한 결과, 치료를 받은 이후에 다시 증식하기 시작한 암세포는 맨 처음 생긴 종양에 포함되어 있던 세포였다. 처음에는 종양에서 극히 작은 부분을 차지했다. 방사선요법으로 종양을 이룬 세포가 대부분 사멸하자 있는 듯 없는 듯 지내던 이 내성 세포가 그곳을 장악한 것이다. 맨 처음에 생긴 암세포의 클론 중에 암을 촉진하는 공통적 돌연변이로 여겨진 변이 세포는 치료 후에는 남아 있지 않은 경우가 많았다. 갱스터 영화에 비유한다면 눈에 띄지도 않던 신참이 조직의 다른 구성원들이 전부 제거되자 거대한 범죄 집단의 두목이 되는 셈이다.

또 한 가지 문제가 있다. 잘 언급되지 않고 암 치료 분야에서는 숨기고 싶은 비밀처럼 되어버린 이 문제는 바로 일반적인 화학요법과 방사선요법으로 얻는 치료 효과는 DNA를 손상시켜서 얻는 결과라는 사실이다. 이로 인해 세포 돌연변이가 더 늘어나서 암세포의 내성을 오히려 강화할 수 있다. 표적 치료제도 이런 비난을 피할 수 없다. 2019년 말에 발표된 한 연구 결과에 따르면, 대장암 세포에서 암세포의 특정한 분자 변형을 노린 표적 치료제를 사용한 결과, 오류 발생 확률이 더 높은 DNA 복제 메커니즘이 활성화되었다. 즉 내성을 갖는 암세포로 진화할 수 있는 새로운 돌연변이의 출현 가능성이 높아지는 것이다.

미국 미주리주 워싱턴 대학교의 한 연구진은 2012년, 급성 골수성 백혈병으로 화학요법 치료를 받고 2년 이내에 병이 재발한 환자 8명의 DNA를 조사했다. 8명의 환자 전원에서 화학요법이 원인으로 추정되는 유전자 변이가 발견되었다. 연구진은《네이처Nature》에 게재된 논문에서 다음과 같이 설명했다. "급성 골수성 백혈병을 초기에 치료하려면 화학요법이 필요하나, 이번 연구로 나온 데이터를 보면 화학요법이 새로운 돌연변이를 발생시켜 병의 재발을 촉진할 가능성이 있음을 알 수 있었다."

화학요법은 백혈병에 유일하게 효과를 나타내는 치료법이지만 일부 환자에서는 결론적으로 사태를 더 악화시킬 수 있다는 의미다. 그러나 모든 경우에 해당하는 것은 아니다. DNA에 판별하기 쉬운 특정한 손상이 발생한 뇌종양 환자 중 테모달Temodal(성분명 테모졸로마이드 temozolomide) 치료를 받은 몇몇 환자를 조사한 연구에서는 치료 후에도 살아남은 암세포의 DNA에서 명확히 치료제의 영향으로 보이는 새로운 돌연변이가 발견되었다. 그러나 이러한 특징이 같은 치료를 받은 모든 환자에게 나타나지는 않았다. 변이가 생긴 경우와 그렇지 않은 경우가 어떻게 결정되는지는 누구도 설명하지 못했다. 이유가 무엇이든 반가운 변화가 아닌 것은 확실하다.

진화의 복수

DNA 염기서열 분석 기술의 발전으로 전 세계 과학자들은 더 빠르고 저렴하고 정확하게 암의 유전학적 구성을 자세히 들여다볼 수 있게 되었다. 분석 결과가 잇따라 쏟아지고 식도와 난소, 대장에 생긴 종양 등 수많은 종양에서 유전학적으로 제각기 다른 세포들의 복잡한 패턴이 밝혀졌다. 한 환자에게서 얻은 암세포군의 유전자 지문은 바로 옆에서 자라는 세포군보다 다른 환자에게서 얻은 검체와 더 비슷할 수도 있다. 그리고 이 작은 클론 중 어느 하나에서 치료에 내성을 갖는 유전자 변이가 발견될 수 있다. 가장 최근에 개발되고 치료 비용도 가장 많이 드는 표적 치료제 역시 마찬가지다. 그렇게 슬쩍 빠져나오는 암세포가 단한 개라도 있으면 얼마든지 다시 종양이 자랄 수 있다.

이것이 의사, 연구자는 물론이고 환자들까지도 귀를 막고 외면하려는 진실이다. 종양은 자라는 동안 진화하고 다양하게 변한다. 치료에 내성을 갖는 세포가 극소수만 존재해도 종양이 다시 시작되기에는 충분하다. 《뉴잉글랜드 의학저널》에 실린 찰스 스완튼의 연구 결과는 암 연구자들 사이에 떨어진 폭탄과도 같았다. 암의 진화와 이질성은 가장 뜨거운 쟁점이 되었고, 세계 곳곳에서 대형 연구 사업이 시작되었다. 하지만 사실 그렇게 기겁할 만한 일이 아니었다.

40년도 더 앞서 필라델피아 출신 과학자 피터 노웰은 저명한 학술지 《사이언스Science》에 '종양 세포군의 클론성 진화'라는 제목의 짧은 논문을 발표했다. 암은 세포 하나에서 시작되고 여러 차례 돌연변이와 선택 과정을 거쳐 더욱 공격적이고 치료에 내성을 갖는 세포로 진화한다는 주장이 담겼다. 심지어 노웰은 환자 개개인에게 생긴 암의 유전학적 조성에 따라 맞춤형 치료가 필요하다고 지적했다. 정밀 의학 시대가 올 것임을 수십 년이나 앞서 예고한 것이다. 특히 초록의 마지막 두 줄에는 충격적일 정도로 정확한 통찰이 담겨 있다.

그러므로 암 환자 개개인에게 맞는 치료가 필요하나, 맞춤형 치료 역시 그 치료에 내성을 갖는 유전학적 변이가 나타나 실패할 수 있다. 임상에서는 암이 말기에 이르러서야 발견되는 경우가 많지만, 종양의 진화 과정을 파악하고 그 단계에 이르기 전에 통제할 방법을 찾는 연구가 더 많이 실시되어야 한다.

이 논문이 발표된 1976년에 노웰은 혈액암의 일종인 만성 골수성 백혈병에서 세포의 무분별한 증식을 촉진하는 것으로 알려진 뭉툭한 필라델피아 염색체(116쪽 참고)를 공동 발견한 학자로 이미 명성이 자자했다. 이렇게 유명한(최소한 과학계에서는) 사람이 펼친 주장임에도 불구하고 위와 같은 내용은 거의 주목받지 못했다. 영국 서리의 암연구소에서 아동 백혈병 전문가로 활약하던 멜 그리브스Mel Greaves 교수는 노웰의 견해에 귀기울인 몇 안 되는 학자 중 한 명이었다.

그리브스는 약 20년 전, 종양의 유전적 이질성이 전혀 밝혀지지 않았던 시대에 『암: 진화의 유산Cancer: the Evolutionary Legacy』이라는 저서를 발표했다. 그는 이 책에서 암이란 본질적으로 진화와 불가피하게 묶여 있는 질병이며 인류와 암의 진화에는 몸속에서 생겨나 확산된다는 공통점이 있다고 밝혔다. 현대 유전체학의 지식은 나중에야 밝혀졌고 그와 같은 정보가 전혀 없던 시대였음에도 종양이 유전학적으로 제각기 다른 세포군으로 이루어지고 그 안에서 자연 선택이 일어난다는 기본 원리를 너무나 선명하게 밝힌 설명이다. 그러나 앞서 노웰의 경우도 그랬듯 그리브스의 주장에 관심을 기울이는 사람은 거의 없었다.

2011년에 나온 한 분석 결과에 따르면, 1980년대 이후에 발표된 암 재발이나 저항성, 치료와 관련된 모든 학술 논문을 통틀어 '진화'를 언급한 논문은 약 1퍼센트에 불과했다. 이후 5년간 10퍼센트가 증가했으나 전체적인 비율은 여전히 미미한 수준이다. 어떤 면에서는 왜 그런지 이해가 된다. 비교적 작은 종양 검체에 담긴 유전자를 전부 해독하고 그 진화 과정을 추적할 수 있는 단계까지 DNA 염기서열 분석 기술이 발전한 것은 불과 몇 년 전이기 때문이다. 또 실제 연구에서는 이런 과정을 수십 번, 심지어 수천 번씩 반복해야 한다는 점도 감안해야 한다. 그러나 이제는 이런 기술적인 핑계도 댈 수 없다.

나는 암을 진화적 관점에서 보는 시각이 너무나 오랫동안 외면당한 이유를 찾기 위해 멜 그리브스가 있는 암연구소로 향했다. 여행길은 손때 묻은 그의 저서 『암: 진화의 유산』과 함께했다. 현재 80대를 바라보는 그리브스는 최근 기사 작위를 수여받았다. 박사후 연구원으로 일하던 그가 암 연구를 시작한 것은 노웰의 논문이 《사이언스》지에 게재된 시기였다. 진화생물학을 전공하고 위대한 수학자이자 유전학자인 존 메이나드 스미스John Maynard Smith에게 가르침을 받은 그리브스는 암을 연구하던 대다수의 학자들과 달리 노웰의 의견이 얼마나 중요한 이야기인지 금방 알아차렸고 진지하게 받아들였다.

"그 논문이 별로 영향력을 발휘하지 못했다는 사실이 나는 지금도 놀랍습니다. 나는 전부 완벽하게 이치에 맞는 내용이라고 생각했어요. 그건 생물학의 기본 원리니까요. 사람들이 왜 그 사실을 받아들이지 않는지 나로서는 정말 놀라웠습니다." 침착하게 이야기하던 그의 음성에 짜증이 섞이기 시작했다. "다윈은 DNA나 유전자에 관해 아무것도 몰랐지만 이 모든 걸 연구했죠! 다른 생각은 할 수 없을 만큼 간단한 일이에요. 보자마자 깨닫게 되는 그런 이야기고요. 그런데 왜 다들 이해하지 못할까요?"

나는 보겔그램이 떠올랐다. 돌연변이로 만든 빙고게임처럼, 세포가 덩어리로, 다시 종양으로 진행되는 과정을 깔끔하게 나타낸 이 선형 도표는 암의 발달에 관한 학계와 의학계의 생각에 엄청난 영향을 주었다. 이 영향은 여러 가지 면에서 1965년에 루돌프 잘링거 Rudolf Zallinger라는 화가가 그린 대표작 〈진보의 행진March of Progress〉이라는 그림과도 상당히 닮은 구석이 있다. 두 주먹을 굳게 쥔 팔을 앞으로 길게 늘어뜨린 원숭이가 느릿느릿 걸어가는 유인원이 되고, 다시 시커먼 눈썹을 가진 동굴인을 거쳐, 근육이 탄탄하고 직립보행을 하는 현대인이 되는 과정을 순차적으로 보여주며 인류의 진화 과정을 나타낸 그림이다.

시각적으로 매우 인상적인 이 멋진 그림은 진화 과정을 과학적으로 정확히 나타낼 의도가 전혀 없었지만, 〈진보의 행진〉이 세상에 나온 후 진화에 관한 대중의 인식은 왜곡된 방향으로 뿌리를 내리고 말았다. 생물종이 수백만 년에 걸쳐 점진적으로 진화해왔고 진화 과정에서 수많은 막다른 골목과 분화가 이루어졌다. 그림으로 나타낸다면 일직선이 아니라 여기저기 마디가 있고 마구 뒤엉킨 관목과 같은 형태가 된다는 사실은 1960년대에도 거의 명확한 상황이었다.

호모 사피엔스는 사람족에 속한 다른 고대 인류와 달리 오늘날까지 남아 있는 유일한 사람종이다. 이들이 지구상에 존재했다는 증거는 수많은 화석 기록으로 입증되었고, 고대 인류의 DNA를 분석해본 결과에서는 진화 과정에서 종간 교배種間交配가 무수히 일어났다는 흥미로운 사실도 함께 밝혀졌다. 또한 인간은 원숭이, 침팬지, 고릴라, 보노보노 등 고대 인류의 먼 친척들로부터 생겨난 후손들과 함께 진화했다. 지구상에 등장한 모든 영장류의 복잡한 진화적 관계를 〈진보의 행진〉과 같은 방식으로 설명하는 것, 전이 가능한 진행성 암이 발생하는 복잡한 과정을 보겔그램이나 암을 촉진하는 몇 가지 돌연변이로 설명하는 것 모두 헛된 시도다.

"유전학과 유전체학은 정말 환상적인 학문입니다. 이 모든 복잡한 변이를 살펴볼 수 있죠. 이건 순차적으로 일어나는 일이 아닙니다. 그럼에도 우리는 너무 유전자 중심으로만 생각하는 것 같아요." 그리브스는 이렇게 설명했다. "내가 진화 모형을 강력히 옹호하는 이유는 진화야말로 어떤 일이 일어난 정황이기 때문입니다. 종양학자들이 치료제 내성을 충분히 인지하지 못하고 있다는 사실이 나에게는 너무나 충격적입니다. 세상에, 이건 다원주의가 이야기하는 선택 아닙니까. 얼마나 시간이 더 많이 흘러야 제대로 알게 될까요!"

멜 그리브스나 찰스 스완튼 같은 학자들에게 암의 진화적 특성은 명백한 사실이다. 암이 명중만 하면 한 방에 없앨 수 있는 고정된 표적이 아니라 끊임없이 변화하는 복잡한 시스템이며 적응하고 진화한다는 개념이다. 이와 달리 이 개념을 납득하기 어렵다고 생각하는 사람들도 있다. 마법 같은 해결책, 특효약이 분명 존재한다는 주장이 다원주의에 영 어긋난다는 사실을 인정하기에는 대규모 지원 기관과 제약업계의 돈이 너무 많이 투입되었는지도 모른다.

그리브스도 지적했듯, 분자 하나를 표적으로 삼는 더 정밀하게 다듬어진 치료법이 나올수록 암세포의 내성도 더 빨리 생긴다. 환경에서 구할 수 있는 여러 종류의 먹이 중에 한 가지가 사라진다 해도 먹이가 그것 하나밖에 없는 경우가 아닌 이상 대부분의 동물이 금방 적응해서 다른 먹이를 먹고 사는 것과 같다.

만성 골수성 백혈병 치료제인 글리벡이 거둔 성공이 특수한 사례로 끝나고 다른 암에서는 그 같은 성과를 얻지 못한 이유도 같은 맥락으로 이해할 수 있다. 두 개의 서로 다른 염색체가 합쳐지면서 생겨난 필라델피아 염색체에는 만성 골수성 백혈병을 촉진하는 한 가지 유전자가 있고, 이 유전자가 환자의 모든 세포에서 발견된다(116쪽 참고). 환자의 생존율은 염색체 융합으로 생긴 이 단일 유전자의 유무에만 달려 있으므로 문제가 되는 유전자만 표적으로 삼으면 모든 문제를 효과적으로 없앨 수 있다. 그러므로 글리벡은 우리가 떠올리는 마법 같은 특효약에 가장 가까운 약이라고 할 수 있다. 문제는 사람들이 다른 암도 이렇게 간단히 치료할 수 있다고 착각한다는 것이다.

상상 이상의 진화

10억 년 전의 생물은 단순했다. 세균, 아메바와 함께 몇 가지 아주 작은 다세포 생물도 있었을지 모른다. 그러다 큰 변화가 찾아왔다. 7000만 년에서 8000만 년 정도의 짧은 기간 동안* 지구상의 생물은 캄브리아기 대폭발로 불리는 가속화된 진화를 겪었다. 바로 이 시기에 대부분의 동물이 처음 생겨났다.

이때 거대한 원시 바다, 어두컴컴한 깊은 물속에서도 여러 생물이 등장했다. 호러 영화 소품을 만드는 사람들도 너무 괴상해서 제외할 법한 아주 별난 모습의 생물 중에는 길게 늘어진 로봇청소기처럼 생긴 오돈토그리푸스Odontogriphus도 있고, 바이킹들이 쓰는 모자 같은 형태에 뾰족한 뿔 대신 손가락처럼 생긴 잎이 여러 개 솟아 있는 위왁시아Wiwaxia도 있다. 아노말로카리스Anomalocaris는 랍스터와 깡통 따는 도구를 합친 것처럼 생겼고 넥토카리스Nectocaris는 툭 튀어나온 눈과 길게 물결치는 두 개의 촉수를 가진 오징어와 닮았다. 그리고 오파비니아Opabinia는 진공청소기를 집어삼킨 눈 다섯 개 달린 새우 같은 모습을 하고 있다. 할루키게니아Hallucigenia도 빼놓을 수 없다. 엄지손가락만 한 이 벌레는 여러 개의 다리와 이빨을 가졌고 가시가 뾰족하게 마구 솟아 있다. 끔찍한 악몽에서 본 것이 눈앞에 튀어나온 것처럼 느껴질 정도다.

거대한 캐나다 로키산맥 사이에 형성된 선사시대 해저인 버지스 셰일Burgess Shales에서 이러한 생물들이 처음 화석으로 발견되었을 때 독일의 생물학자 리처드 골드슈미트Richard Goldschmidt는 이 기괴한 동물들을 "희망적 몬스터"라고 칭했다. 버지스 셰일에서 발견된 이 놀라운 생물들과 조금이라도 닮은 생물은 그 이전에도 없었고 지금까지도 발견된 적이 없다.

캄브리아기 대폭발이 어떻게 일어났는지는 수수께끼로 남아 있다.

---

* 지질학의 관점에서 짧다는 의미다. 이러니 고생물학자는 다들 지각 대장인가 보다.

원인이 한 가지인지도 알 수 없다. 학자들은 산소 농도가 갑자기 증가하거나 저지대 육지의 큰 부분이 솟아올라 땅의 영양소가 바다로 흘러들어 갔을 가능성, 심지어 저 멀리 은하수에서 우주 방사선이 폭발했을 가능성까지 온갖 설명을 제시했다. 생물이 이전까지 없던 기회를 찾은 것이 급속한 종 분화의 출발점이 되었을 가능성도 있다. 예컨대 심해에 살던 생물이 수면과 더 가까운 곳으로 헤엄쳐 갈 수 있는 능력을 갖게 되거나, 해저에 랩처럼 얇은 막을 형성하고 붙어 있던 세균 층을 뚫고 더 깊은 곳으로 접근해 새로운 서식지와 먹이를 찾아냈을지도 모른다. 또 시각의 발달로 이제 막 눈뜬 약탈자와 이들에게 먹히지 않으려는 먹잇감 사이에서 생물학적인 군비 경쟁이 일어나 괴물들이 서로 잡아먹고 잡아먹히는 상황이 벌어졌을 수도 있다.

무엇으로 촉발되었는지는 알 수 없지만, 캄브리아기 대폭발은 유전학적 붐을 일으켰다. 사소한 돌연변이를 통해 느릿느릿, 아주 천천히 진행되던 자연 선택에 가속이 붙었다. 골드슈미트가 "희망적 몬스터"라고 부른 이 생물들의 괴상하고 실험적인 형태는, 생물이 바다에서 살아남기 위해 고투를 벌이는 동안 유전자가 전례 없던 방식으로 뒤섞인 결과일 가능성이 매우 높다. 원시 해양에서는 이런 희한한 형태가 큰 도움이 되었을지 몰라도, 이 전략으로 진정한 성공을 거둔 생물은 없었다. 대부분 멸종했다. 캐나다 계곡에서 납작한 흔적이 발견된 것을 제외하면 이 세상에 존재했었다는 다른 증거는 전혀 남지 않았다. 그러나 그중 일부는 살아남아 우리의 현대 생물학적 미의 기준에서는 좀 더 평범한 모습의 생물로 진화했을 것이다.

진화라고 하면 영겁의 시간 동안 아주 작은 유전학적 변화가 단계적으로 일어나는 장엄한 변화를 떠올리는 사람들이 많다. 실제로는 몸 집이 개와 비슷하고 발가락이 4개씩 있던 네 발 동물 히라코테리움 Hyracotherium이 목이 조금 더 길어지고 단단한 말굽을 가진 현대의 말로 진화하기까지 5000만 년의 시간이 걸렸다. 숲을 거닐다가 히라코테리움을 만난다면 아주 자세히 살펴봐야 우리가 잘 아는 후손인 말과 비슷한 점을 찾을 수 있겠지만, 대략적으로나마 두 동물이 관련되어 있다는 것 정도는 짐작할 수 있다. 초기 암이나 아동기에 발생하는 종양에서도 이와 비슷한 점진적인 진화 과정이 나타난다. 그러나 진행성 암은 유전학적 다양성이 훨씬 많고, 마치 버지스 셰일에서 발견된 기이한 생물들처럼 여러 특징이 마구 뒤섞여 있는 양상과 더 비슷하다.

캄브리아기 해양에 살던 생물을 묘사한 골드슈미트의 표현을 그대로 가져온다면, 암은 환자의 몸이라는 공간에서 맹렬히, 빠르게 진화하는 '이기적 몬스터'다. 생물학적 기본 과정은 동일하지만 느릿느릿 흘러가는 지질학적 시간과 달리 눈이 휙휙 돌아갈 정도로 빠르게 진행된다는 것이 차이점이다. 세포와 시간, 유전학적 연료, 선택압의 조건이 맞아떨어지기만 하면 암이라는 도가니 속에서는 우리가 상상할 수 있는 모든 일이 일어날 수 있다. 새로운 세포가 생기고, 적응하기 위해 유전체를 없애거나 섞고, 자멸하기도 한다. 패자는 멸종하고 승자는 언젠가 혁신적인 변화가 일어나 살아남는다.

생어 연구소의 연구에서 중년기에 이르면 인체 곳곳에 돌연변이 세포들로 구성된 클론이 자리하고 비좁은 생체 조직 환경에서 서로 더 많은 공간을 차지하려고 경쟁을 벌인다는 사실이 밝혀졌다. 이러한 돌연변이는 대부분 비교적 사소하지만 일부는 암을 촉진할 수 있다. 그외에 유전체의 나머지 부분은 정상적으로 남아 있다. 현 시점에서는 문제를 일으키는 일부 세포들로 구성된 집단이 암으로 바뀌는 정확한 시점을 집어낼 수 없지만, 대부분 유전자가 뒤섞이는 때가 중대한 기점이 되는 것으로 보인다. 캄브리아기 대폭발을 일으킨 원인으로도 추정되는 이 현상은 '염색체 불안정성chromosomal instability'으로 불린다. 암세포의 유전체는 사소한 돌연변이가 누적되어 있는 수준이 아닌 그야말로 엉망진창인 상태다. 유전자가 통째로 복제되거나 잘려 나가 없어지고, 커다란 DNA 조각이 산책이라도 나온 것처럼 유전체 여기저기에 나타나고, 심지어 염색체 전체가 복제되거나 아예 사라지는 경우도 있다.

DNA 염기서열 분석으로 얻은 데이터로 각각의 암이 어떤 진화적 경로를 걸어왔는지 재구성하는 연구를 통해, 전암성 혹이나 서서히 증식하는 종양은 다윈의 진화론으로 설명할 수 있는 침착하고 느린 진화 과정을 거치는 것으로 확인되었다. 암을 촉진하는 몇 가지 돌연변이가 여기저기에서 점진적으로 생기고, 이 과정이 10년 이상에 걸쳐 일어난다. 이와 더불어 다른 여러 연구를 통해 염색체 불안정성 징후가 아주 초기 단계부터 나타나면 암세포가 급속히 증식하고 몸 전체에 빠르게 확산되며 치료에 내성을 나타낼 확률이 높다는 사실도 밝혀졌다. 유전학적 빅뱅이 일어나 종양의 진화적 도가니를 펄펄 끓게 만드는 불길로 작용하는 것이다. 이 사태는 일단 시작되면 막기 힘들다.

이미 한 세기도 더 전에 한스만, 보베리와 같은 학자들이 활동하던 시대부터 암세포는 염색체 숫자가 비정상적인 경우가 많다는 사실이 알려졌다. '염색체 이수성aneuploidy'으로 불리는 이 현상은 세포 분열(체세포 분열) 과정에서 염색체가 올바른 위치에 배치되지 않을 때 발생한다. 염색체 이수성이 나타나면 딸세포 하나는 너무 많은 염색체를 갖게 되고 다른 딸세포는 정상보다 부족해진다. 이로 인해 수천 개의 유전자가 한꺼번에 사라지거나 몽땅 다 두 배가 되는 일이 벌어진다. 때때로 세포가 분열 단계를 전부 건너뛰고 DNA 복제만 일어나 유전체가 모두 두 배로 늘어나는 경우도 있다.

전체 염색체 중 다수에(즉 대부분의 유전자에) 균형이 유지되면 이런 일이 일어나도 큰 문제가 되지는 않는다. 그러나 염색체 수가 정상보다 많으면 다음번 세포 분열에서 또다시 문제가 생기고, 한 개 이상의 염색체가 빠진 채 세포 분열이 일어날 확률은 더욱 높아진다. 또한 DNA가 정상보다 많으면 진화가 일어나는 유전학적 연료가 늘어나는 것과 같다. 여분의 염색체가 있으면 돌연변이가 생길 가능성도 그만큼 높아지기 때문이다.

축구 경기에 팀당 선수가 11명이 아닌 22명씩 운동장에 나와서 뛴다고 상상해보자. 상당히 혼란스럽겠지만 그래도 경기는 그럭저럭 굴러간다. 그러나 한 팀에서 공격수를 전부 제외시키거나 골키퍼를 빼버리면 두 팀의 균형이 크게 깨지고 어느 한 팀이 이길 확률이 높아진다. 암세포에 계속해서 돌연변이가 축적되듯, 경기가 진행되는 동안 불리한 팀에서 부상을 입는 선수가 점점 늘어난다면 경기의 균형은 더욱 한쪽으로 기울어진다.

롱 리Rong Li는 이 같은 염색체 불균형에 큰 흥미를 느꼈다. 미국 볼티모어의 존스홉킨스 의과대학에서 세포생물학 교수로 재직 중인 리는 학계에 막 발을 들인 1980년대 대학원생 시절부터 체세포 분열에 관심이 많았다. 세포 주기를 움직이는 분자 수준의 엔진이 막 발견되어 새로운 연구 기회가 넘치고 세포 분열 연구에도 큰 가능성이 열린 시기였다. 한 연구진의 젊은 리더가 된 리는 효모의 체세포 분열에 초점을 맞추고 염색체가 각 딸세포에 정확히 배분되는 과정을 밝혀내기로 했다. 그런데 계획을 꼼꼼하게 수립하고 신중한 실험을 이어갔지만, 학자로서 리의 초창기 경력에 가장 중요한 기점이 된 예기치 못한 결과가 나왔다.

리와 동료 연구자들은 유전공학 기술로 효모에서 '미오신 II'라는 유전자를 제거했다. 이 유전자에는 작은 분자 모터가 암호화되어 있다. 세포 분열 과정 중 마지막 분리 단계에 필요한 물리적 힘을 만들어내는 분자 모터다. '미오신 II'는 효모부터 사람까지 모든 생물에 거의 동일하게 포함되어 있다는 점에서 생물의 근본적 기능과 관련된 유전자로 추정된다. 따라서 리는 이 유전자를 없애면 효모가 사멸할 것이라고 가정했다. 그러나 결과는 예상을 벗어났다.

변형된 효모 세포가 대부분 사멸한 것은 사실이었지만 겨우겨우 살아남는 소수의 세포가 있었다. 이 세포들은 서로 딱 달라붙은 희한한 형태가 되어 어떻게든 분열을 끝내려고 안간힘을 쓰는 것처럼 보였다. 호기심이 생긴 리는 이 세포를 영양분이 있는 배양접시로 옮기고 무슨 일이 일어나는지 지켜보았다. 놀랍게도 아주 작은 세포 집락이 자라기 시작했다. 리는 그중에서 가장 큰 집락을 분리해 다시 새로운 배양접시로 옮겼다. 그러자 집락이 더 많이 생기고 더 빠른 속도로 자라기 시작했다. 여기에서도 가장 큰 집락을 골라 새 접시로 옮기자 역시 같은 일이 반복되었다.

리는 철저히 승자만 남기는 과정을 계속해서 이어갔다. 한 배양접시에서 가장 끈질기게 살아남은 세포 집락만 다음 기회를 얻을 수 있었다. 이렇게 10회가 넘는 선별이 끝나자, 정상적인 효모 세포와 매우 유사하지만 효모가 생존하려면 반드시 필요하다고 여겨지던 유전자가 없는 세포 집락이 생겼다. 리가 지켜보는 앞에서, 중대한 유전학적 방해물을 극복하는 방향으로 진화가 일어난 것이다. 리는 혹시 다른 돌연변이가 더 생겨서 잃어버린 유전자의 기능이 어떤 식으로든 보완된 것은 아닌지 조사했지만 그런 변화는 없었다. 그렇다면 어떻게 이런 일이 가능했을까?

리가 이 세포들에서 유일하게 발견한 수상한 특징은 염색체 이수성이었다. 원래 효모 세포의 염색체는 16개인데, 새로 만들어낸 세포들은 염색체 수가 제각기 달랐다. 염색체 수가 다른 이런 이례적인 상태에서도 생존하는 법을 터득했을 뿐만 아니라, 남는 염색체를 도구로 잘 활용해 새로운 형질을 만들어낸 것이다. 리가 배양한 45가지 계통의 이 슈퍼효모 가운데 10종에서는 정상적인 효모 세포도 생겨났다. 미오신 II 유전자가 제거된 효모는 이 문제를 해결하기 위해 염색체 증가 또는 감소라는 일반적인 행동과 패턴을 활용해 가까스로 생존이 가능하도록 진화했지만 이 방법은 단 세 가지다. 그중 하나는 분자 모터로부터 분리에 필요한 힘을 얻지 못하는 대신 세포가 분열해야 하는 시점에 세포벽을 아주 두껍게 만든다. 그러면 세포 전체가 물리적으로 찌그러지면서 절반으로 쪼개지는 것이다. 이 방식으로 슈퍼효모로 진화한 계통의 효모는 모두 16번 염색체가 하나씩 더 있는 특징이 나타났다. 16번 염색체에는 효모의 세포벽을 만드는 데 꼭 필요한 두 가지 유전자가 포함되어 있다. 즉 이 염색체에 포함된 유전자가 두 배로 늘어나서 미오신 모터를 대신할 수 있도록 세포벽을 두 배 더 두툼하게 만들어낼 수 있다.

정말 굉장한 능력처럼 보이지만, 정상적인 환경에서 정상적인 개수의 염색체를 가진 세포들과 경쟁해야 하는 상황에서는 염색체나 유전자가 정상보다 더 많은 것이 보통 장점으로 작용하지 않는다. 염색체 이수성은 엄청난 돌연변이가 일어난 것과 같다. 즉 유전자 수백 개 혹은 수천 개의 활성이 단번에 바뀌는 것과 같다. 그러나 환경이 바뀌면 게임의 규칙도 바뀐다.

세포가 좋은 환경에서 행복하게 지내고 원만하게 증식하는 동안은 염색체 이수성이 불리한 요소로 작용한다. 이런 문제가 생긴 효모 세포는 정상 세포들과 함께 증식하지만 주변의 정상 세포들에게 금세 밀린다. 하지만 미오신 II처럼 중요한 유전자에 돌연변이가 생기거나 세포가 살아가기 힘든 환경이 되는 등 세포에 큰 스트레스가 발생하면 생존 능력이 가장 큰 동력으로 작용한다. 정상적인 환경에서는 극약 처방과도 같던 염색체 이수성은 단시간에 엄청나게 많은 유전학적 순열과 조합을 만들어낼 수 있으므로 이 괴로운 상황을 벗어날 수 있는 진화의 연료가 되는 것이다. 결과는 거의 대부분 비극이다. 즉 보통 염색체 불균형은 세포 사멸이나 분열이 영구적으로 중단되는 결과로 끝난다. 하지만 아주 가끔 혼돈 속에서 유용한 무언가가 생겨난다. 적자생존이 아닌, 가장 희한한 세포가 생존하는 일이 일어날 수 있다.

이러한 반응의 시초는 세균으로 거슬러 올라간다. 세균에서는 생존하기 힘든 상황이 되면 DNA 수선을 담당하는 도구상자의 기능이 영엉성해지고 오류도 많아진다. 이것은 곤란한 상황에서 빠져나갈 수 있는 진화가 일어나도록 유전체의 다양성을 높이는 수단이 된다. 정확히 어떤 과정을 거쳐 이런 일이 일어나는지는 상세히 밝혀지지 않았으나, 사람을 비롯해 더 복잡한 생물의 세포에서도 세포 분열 시 염색체가 올바르게 복제되고 분배되는지 꼼꼼하게 관리하는 품질 관리 기능이 허술해지는 것으로 보인다. 새로운 생존 계획이 나오기를 바라며 유전학적 카드 한 벌을 전부 다시 섞는 것과 같은 전략이다.

정상적인 효모의 염색체는 16개지만 염색체 이수성이 나타나는 효모의 염색체는 1개에서 많게는 4개까지 차이가 난다. 염색체가 추가로 재배치되거나 다른 돌연변이가 더 생기지 않아도 이런 일이 일어난다. 사람의 세포에 포함된 46개의 염색체가 뒤섞이면 암세포마다 염색체 수는 얼마나 다양할까? 그러니 인체 종양 세포에서 거의 대부분 염색체 이수성이 나타나고, 암이 진행될수록 암세포의 염색체 숫자가 더욱 비정상적으로 바뀌는 것도 그리 놀랄 일이 아니다. 염색체 불안정성은 가장 공격적이고 치료가 힘든 종양에서 나타나는 근본적 특징으로 보인다. 안정적으로 분열하는 정상 세포에서는 염색체가 추가로 생기거나 소실되는 일이 세포 분열 100회당 한 번꼴로 일어나지만, 불안정한 암세포에서는 이런 일이 5번에 한 번 정도로 일어난다.

이 같은 일이 일어나면 금방 악순환으로 자리잡는다. 세포가 스트레스를 받으면 세포 분열이 불안정해져서 염색체 수가 비정상적으로 바뀔 가능성이 높다. 그 결과 유전자 활성도에 문제가 생기고, 불균형한 염색체 때문에 세포는 더욱 스트레스를 받는다. 그만큼 오류가 생길 가능성도 높아진다. 암을 촉진하는 돌연변이 중에도 세포 주기의 속도를 높이는 종류가 있으므로 세포 분열이 잘 이루어졌는지 점검하는 단계를 전부 건너뛰고 서둘러 대충 마무리될 확률이 더욱 높아진다. 현재 여러 연구진이, 세포 주기를 관리하는 분자 장치에 치료제를 적용해서 가속화된 세포 주기를 진정시키고 점검 시간을 확보하는 데 도움이 되는지, 그래서 염색체 소실 가능성을 줄일 수 있는지 조사하고 있다. 이것이 가능하다면 갓 형성된 종양 세포의 불안정성이 위험천만한 수준에 이르지 않도록 애초에 차단할 수 있다는 기발한 아이디어에서 시작된 연구다.

암세포가 살아남는 또 다른 방법은 '유전체 복제'로 알려진 현상이다. 유전체 전체를 두 배로 만드는 것으로, 세포가 분열을 준비하면서 DNA 전체를 한 벌씩 더 만들고는 분열을 끝내지 못할 때 나타나는 현상이다. 일부의 경우 암이 발견되기 15년에서 20년 전에 유전체 복제가 발견된다. 세포가 두 배나 더 많은 DNA를 갖게 되면 진화의 강력한 원동력이 된다. 남는 유전자는 하나가 망가지거나 해로운 돌연변이가 새로 생길 경우 대체할 수 있는 일종의 '백업' 유전자가 될 수 있기 때문이다. 따라서 유전자가 두 배로 늘어나면 독특한 세포가 생겨나는 진화의 지름길이 열린다. 농업 분야에서 오래전부터 활용해온 기법이기도 하다. 우리가 잘 아는 과일, 채소, 곡류 중 상당수는 자연적인 유전체 복제로 인해 DNA를 여러 벌 갖고 있고 그에 따라 여러 가지 변종이 생긴 것을 농부가 선별해서 재배한 것이다.*

---

* 원래 사람의 염색체는 세포마다 두 벌씩 포함되어 있지만 암세포는 이것이 두 배로 늘어나 총 네 벌을 갖고 있는 경우가 많다(이러한 특징에 따라 일반적인 세포는 이배체로 불리고, 난자와 정자는 반수체로 불린다). 흔히 볼 수 있는 딸기도 원래는 염색체가 7개이지만 2개, 4개, 5개, 6개, 7개, 8개, 10개씩 가진 다양한 종류가 존재하며 개수에 따라 각각 이배체, 사배체, 오배체, 육배체, 칠배체, 팔배체, 십배체로 불린다.

암세포의 유전체에 대규모 혼돈이 빚어지는 사태가 염색체 배수성倍數性과 유전체 복제만 있는 것은 아니지만 이 두 가지 현상은 암세포에서 굉장히 흔하게 일어난다. 종양의 유전체가 엉망진창으로 바뀌는 방식은 그밖에도 여러 가지 있다. 특정 유형의 스트레스를 받은 암세포에서는 DNA에 원래 포함되어 있었지만 활성은 없었던, 바이러스와 유사한 수백만 개의 염기서열에 활성이 생긴다. 트랜스포존transposon으로 불리는 이 유전자가 활성화되면 다시 깨어난 좀비처럼 유전체 곳곳을 돌아다니기 시작하는데, 이때 근처에 있던 다른 유전자도 같이 끌고 다닌다. 그 결과 곳곳에서 유전학적 파괴 행위가 일어나 염색체의 크고 작은 부분이 잘려서 엉뚱한 곳에 붙는 일이 발생한다. DNA 수선 기능도 엉망이 되고 만다.

염색체 말단에는 말단소체telomere라는 부분이 있다. 일종의 보호 캡과 같은 말단소체는 세포가 한 번 분열할 때마다 조금씩 짧아진다(51쪽 참고). 그러므로 세포가 너무 오랫동안 계속해서 분열하면 전부 마모되어 없어질 수 있다. 그런데 세포 수선 장치가 이 해진 말단을, DNA가 두 동강으로 잘렸을 때 나타나는 손상으로 잘못 인식하고는 결합시켜 염색체를 하나로 붙여버리는 경우도 있다.

또 한 가지 현상으로 '염색체 파열'이 있다. 영어에서 염색체 파열을 뜻하는 단어 'chromothripsis'는 '산산조각으로 부서지다'는 뜻의 그리스어에서 나온 멋진 이름이다. 2011년에 암 유전체의 염기서열을 분석하던 한 연구진이 종양의 염색체 전체가 작은 조각들로 나뉘었다가 다시 하나로 결합된 경우를 발견했다. 종양 전체에서 이런 일이 일어난 세포가 아주 많지는 않았지만 충분히 의미 있는 수준이었다. 그런데 이와 같은 수선 작업은 깔끔하게 완료되는 것이 아니라 되는 대로, 정말 마구잡이식으로 이루어진다. 흡사 스테인드글라스가 전부 깨졌는데 원래 디자인을 보존할 생각은 전혀 없이 대충 네모 모양으로 만들어 놓은 것처럼 마무리되는 것이다. 특정 종류의 암에서 유독 염색체 파열이 흔히 나타나며, 골종양의 경우 4분의 1을 차지한다. 염색체 파열 역시 진화의 강력한 원동력이 된다.

백혈병 환자에서 염색체 융합으로 인해 필라델피아 염색체에 BCR 유전자와 ABL 유전자가 공존하게 되는 것처럼, 염색체 파열이 일어나면 원래는 근처에 있을 일이 없는 여러 유전자가 한데 모이고, 그 결과 암을 촉진하는 치명적인 영향력이 생겨날 수 있다. 염색체 배열이 바뀌면서 세포핵의 유전학적 기록 체계도 재구성되어 정상 세포에서는 활성 상태가 유지되던 종양 억제 유전자가 비활성 대상으로 잘못 지정되거나 원래 비활성 상태로 관리되던 암 촉진 유전자가 활성 대상으로 지정되는 일도 일어날 수 있다.

보베리와 한스만의 뒤를 잇는 현대의 학자들은 염색체마다 제각기 다른 형광 염료를 입혀 현미경으로 관찰하는 기술을 활용해 종양에서 온갖 종류의 희한하고 멋진 유전자 배열을 찾아냈다. 염색체 전체가 복제되거나 소실되기도 했고, 완전히 산산조각이 났다가 기존과는 다른 구성으로 다시 결합되기도 했다. 심지어 이렇게 재배치될 때 암을 강력히 촉진하는 종양 유전자들로 채워진 작은 고리 모양의 낯선 구조가 생기는 경우도 있었다. 개별 세포의 관점에서는 이러한 사태가 크나큰 재난 상황에서 시도하는, 생존 확률은 매우 낮지만 필사적인 최후의 고투일 뿐이다. 그러나 급속히 분화되어 제각기 다른 생물들이 생겨나는 자연계 현상의 축소판으로 암을 바라본다면 진화적으로 불가피한 일임을 알 수 있다. 전체의 미래를 위해 소수의 생존자만 살아남으면 되는 것이다. 얼마나 괴상한 결과물이 나오는지는 중요하지 않다. 어떻게든 살아남는 것이 핵심이다.

1950년대부터 전 세계 모든 실험실에서 배양되고 있는 헨리에타 랙스Henrietta Lacks라는 여성의 자궁경부암 세포*인 헬라HeLa 세포에는 70개가 넘는 염색체가 있다. DNA 염기 하나가 잘못된 부분은 150만 곳이 넘고, 염색체 소실 부분은 큰 조각이 약 750개, 작은 조각으로는 1만 5,000개에 이른다. 이렇게 사라진 부분 중 3,500개는 새로운 조각으로 다른 곳에 붙어 있다. 진화생물학자 리 밴 베일런Leigh Van Valen은 헬라세포가 실험실에서 이토록 오랜 시간 생존하고 인체 세포의 정상적인 염색체 구성과는 크게 다른 특성을 나타내므로, 헬라사이톤 가틀러리Helacyton gartleri라는 이름의 새로운 생물종으로 봐야 한다고 주장했다. 그러나 이에 동의하는 과학자는 거의 없다.**

자연에서는 서로 밀접한 관련이 있던 개체군에서 염색체에 큰 차이

---

* 헨리에타와 암세포에 관한 흥미진진하고 의미 있는 이야기는 레베카 스클루트(Rebecca Skloot)의 저서 『헨리에타 랙스의 불멸의 삶(The Immortal life of Henrietta Lacks)』(Crown Publishing Group, 2010)에서 확인할 수 있다.

** 베일런이 제안한 헬라사이톤 가틀러리라는 종명은 분자생물학자 스탠리 가틀러(Stanley Gartler)의 이름에서 따온 것이다. 가틀러는 세계 곳곳의 실험실에서 자라고 있는 다양한 암세포주의 상당수가 실제로는 헬라 세포가 위장한 형태라는 사실을 알아냈다. 교차 오염으로 발생한 이 결과는 수십 년 전에 시작되어 지금도 계속되고 있는 것으로 보인다. 세포를 직접 다루는 과학자들은 배양접시 뚜껑에 써넣은 세포 이름과 그 안에서 실제로 자라는 세포가 다를 수 있다는 사실이나 이것이 암 연구에 영향을 줄 수 있다는 사실을 받아들이려고 하지 않는다.

가 생기면 완전히 새로운 생물종이 생겨난다. 예를 들어 사람과 침팬지의 유전체에서 동일한 부분은 98퍼센트가 넘는다. 두 동물이 각기 다른 생물종으로 나뉜 계기는 단 한 번의 유전체 재배치였다. 유인원이던 인류의 조상 중 누군가에서 염색체 2개가 융합되어 현재 사람의 2번 염색체가 생기는 변화가 일어났고 그 결과 염색체가 24쌍인 침팬지와 달리 23쌍의 염색체를 갖는 우리 인간이 생겨났다. 말기 종양을 구성하는 세포의 염색체에서는 종말이 찾아온 세상의 풍경보다 더 극심한 혼란이 발견된다. 개개인의 암은 한 종류 또는 그 이상의 전혀 다른 생물종이라고 충분히 주장할 수 있다.

죽음의 수레바퀴

지난 몇 년간 유전자에 담긴 암호는 아주 많이 밝혀졌다. 전 세계 유전자 분석 장치에서 A, C, T, G로 이루어진 암호문이 쉴 새 없이 나오고 그 속에서 수천 가지에 달하는 종양과 건강한 세포의 유전학적 구성(유전자형)이 드러났다. 그러나 데이터 서버에 고이 저장된 기나긴 이 문자열만으로 모든 것을 다 알 수는 없다.

물론 유전자는 중요하다. 세포와 인체의 모든 것을 만들어내는 레시피와 지시가 암호화되어 있는 곳이 유전자다. 유전학적 변이나 돌연변이가 생기면 암호화된 내용이 영향을 받는다. 하지만 흔히들 말하는 것처럼 무엇을 갖고 있느냐보다 그것으로 무엇을 하는지가 더 중요하다. 세포와 생물이 주변 세상을 보고 행동하고 반응하는 방식, 즉 표현형은 유전학적 요소와 후생적 요소, 환경 요소가 뒤엉킨 복잡한 상호관계를 통해 형성된다. 이것이 모두 얽히고설켜 적정 시점에(혹은 잘못된 시점에), 올바른 곳에서(또는 잘못된 곳에서) 유전자의 활성 스위치가 켜지거나 꺼진다. 생물학적 과정은 정밀한 공정을 거치지 않는다. 수많은 구성 요소가 가득 들어차 부산하게 움직이는 세포의 내부 환경에서는 무작위로 사소한 결함이나 변화가 생길 가능성이 다분하다. 내가 "동요wobble"라고 표현하는 이와 같은 일도 최종 결과에 영향을 줄 수 있다.

멜 그리브스를 비롯해 암을 진화적 관점에서 봐야 한다고 열렬히 주장하는 학자들 입장에서는 참으로 실망스럽게도, 지난 수십 년 간 학계의 연구는 대부분 유전자와 유전체에 점점 더 중점을 두는 방향으로 흘러왔다. 이제는 세포 하나의 유전자형을 분석하는 것은 아주 간단한 일이 되었다. 그러나 표현형, 즉 이 유전자가 전부 어떻게 쓰이고 무슨 기능을 하는지 분석하는 것은 훨씬 어려운 과제다. 다행히 이 분야 연구에 변화가 일어나고 있다. 표현형을 파악하는 한 가지 방법은 단일 세포에서 나타나는 유전자의 활성 패턴을 분석해 유전자의 활성 스위치가 켜졌을 때 발생하는 모든 분자 메시지를 해독하는 것이다. 모든 세포에 존재하는 수십만 가지 단백질을 분석할 수 있는 날이 점점 더 가까워지고 있다.

개별 세포의 행동과 반응은 대부분 주변 환경에 따라 달라지므로 연구하기가 더욱 까다롭다. 배양접시에서 키우는 세포가 살아 있는 생체 기관에서 세포 사회의 일원으로 존재할 때와 똑같이 행동할 가능성은 거의 없다. 현미경으로 들여다봐야 보이는 세포의 서식 환경을 전부 꼼꼼하게 분석하기 위한 도구도 이제 막 개발되기 시작했다.

중요한 것은 진화가 유전자형이 아닌 표현형에 작용한다는 사실이다. 자연 선택은 세포 내부에 있는 DNA의 특정한 염기서열을 뚫어져라 주시하다가 "좋았어, 저 유전자가 아주 좋아 보이는군. 저걸 어떻게 해봐야겠어"라고 하지 않는다는 소리다. 자연 선택은 그 유전자에서 비롯되는 결과에 영향을 준다. 즉 세포나 생물이 현재 살고 있는 환경에서 어떻게 행동하고 생존하는지의 방식(적합성)에 영향을 주고, 그 결과에 따라 세포나 생물의 생사가 결정된다. 세포나 생물이 가진 유전자가 다음 세대에 전달될 것인지도 마찬가지다. 저렴한 비용으로 훨씬 더 빨리 DNA 염기서열을 분석할 수 있는 유전학적 혁신이 일어났다고 다들 신나게 이야기하지만, 유전자형과 표현형 사이에 놓인 블랙박스를 열기 위한 노력은 지금도 계속되고 있다. 사람의 정상적인 세포에 포함된 유전체의 수백만 가지 변이가 주변 환경과 어떤 상호작용을 하는지 파악하기가 굉장히 힘들다는 사실은 날이 갈수록 명확해지는 실정이다. 하물며 돌연변이가 엉망진창으로 가득한 암세포에서는 이것이 몇 배는 더 힘든 과제가 될 수밖에 없다.

종양 세포의 유전자형, 표현형과 관련된 분자 수준의 과정을 전부 알아낼 수는 없더라도 '죽음의 수레바퀴'를 통해 어떤 방향으로 진행되는지는 알 수 있다. '죽음의 수레바퀴'란 암의 명확한 특징 10가지를 정리한 도표다. 미국의 생물학자 로버트 와인버그(앞서 4장에서 소개했다)와 더글라스 하나한Douglas Hanahan이 깔끔한 원 형태로 정리한 '죽음의 수레바퀴'는 종양이 성공적으로 자리잡았을 때 어떤 표현형이 나타나는지 밝힌 일종의 안내서다. 그 10가지 특징이란 자족적인 증식, 정지 신호 무시, 사멸을 피하는 것, 말단소체 재생, 비정상적인 대사, 면역계를 피하는 것, 염색체 불안정성, 몸 곳곳을 침범하고 확산하는 것, 혈액 공급망이 생기는 것 그리고 염증을 유발하는 것이다.

대규모 DNA 염기서열 분석을 통해 다양한 암과 건강한 조직에서 제 각기 다른 시점에 생긴 당혹스러울 정도로 다양한 유전학적 변화의 조 합과 순열이 발견되었다. 그러나 암은 돌연변이가 축적되어 생기는 병 이 아니며 그 돌연변이를 표적으로 삼는다고 해결되는 병도 아니다. 그보다는 인체라는 환경 안에서 진화하는 여러 종의 집합체이며, 궁 극적으로 죽음의 수레바퀴를 향해 나아간다고 보는 것이 훨씬 더 이 치에 맞다. 돌연변이도 중요하지만, 정확히 무슨 돌연변이가 생기는지 알아내는 것보다 그 돌연변이로 인해 나타나는 표현형을 알아내는 것 이 더 중요하다.

유전학적 변이와 후생적 변이로 만들어질 수 있는 조합이 워낙 다양 한 만큼, 세포 자멸이 불활성화되거나 세포 주기에 가속이 붙는 결과 는 여러 다른 경로로도 일어날 수 있다. 그러나 진화적 관점에서는 이 런 일이 '어떻게' 일어났는지는 중요하지 않다. '일어났다'는 사실 자체 가 중요하다. 암의 유전학적 복잡성을 전부 다 밝혀내는 건 사실상 불 가능해 보이지만, 개별 암에서 위와 같은 대표적 특징이 공통으로 나타 난다면 그 과정을 깊이 있게 통찰할 수 있다. 과정을 밝혀낼 수만 있다 면 암세포에서 벌어지는 진화 과정을 조절하여 암을 물리치는 방법도 알아낼 수 있을 것이다.

지구상에 생명이 맨 처음 등장한 때로 되돌아가서 모든 일이 처음 부터 다시 시작된다고 상상해보자. 그래도 다세포 생물이 다시 생겨날 까? 물고기가 간신히 바다 밖으로 빠져나와 육지에서 새로운 삶을 시 작하는 일이 또 일어날까? 공룡이 대부분 다시 멸종되고, 남아 있는 일부가 진화하여 새가 되는 일이 반복될까? 히라코테리움은 이번에도 말이 될까? 40억 년쯤 시간이 흐르면 또 나 같은 인간이 컴퓨터 앞에 앉아 이렇게 타이핑을 하고 있을까?

이러한 시나리오는 역사적, 문화적 맥락에서도 종종 등장하곤 한다. 누군가 시간을 거슬러 히틀러를 찾아가서 그를 죽인다면 오늘날의 세상은 어떤 모습이 되었을까? 제2차 세계대전이라는 끔찍한 일이 벌어지지 않았을지도 모른다. 그러나 지난 역사를 통틀어 볼 때 불평등하고 소외되며 견해가 양극화된 사회에서 강력한 리더십을 바라는 열망이 한꺼번에 발생하면 파시즘에 심취한 독재자는 어느 사회에서든 얼마든지 나타날 수 있다. 1930년대에 히틀러가 제거되더라도 대혼란을 틈타 같은 생각으로 같은 행동을 하는 누군가가 나타날 수도 있다.

생명이 처음 등장한 때로 되돌아가 모든 것이 새로 시작되면 어떨까, 하는 의문은 진화생물학의 가장 오래된 수수께끼 중 하나이자 과학자뿐만 아니라 철학자들의 마음도 사로잡았다.* 원시 해양에서 시작해 LUCA와 같은 미생물과 당시에 함께 등장한 여러 생물의 운명을 좇아 현재에 이르기까지, 지난 40억 년간 일어난 생태학적 변화와 전략과 커다란 재앙을 모두 재구성하는 건 불가능하다(대부분의 연구 지원 기관에서는 최대 5년 단위로만 지원금을 제공한다는 것도 큰 몫을 한다). 그러나 암을 활용하면 진화에 관한 이 사고 실험을 여러 번 반복하고 단시간에 결과를 확인할 수 있다.

암은 사람의 몸에 있는 사람의 세포에서 시작된다. 정상 세포가 악성

---

* 조너선 로소스(Jonathan Losos)의 멋진 저서 『불가능한 숙명(Improbable Destinies)』(Allen Lane, 2017)에서도 이 질문이 다루어진다.

종양 세포가 되는 과정에서 유전학적 순열과 환경에 의한 동요, 선택압이 상당한 영향을 주지만 그것이 무한대로 지속되지는 않는다. 유황 성분이 많은 심해 열수구부터 건조한 사막 지역까지 생태학적인 생물의 서식 환경은 굉장히 다양하지만 사람의 몸이라는 서식 환경은 그 범위가 한정적이다. 인체의 각 기관은 발달한 과정에 따라 차이가 있지만 포유동물의 세포는 매우 한정된 범위 안에서 기능한다.

자연계를 살펴보면 동물들이 같은 방식으로 어떤 문제를 해결할 때 동일한 특성이 계속해서 진화하는 경우가 있다. 날여우원숭이, 날다람쥐, 유대하늘다람쥐는 모두 날개막이라 불리는 얇은 세포막이 있어서 나무 꼭대기에 있다가도 급강하할 수 있다. 그런데 이 세 동물의 날개막은 제각기 발달했다. 또한 세계 어느 지역이든 섬에 고립되어 살아가는 동물은 몸집이 매우 작은 반면 같은 환경에 서식하는 식물은 엄청나게 크게 자라는 특징이 있다. 실제로 지중해 지역과 태평양 베링해협, 미국 캘리포니아 해안, 동남아시아의 인도네시아 군도 등 다양한 지역의 섬에서 서로 생물학적 관련이 없지만 똑같이 몸집이 아주 작은 코끼리가 살았다는 사실이 화석 유물로 밝혀졌다. 대서양 양쪽 지역에서 각각 따로 발달한 호저도 포식동물에게 먹히지 않으려고 몸에 가시가 마구 자라는 진화적 전략이 동일하게 발달했다. 롱 리가 발견한 슈퍼효모는 미오신 II 유전자 없이도 생존하는 방식 자체가 세 가지뿐이지만, 효모의 종류마다 각기 다른 유전학적 변화의 조합을 통해 그와 같은 생존 전략을 얻는다(219쪽 참고).

그러므로 세포가 살아가는 환경이 비슷하고 유전학적 초기 재료가 동일하다면 죽음의 수레바퀴에 이르는 경로도 한정적일 것으로 충분히 예상할 수 있다. 죽음의 수레바퀴는 특정 유전자에 발생하는 돌연변이의 결과일 수 있다. 특정 종류의 종양에서 같은 돌연변이가 아주 빈번하게 발견되는 것도 이런 이유 때문일 가능성이 있다. 게다가 종이 달라도 이러한 공통점이 나타난다. 사람과 개, 말에서 발생하는 희귀한 피부암에서는 암을 촉진하는 몇 가지 돌연변이가 똑같이 발견된다. 즉 이 특정한 종양이 발생한 진화의 경로가 매우 한정적임을 암시한다.

이와 달리 수십 개 혹은 수백 개의 유전자에서 일어난 동일한 생물학적 네트워크의 붕괴로 아무 관련성 없어 보이는 여러 암이 촉발되는 경우도 있다. 이 네트워크를 이룬 유전자 중 어느 하나에 여러 조합의 변이가 일어나면 그로 인한 영향의 강도가 강력하든 미세하든, 영향의 뿌리가 유전학적이든 후생학적이든 상관없이 시스템 전체 기능이 망가질 수 있다. 이 경우 암을 촉발시키는 뚜렷한 돌연변이는 발견되지 않는다. 그러므로 규모도 방대하고 암과는 거의 무관할 수도 있는 더 큰 시스템의 특정 구성 요소를 표적으로 암을 치료하려는 시도보다는 시스템 불균형을 일으킨 원인을 파악하고 바로잡는 것이 훨씬 더 효과적일 수 있다.

너무 어려운 도전처럼 느껴질 수도 있지만 머릿속으로 상상만 할 수 있는 일이 아니라 실행에 옮길 수 있다는 점이 중요하다. 사람의 유전체는 실로 방대하다. 2만여 개의 유전자가 있고 유전자에 활성을 켜고 끄는 제어 스위치도 100만 개가 넘는다. 그러나 진화적인 탈출 경로는 한정적이고, 인체의 유전학적 지도는 세세한 부분까지 계속해서 밝혀지고 있다.

유전자와 돌연변이는 분명 중요한 요소이고 암이 진화하는 동력이 되는 것도 사실이지만, 모든 생물은 환경 안에서 존재하고 환경에 반응한다. 암세포도 예외가 아니다. 종양이란 인체라는 서식 환경을 어슬렁거리며 돌아다니는, 유전학적으로 제각기 다양한 개체가 모인 집단이며 자연 선택에 의한 규칙과 변화에 영향을 받는 존재다. 이처럼 생태학자 혹은 진화생물학자의 시각으로 바라본다면 암을 이해하고 예방하고 치료하는 데 도움이 되는 더 깊이 있는 통찰을 얻을 수 있다. 종양의 진화 경로와 앞으로 어디로 향할 것인지를 알아내기 위해서는 유전자뿐만 아니라 이들이 살고 있는 곳을 나타낸 지도가 있어야 한다.

7장

암행성 탐사

위에서 내려다보는 풍경은 그야말로 장관이다. 골짜기, 산봉우리마다 생명력이 넘치고 구불구불 흐르는 반짝이는 강과 호기심 가득한 작은 동물들이 보인다. 멀리서 바라보면 푸른 열대우림 위로 날아가는 기분이 든다. 더 가까이 다가가면 사냥에 나서기 전 한 자리에 모인 작은 포식자들 무리가 보일지도 모른다. 이것이 암의 풍경이다.

내 여행 가이드는 런던 암연구소의 진화·암센터에서 팀장을 맡고 있는 젊고 재능 많은 컴퓨터공학자 인인 위안Yinyin Yuan이다. 위안은 이미지를 정교하게 분석하는 알고리즘으로 종양의 내부 세계를 파고들어 생태학적 배경 속 세밀한 환경에서 살고 있는 세포종을 찾고 있다. 위안이 처음 학계에 발을 들인 분야는 생물정보학이었다. 암을 유발하는 유전학적 원인을 찾기 위해 암 검체에서 DNA 염기서열 데이터 전체를 샅샅이 조사하던 중, 종양 내부가 어떻게 조직되어 있고 어떤 구조로 되어 있는지 상세한 자료가 없다는 사실을 깨달았다. 수백만 개나 되는 암세포 조직 덩어리에 어떤 돌연변이가 있는지 나열하는 일에는 별로 관심이 없었다. 그보다는 이 세포들이 어디에 있고 어떻게 배치되어 있는지 그리고 세포 외에 어떤 것이 함께 있는지가 궁금했다.

암 유전체의 염기서열을 최대한 분석해야 한다는 생각에 몰두한 나머지 우리는 사람의 몸과 몸속에서 자라는 종양의 생체 조직이 제각기 고유한 특성을 가진, 생태계 생물 서식지의 축소판과 같다는 사실을 망각했다. 이 관점에서 보면 자연계의 생물처럼 저마다 다른 유전학적 특성을 가진 암세포가 섞여 있고 증식 환경에 따라 모두 다르게 진화한다는 사실이 또렷하게 보인다.

건강한 세포와 면역세포, 암세포, 그밖에 각자 나름의 생태학적 서식지에 살던 여러 세포의 집합체인 종양 덩어리를 한꺼번에 분쇄하고 이를 시험관에 담아 암 유전체를 연구하는 방식에는 어떤 문제가 있을까? 이 방식은 모든 다양성을 무시한다. 자연을 눈에 띄는 특징 없이 희끄무레한 색으로 길게 펼쳐진 평원처럼 보는 것이나 마찬가지다. 생태학자라면, 골짜기 맨 밑바닥까지 내려가 강줄기를 따라 자라는 무성한 식물을 전부 조사하고 1킬로미터나 되는 뾰족한 산봉우리에 올라 고산지대에 사는 작은 야생화를 지켜보고는 가지를 축 늘어뜨린 버드나무와 에델바이스가 자라는 지상 500미터 높이의 산중턱까지 모두 둘러본 다음에 그것을 지도로 그리는 일 같은 건 하지 않는다. 과학적인 헛수고나 다름없기 때문이다. 그러나 최근 수년간 암 연구는 정확히 그런 식으로 진행되어왔다.

병리학자들은 100년도 더 전부터 종양을 아주 작은 박편으로 잘라 현미경으로 관찰해왔다. 심지어 지금도 암을 진단할 때 조직을 현미경 렌즈 아래에 놓고 세포를 관찰하는 방식이 일반적이다. 그러나 DNA 염기서열 분석 기술이 더 빠르고 저렴해져 암 유전체를 더 많이 캐내려는 다급한 경쟁이 벌어지면서 병리학은 저만치 뒤처졌다. 그러다 겨우 몇 년 전부터 기술이 향상되어 현미경으로 보던 이미지를 디지털화된 상세한 데이터로 바꿀 수 있게 되었다. 인인 위안과 같이 종양 내부의 세포를 '제자리에 있는 상태로in situ' 연구할 수 있게 된 것이다.

위안은 고해상도 현미경 이미지를 컴퓨터 모니터로 옮겼다. 찰스 스완튼의 트레이서엑스 연구(203쪽 참고)에서 나온 폐종양을 얇게 잘라 관찰한 이미지였다. 형형색색의 풍경은 위성으로 촬영한 어느 열대우림의 모습과 꼭 닮았다. 다만 두 곳에 구멍이 뻥 뚫려 있었는데, DNA 염기서열 분석과 다른 분자생물학적 분석을 위해 검체를 채취한 흔적이었다. 구글 지도를 펴놓고 세계 곳곳을 구경하듯, 위안이 줌을 당기거나 뒤로 뺄 때 나타나는 광경을 나는 넋을 잃고 바라보았다. 암세포가 한 무더기 모여 있는 곳 사이를 뚫고 혈관이 지나가는 곳에서 잠시 멈추었다가, 종양 가장자리 부근에 몰래 숨어 있는 면역세포군과 그 주변을 세밀하게 훑어보았다. 이 모든 장관이 지름이 동전 한 개 정도밖에 안 되는 얇디얇은 종양 조각에서 나온 것이다.

19세기에 현미경으로 관찰하던 과학자들이 연필로 악성 세포의 스케치를 솜씨 좋게 남기던 때부터 지금까지 얼마나 많은 발전이 이루어졌나 하는 생각을 멈출 수가 없었다. 생체 조직을 얇게 잘라 슬라이드 글라스 위에 올려놓은 검체가 300개쯤 있어도 바로 다음날이면 디지

털 스캐너로 고해상도 이미지를 얻을 수 있다는 사실을 테오도어 보베리가 안다면 아마 한 대 얻어맞은 것처럼 놀랄 것이다. 게다가 세포를 직접 하나하나 세고 분류하는 고생을 하지 않아도 컴퓨터 알고리즘을 훈련시켜 이 생물학적 풍경에 나타나는 모든 특징을 파악하고 지도화할 수 있다.

위안과 동료 연구자들은 암의 특징을 파악하기 위해 현재 통용되는 접근 방식의 근본적인 문제를 해결하고자 노력 중이다. 종양 검체를 한꺼번에 으깨서 염기서열을 분석하면 암세포와 주변 정상 세포 간의 공간적 배치에 관한 정보가 전부 사라진다. 위안은 이 방식 대신 향상된 이미지 촬영 기술과 AI 알고리즘을 활용했다. 수풀이 빼곡하게 우거진 정글 위를 날아다니는 드론처럼, 검체 속에 존재하는 모든 생물종의 구성과 다양성을 조사하고 있다.

몽땅 다 으깨서 염기서열을 분석하는 현재 방식의 한계는 암의 유전학적 세부 구성을 놓치는 것으로 끝나지 않는다. 학계는 암에 분포된 면역세포에도 점차 더 큰 관심을 기울이고 있다. 암세포를 없애는 포식자 역할을 하는 종류와 염증을 일으키는 선동가 역할을 하는 종류가 모두 연구자들의 주목을 받고 있다. 세포 분류 장치라는 휘황찬란한 기계를 활용하면 전부 다 분쇄해서 얻은 종양 검체에 면역세포가 얼마나 포함되어 있는지 알 수 있지만, 이러한 세포가 어디에 있고 어떤 기능을 하는지는 전혀 알 수 없다.

종양 내부에 면역세포가 많을수록 치료에 대한 반응성이 높게 나타난다는 것은 오래전부터 알려진 사실이다. 여기서 핵심은 위안과 동료들이 연구하는 것과 같은 면역세포의 위치다. 예를 들어 어느 숲에서

정찰기가 연속으로 촬영한 5장의 사진을 보고 이 숲에 성가신 쥐와 동물들을 잡아먹는 매가 어떻게 분포되어 있는지 조사한다고 해보자. 5장 중 4장에는 꽤 많은 수의 매가 공중을 날아다니며 사냥하는 모습이 담겨 있다. 그러므로 쥐가 마음대로 돌아다닐 수 없을 것으로 보인다. 이 사진에서 얻은 평균적인 정보를 토대로 하면, 쥐와의 전쟁은 승리로 끝난 것 같다. 하지만 나머지 한 장에 이와는 상당히 다른 이야기가 담겨 있다. 나무가 더 빼곡히 우거진 깊은 숲이라 사냥하기 힘든 곳을 촬영한 사진인데, 쥐가 온통 장악한 모습을 볼 수 있다. 쥐가 점점 늘어나서 곧 새 집을 찾아 인접한 곳으로 퍼져 나갈 것은 불 보듯 뻔한 일이다.

종양의 여러 부분에서 채취한 5가지 검체의 고해상도 이미지가 있고 면역세포는 매, 암세포는 쥐라고 가정해보자. 사진 한 장에는 면역세포가 10퍼센트 정도 보이고 사진 2장에는 20퍼센트, 다른 한 장에는 40퍼센트, 또 다른 한 장에는 5퍼센트밖에 보이지 않는다. 일반적으로 이런 결과는 평균을 구해서 면역세포가 대략 20퍼센트 침투했다(전문 자료에서 쓰는 표현이다)는 결론을 내린다. 그러면 이 결론에는 면역세포가 집중적으로 몰려 있는 '가열' 지점도 있지만 암세포가 면역세포의 영향을 거의 받지 않는 구역도 있다는 사실이 전혀 반영되지 않는다. 면역세포가 거의 없는 이 '냉각' 구역은 포식자가 없어서 암세포가 제멋대로 자라고 나중에는 다른 곳으로 옮겨 이차 종양의 근거지가 될 가능성이 다분하다.

위안의 연구진은 이런 생각을 한 단계 더 발전시켜 폐암 환자들로부터 확보한 여러 검체의 가열 구역과 냉각 구역의 수를 분석하는 알고리즘을 개발했다. 이를 활용한 결과, 면역세포가 별로 없는 냉각 구역이 많은 종양은 치료를 받아도 병이 재발할 확률이 더 높은 것으로 확인되었다. 종양 전체에 있는 면역세포 수가 평균 몇 개인지 조사하는 것만으로는 절대로 알 수 없는 정보다. 가장 효과적인 치료 전략을 찾으려는 의사에게는 이와 같은 정보가 반드시 필요하다.

면역계도 암과 동일한 방식으로 적응하고 진화할 수 있으며, 장기적으로는 암을 통제하거나 심지어 병을 치유할 수 있는 잠재력을 가지고 있다. 이런 점에서 면역요법이 현재 암 치료 분야의 가장 뜨거운 주제가 된 것은 당연한 일일 것이다. 면역치료제의 선두를 차지한 면역관문억제제immune checkpoint inhibitor는 인체 면역세포에 암의 존재를 알리고 공격하도록 자극하는 기능을 한다. 흑색종과 폐암에서 치료 효과가 특히 우수하며 일부 환자는 병이 말기까지 이르렀다가 치유되었다. 그러나 전체적으로는 면역관문억제제로 치료받는 환자 중 효과가 나타나는 비율은 5명당 2명에도 미치지 못하는 실정이다. 치료 반응성에 이렇게 큰 차이가 나는 이유 중 하나는 우리 몸 안에 있는 '비인간 세포non-human cell'에서 찾을 수 있다. 우리 몸에는 세균, 진균류, 바이러스 등 미생물군으로 통칭되는 세포가 수십억 개 존재한다. 암 환자들 중 면역요법에 반응성이 나타나는 사람과 그렇지 않은 사람은 장내 미생물군의 구성이 다른 것으로 보인다. 면역요법 효과를 증대시킬 방법을 찾고 이 치료로 가장 큰 효과를 얻을 수 있는 환자를 구분하는 검사법이 필요하다. 이를 위한 연구는 계속 진행 중이다. 그러나 종양 전문의 중에는 이러한 정보 없이 환자에게 최후의 방법인 것처럼 면역요법을 권하는 사람도 있다.

실험실에서 유전자가 변형된 면역세포를 배양하는 연구도 탄력을 받기 시작했다. 암세포를 찾아내 파괴하는 면역세포를 만들기 위해 크리스퍼CRISPR(정밀 분자 가위 - 옮긴이)와 같은 새로운 유전자 편집 기술을 활용하는 등의 연구가 이어지고 있다. 일종의 다국적군 '특공대' 역할을 할 것이다. 다만 이러한 치료는 기술 수준이 매우 높아 비용이 굉장히 많이 든다. 실제로 유전자가 변형된 면역세포를 이용해 몇 가지 혈액암 치료제가 개발되었고 현재 판매 중이다(예를 들어 CAR-T 세포). 더 흥미로운 새로운 기술도 상당수 개발 중이지만 이 글을 쓰고 있는 시점에 고형 종양에서는 이 같은 치료가 아직 초기 단계에 머물러 있다.

면역계는 아주 강력한 영향력을 발휘하므로 면역계를 활성화시키는 치료는 세심한 주의를 기울여야 한다. 면역계를 활성화시키는 새로운 치료 방식이 장기적으로 어떤 영향을 낳을지, 유익한지 해로운지조차 지금은 아무것도 밝혀지지 않았다. 면역계가 과도하게 활성화되면 '사이토카인 폭풍cytokine storm'(인체에 바이러스가 침투했을 때 면역 물질인 사이토카인이 과다하게 분비되어 정상 세포를 공격하는 현상 - 옮긴이)으로 불리는 현상이 나타날 수도 있다. 인체에 면역 신호가 몰아쳐 면역 반응이 급격히 활성화될 때 발생하는 이 현상에는 심각한 부작용이 따르며 사망에 이를 수도 있다. 과도하게 활성화된 면역세포는 인체의 건강한 세포까지 노리고 신경, 장, 피부를 공격할 수 있다. 면역요법으로 종양의 증식 속도가 폭발적으로 증가하는 급성 진행 현상이 발생한 사례도 심심치 않게 들려온다. 면역요법의 이 모든 문제와 더불어 한정적인 성공률도 고려해야 한다. 환자가 불필요한 고통을 겪거나 아까운 시간을 허비하느라 다른 치료법을 선택하지 못하는 일은 없어야 할 것이다.

면역세포는 종류가 매우 다양하고 기능도 광범위하다. 이러한 특징은 면역요법을 더욱 복잡하게 만드는 요인 중 하나다. 사냥을 전문으로 하는 포식자 세포도 있고, 염증 문제를 일으키는 종류도 있다. 면역력이 과도하게 공격적일 때 나서서 가라앉히는 세포, 면역 기능으로 파괴된 세포를 다 집어삼키는 폐기물 처리반도 있다. 이러한 면역 반응 중에는 암을 통제하는 데 유용한 것도 있지만 오히려 종양 증식을 촉진하는 경우도 있다. 게다가 사냥 실력이 뛰어난 면역세포는 종양의 진화 방향을 결정짓는 강력한 선택압으로 작용한다. 트레이서엑스 연구에서는 일부 폐암에서 종양이 발달하기 시작한 초기에 암세포가 면역 공격을 피하려고 '잠행' 모드에 돌입한다는 사실이 발견되었다. 암세포 활성이 아예 사라지거나 면역세포의 이목을 집중시킬 수 있는 암세포의 독특한 분자 표지가 사라지는 방식이다.

종양 내부와 주변에 아무리 많은 종류의 면역세포가 있어도 암세포의 종류가 훨씬 더 많고 종류마다 제각기 다른 조합의 유전자 돌연변이를 갖고 있다. 인인 위안이 도전하려는 다음 목표는 다양한 서식 환경에서 번성해 하나의 종양이 된 암세포 종류를 더 많이 찾아내서 현재까지 밝혀진 유전학적, 물리적, 행동적 특성과의 관계를 분석하는 것이다. 염기서열 분석으로 얻은 엄청난 양의 DNA 데이터를 암의 생태학적 특성과 연계하는 것은 상당히 까다로운 일이지만, 인공지능과 기계학습의 발전으로 이제는 가능한 일이 되었다.

위안이 현미경을 통해 눈으로 직접 확인한 암세포의 다양성이 각 세포의 유전학적 다양성 때문이라는 추정은 분명 타당해 보인다. 그러나 암세포와 세포가 머무는 장소의 관계를 분석하는 것은 쉽지 않은 일이다. 고해상도로 DNA의 공간적 분석을 실시해야 하고, 모든 정보를 처리해서 앞뒤가 맞게 분석할 수 있는 컴퓨터 툴도 필요하다. 이 모든 데이터를 수집하는 과정은 종양 검체를 한꺼번에 분쇄해 염기서열 분석 장비로 분석하는 것보다 훨씬 어렵다. 염기서열이 수많은 글자로 이루어진 것과 달리 이러한 분석에서는 어마어마한 양의 이미지 파일이 생기므로 장비의 처리 기능과 저장 공간이 모두 방대해야 한다. 넘어야 할 산은 많지만, 이 연구로 암의 복잡한 생태학적 특성을 훨씬 더 많이 파악할 수 있다. 물론 암을 더 효과적으로 물리치는 데 도움이 될 것이다.

위안의 연구팀은 직접 개발한 알고리즘을 의사들이 활용할 수 있는 임상 툴로 만들기 위해 분주히 노력하고 있다. 종양의 분자 구성과 그 안에 포함된 세포의 종류를 지도화하여 환자에게 가장 잘 맞는 치료법을 선택할 수 있게 하는 것이 목표다. 얇은 편으로 자른 종양으로 암세포 하나하나의 유전자 활성 패턴을 분석하는 기술 등 몇 가지 훌륭한 기술 혁신도 이루어졌다. 언젠가는 이와 같은 방식으로 개별 세포의 유전체 염기분석도 가능해질지 모른다. '컴퓨터 비전'으로 알려진 이미지 자동 분석 기술도 암 연구 분야에 혁신을 몰고 올 잠재력이 있다. 한 예로 최근 뉴욕 대학교 연구진은 구글이 만든 이미지 분석 알고리즘을 이용해 오로지 현미경 이미지만 보고 폐암 세포의 여러 집락 가운데 돌연변이가 발생했을 가능성이 있는 것을 찾아냈다. 100퍼센트 정확하지는 않았지만 첫 시도치고는 꽤 유망한 수준이었다.

한 가지 꼭 짚고 넘어가야 할 것이 있다. DNA 염기서열 분석이나 이미지 분석에 사용되는 암 검체가 죽은 세포의 생물학적 특징을 보여주는 스냅 사진에 불과하다는 것이다. 그 작은 절편은 몇 년간 극적으로 진화하고 주변 환경 변화에 따라 적응해온 종양의 유전학적 화석 기록일 뿐이다. 그러므로 한두 개의 검체를 토대로 종양 전체의 복잡한 분자 구성을 재구성하려는 시도는 박물관에 전시된 히라코테리움의 골격과 말의 최근 표본만 가지고 히라코테리움이 말로 진화하는 과정에서 일어난 모든 유전학적 변화를 추론하려는 것과 다르지 않다.

암이 맨 처음 시작된 시점부터 치명적인 전이성 암으로 발달하기까지 모든 단계의 검체를 연구하고 암의 진화 과정을 추적할 수 있다면, 그저 상태가 좀 좋지 않았던 세포가 나쁜 세포로 돌변해 종양이 되는 과정에서 무슨 일이 일어났는지 알아낼 수 있을 것이다. 또한 맨 처음 혈류까지 뚫고 들어가 이차 종양이 형성되도록 앞장선 세포들이 어떤 경로를 거쳤는지 추적하고, 치료 후에 줄어들거나 사라졌던 암이 다시 돌아올 때 일어나는 일들에 관해서도 알 수 있을 것이다.

암 연구에서 최후의 개척지는 공간이 아닌 시간이다.

아물지 않는 상처

우리는 지금까지 주변 세상의 변화에 적응하고 반응하는 암세포의 수동적인 특징을 중점적으로 살펴보았다. 그러나 이것은 전체 이야기의 절반에 지나지 않는다. 환경이 생물을 만드는 것도 사실이지만 생물도 환경을 만든다.

비버가 능숙한 솜씨로 댐을 만들고 토끼가 걷잡을 수 없이 늘어나 땅속에 엄청난 규모로 굴을 뚫는 것을 비롯해 인류가 생태계에 남기는 아주 선명한 발자국까지, 세계 곳곳에서 생물이 환경에 끼친 영향이 나타난다. 인간이 쉴 곳을 만들고 불을 이용하고 농사를 짓는 등 환경을 생존에 도움이 되는 방향으로 바꾸듯, 암세포는 세상의 종말을 꾀하는 공학자와 같은 영향력을 발휘한다. 정상 세포가 잘 살고 있는 질서정연한 이웃 동네를 파괴하고, 탐욕과 속임수가 핵심인 자신들의 생활 방식에 더 잘 맞는 매드맥스 스타일의 환경을 만들어낸다.

인인 위안이 보여준 종양의 이미지는 생기 넘치는 열대우림과 비슷해 보이지만 전혀 유쾌하지 않다. 암세포는 절대로 만나고 싶지 않은 최악의 이웃과 같다. 산소며 영양소를 전부 독식하고, 폐기물을 마구 방출해서 환경을 오염시킨다. 건강한 세포는 유기 호흡(산소를 이용해 에너지를 만들어내는 과정 - 옮긴이)이라는 복잡하고 연쇄적인 생화학적 반응을 통해 산소와 포도당(당의 일종)을 '태워서' 에너지를 만든다. 이 과정에서 물과 이산화탄소가 부산물로 나온다. 증식 속도가 빠른 종양에는 혈액이 무차별적으로 공급되므로 종양 주변의 환경은 산소 농도가 낮다(249쪽 참고). 그래서 암세포에서는 유기 호흡이 아닌 해당解糖(세포 내에서 당이 분해되어 에너지를 얻는 물질대사의 과정 - 옮긴이) 과정이 진행되는 경우가 많다. 해당 과정은 산소가 없는 심해에 서식하던 고대 세균에서 맨 처음 발달한 무산소 대사 경로다. 암세포는 이 해당 과정을 통해 건강한 세포보다 포도당을 10배 더 빠른 속도로 태우며, 이 과정에서 젖산의 형태로 폐기물을 배출해 주변을 건강한 조직이 살기 힘든 황무지로 만들어버린다.

세포의 대사 방식이 해당 과정으로 바뀌는 현상을 '바르부르크(또는 와버그) 효과Warburg Effect'라고 한다. 1920년대에 암세포에서는 산소 없이 당이 연소되는 경향이 나타난다는 사실을 처음 알아낸 독일의 생물학자 오토 바르부르크Otto Warburg의 이름을 딴 용어다. 바르부르크는 암세포에서 대사 변화와 산성화가 일어나는 것이 아니라 정상 세포에 대사 변화가 일어나고 주변 환경이 산성화될 때 암세포가 되는 것이라고 굳게 믿었다. 1931년에 에너지 생산에 관한 연구로 노벨상을 수상하기도 했지만, 발암물질이나 암 유전자, 암을 일으키는 바이러스에 관한 연구는 전부 쓸데없는 노력이라고 강력히 주장했다. 유전자 결함이 축적되어 종양이 생긴다는 사실이 밝혀진 후 바르부르크의 견해는 모두 거부되었다. 세포의 대사 방식이 바뀐다고 해서 그것이 돌연변이를 유발한다고 할 만한 명확한 증거가 없었기 때문이다.

지금도 음모론을 제기하는 웹사이트며 유튜브 채널에서 바르부르크를 암의 '진실'을 맨 처음 찾아낸 위대한 인물로 추앙하는 내용을 굉장히 많이 접할 수 있다. 하지만 이들은 세포의 대사 방식이 바뀌면 악성 종양이 된다는 주장을 뒷받침할 확고한 증거가 지금까지도 밝혀진 적이 없다는 사실은 언급하지 않는다. 적응성 종양 형성의 개념을 상기해보면(149쪽 참고), 암세포가 될 가능성이 있는 세포는 스트레스가 높은 환경에서 주변의 건강한 세포보다 적응력이 뛰어날 때 번성한다. 산성도가 높고 산소는 적은 환경이 세포의 진화를 촉진하는 강력한 동력으로 작용할 수 있다는 것도 쉽게 이해할 수 있다. 바르부르크가 밝힌 해당 과정과 산성화는 소수의 암세포에서만 일어나는 일이며, 아마도 일시적인 산소 부족에 따른 결과로 보인다. 그러나 이러한 변화는 그토록 혹독한 조건에서도 살아남는 강한 돌연변이 세포가 생겨나는 데 충분히 영향을 끼칠 수 있다.

해로운 환경을 탐구할 때는 종양이 암세포만으로 구성되지 않는다는 사실에 유념해야 한다. 종양에는 암세포 외에도 다른 세포와 물질이 다수 포함되어 있다. 이 나머지 구성 요소는 '기질stroma'로 통칭된다. 다양한 기능을 수행하는 각종 면역세포, '충전재'를 만드는 섬유모세포, 혈관 등이 기질을 이룬다. 이들은 분자 접착제(세포외 기질)의 영향으로 딱 붙어서 생화학적인 신호를 무수히 주고받는다. 일반적인 췌장 종양의 경우 암세포는 10퍼센트에 불과하고 나머지는 암세포의 생존을 돕거나 암세포와 맞서 싸우기 위해 동원된 정상 세포들로 구성된다. 이 괴상한 공동체는 암세포가 생존하는 데 반드시 필요한 것으로 보인다. 하지만 총체적으로 주변 환경에 어떻게 파괴적인 영향을 끼치는지는 거의 밝혀지지 않았다.

비밀은 인체의 정상적인 생물학적 과정을 망가뜨리고 필요에 맞게 조작하는 암세포의 능력에 있는지도 모른다. 예를 들어 건강한 조직은 종양이 생기면 몸에 생기는 모든 종류의 손상이 일어날 때와 마찬가지로 침입자를 물리칠 면역 부대를 파견한다. 또한 손상된 조직이 섬유모세포가 만들어내는 섬유로 다시 결합하고 염증 반응을 촉진시켜 나을 수 있게 돕는다. 그러나 인체가 좋은 의도에서 시작한 이 치유 조치가 종양의 성장 연료로 이용되고 있다는 사실이 점차 명확히 드러나고 있다.

케임브리지 대학교의 생물학자 제라드 에반Gerard Evan과 동료 연구자들은 종양이 어떻게 이런 기능을 발휘하는지에 대한 단서를 한 가지 제시했다. 에반은 여러 종류의 다양한 종양에서 과잉 활성화되고 암을 촉진하는 것으로 알려진 핵심 유전자 MYC를 수십 년 동안 연구했다. 정상적인 환경에서 MYC 유전자는, 상처 치유와 조직 재건에 꼭 필요한 복잡한 생물학적 과정이 시작되도록 지원한다. 맡은 일이 끝나면 더 이상 발현되지 않는다. 그러나 폐의 전암성 세포에서는 MYC 유전자가 계속해서 활성화되고, 이로 인해 상처 치유 과정이 반복되는 문제가 일어난다. 그 결과 '상태가 안 좋은' 정도에 그쳤던 양성 세포 증식이 촉진되어 공격적인 '나쁜' 세포가 된다.

염증은 질서정연한 세포 사회에 혼란을 가져올 수 있다. 따라서 조직이 손상되거나 염증이 일어나는 등 염증 반응을 촉진하거나 반응 강도를 높이는 모든 영향은 종양 증식에 기름을 끼얹을 수 있다. 같은 원리로 염증이 엉망진창으로 지속되어 곪아터지는 지경에 이르지 않도록 통제하고 상처 치유 과정이 깔끔하게 완료되도록 만들 수 있다면 암을 효과적으로 치료하는 길이 될 수 있다.

생물의 정상적인 반응 과정에 끼어들어 필요에 맞게 제멋대로 바꾸는 종양의 영향력은 생물학적 배관과도 같은 혈관계까지 미친다. 의학 역사의 가장 초기부터 의사들은 종양에 자체적인 혈액 공급이 이루어진다는 사실을 알고 있었다. 영어에서 암을 뜻하는 단어 'cancer'도 기원전 5세기에 히포크라테스가 암을 '게'라는 뜻의 그리스어 'karkinos'로 칭한 것에서 비롯되었다는 의견이 일반적이다. 이 표현에는 종양에서 사방으로 뻗은 불룩한 혈관이 흡사 게의 다리처럼 보인다는 의미가 담겨 있는 것으로 보인다. 또는 암이 인체를 게의 집게발처럼 꽉 붙든다는 은유적 표현일 수도 있다.*

한 무리를 이룬 이기적인 세포가 완전한 종양으로 발전하기 위해서는 혈관이 새로 자라는 과정(혈관 신생으로도 불린다)이 반드시 필요하다.

종양을 이룬 암세포 중에 산소와 영양소가 투과되는 세포는 일부에 불과하므로, 혈액 공급량이 늘지 않으면 종양은 크게 증식하지 못하고 결국 사라진다. 게다가 혈관이 생기면 세포가 전이되는 아주 편리한 통로가 되어 암세포가 맨 처음 생긴 종양에서 빠져나와 멀리 다른 곳으로 향하는 길이 열린다.

건강한 조직에서는 혈관이 질서정연한 배관처럼 잘 정돈되어 있다. 반면 암과 연결된 혈관은, 굶주리고 질식하기 일보직전인 세포가 방출한 분자 신호에 따라 종양 속을 이리저리 뚫고 들어가 형성된 탓에 무질서하고 혼란스럽다. 1971년에 보스턴에서 활동하던 포부 넘치는 젊은 외과 의사 주다 포크먼Judah Folkman은 암세포가 가용성 화학물질을 만들어내며, 이 물질을 쥐의 피부에 주사하자 혈관이 새로 자란다는 사실을 알아냈다. 포크먼은 이 물질에 '종양 혈관 형성인자tumor angiogenesis factor'라는 이름을 붙였다. 그리고 이 수수께끼 같은 물질을 차단하는 약을 개발해야 한다고 학계를 설득하는 일에 온 힘을 쏟았다. 굶주린 종양에 혈액 공급이 차단되면 위험천만한 크기로 자라지 못할 수도 있다는 논리였다.

처음에 포크먼이 이런 생각을 밝혔을 때 동료 학자들은 쉽사리 수용

---

* 1920년대에 활동한 이탈리아 출신 영국 의사 루이 삼본(Louis Sambon)은 암이라는 용어가 맨 처음 쓰인 유래에 관해 다른 설명을 제시했다. 사쿨리나(Sacculina)라는 기생충의 행동에서 나왔다는 것이 삼본의 주장으로, 원래 사쿨리나는 따개비처럼 자유롭게 돌아다니면서 살아가지만 게의 배에 굴을 뚫고 파고들어 가 살기도 하는데 이 경우 게의 몸에는 종양과 비슷한 덩어리가 생긴다. 삼본은 고대 그리스인들이 갑각류를 무척이나 좋아하고 즐겨 먹었다는 사실과 각종 예술품이며 장신구에 자주 등장한다는 점을 고려할 때 히포크라테스가 환자의 몸에서 직접 목격했을 치명적인 종양과 게의 몸에 생긴 그 괴상한 덩어리의 유사성을 간과했을 리 없다고 주장했다.

하지 않았다. 종양은 자체적인 혈액 공급 경로를 만드는 것이 아니라 원래 있던 혈관을 이용해서 자란다고 믿었기 때문이다. 10년이 넘는 시간이 흐르고 암세포에서 만들어지는 수많은 분자가 밝혀진 후에야 종양 주변에 혈관이 새로 자라도록 자극하는 분자가 있다는 사실이 드러나면서 포크먼의 주장은 사실로 입증되었다.

그러한 분자 중에서도 가장 흥미로운 종류로 꼽히는 '혈관 내피 성장인자'(영어 줄임말로 VEGF)는 발견되자마자 학계의 표적이 되었다. 암으로 공급되는 혈액을 차단하는 방법을 찾아야 했다. 그 선두를 달린 미국 캘리포니아의 생명공학업체 제네텍은 1990년대에 10년 가까운 개발 기간을 들여 최초의 VEGF 차단제 아바스틴Avastin(성분명 베바시주맙 bevacizumab)을 개발했다. 전 세계가 너무나 오랫동안 기다려 온 암 치료의 돌파구가 드디어 열렸다는 희망이 부풀어올랐다. 제임스 왓슨James Dewey Watson(DNA의 구조를 공동으로 밝혀낸 학자)도 포크먼이 발견한 사실을 토대로 "2년 내에 암을 치료할 수 있게 될 것"이라고 선언했다.

그러나 당사자인 포크먼은 아주 신중한 입장을 보였다. 아바스틴은 동물 실험만 실시되었을 뿐 임상시험 결과가 아직 남아 있다는 점도 지적했다.* 실제로 현재 아바스틴은 열띤 기대에도 불구하고 암 치료제로서는 실패작으로 여겨진다. 대신 눈 뒤쪽에 혈관이 새로 자라서 시력을 점진적으로 잃는 병인 황반 변성 치료제로서의 새로운 가능성이 발견되었다.

아바스틴이 엄청난 기대에 부응하지 못한 이유를 찾으려면 1999년

---

* 그리고 이런 말도 남겼다. "당신이 암에 걸린 쥐라면 아마 치료가 잘 될 수 있을 겁니다." 지금 돌이켜보면 아주 정확한 말이다.

에 암 치료제로 처음 승인받은 때로부터 5년 전으로 거슬러 올라가볼 필요가 있다. 미국 아이오와 대학교의 해부학과 어느 연구실에서 세포생물학자 메리 헨드릭스Mary Hendrix는 동료들과 함께 고성능 현미경으로 흑색종의 내부 구조를 자세히 연구했다. 이 연구진이 중점을 둔 것은 혈액으로 가득 채워진 고리 모양의 구조물이 암세포들로 이뤄진 덩어리 사이로 구불구불 이어지는 현상이었다. 당시에 정설로 여겨지던 혈관 신생 이론대로라면 이 무질서한 배관 구조는 가까이에 있는 혈관에서 생겨났어야 하는데, 연구진이 관찰한 흑색종 검체 내부의 모세관은 원래 종양이었던 세포가 일종의 용도 변경을 거쳐 혈관이 된 것으로 확인되었다. 헨드릭스는 이 현상을 "혈관성 모방vascular mimicry"이라고 불렀다.

암세포가 어떤 신호를 발생시켜 새로운 혈관이 생기도록 촉진하는 것이 아니라, 암세포의 형태가 바뀌어 직접 혈관이 되고 원래 있던 혈관과 연결된다는 것은 굉장히 당혹스러운 발견이었고, 그만큼 큰 논란이 일었다. 정설과 어긋나는 이 현상을 제대로 받아들이는 사람은 별로 없었다. 임상시험에서 혈관 신생을 차단하는 치료제가 연이어 실패해도 이런 분위기는 바뀌지 않았다.

헨드릭스를 비롯한 소수의 학자들은 이 발견이 사실이라는 믿음으로 혈관성 모방 현상이 정말로 일어나는 일임을 입증한 논문을 매년 몇 편씩 발표했다. 꼭 고려해야 할 중요한 사실이라고 생각했기 때문이다. 2015년에 영국 암연구소 산하 케임브리지 연구소의 분자생물학자 그렉 해넌Greg Hannon이 학술지 《네이처》에 동일한 내용의 논문을 발표한 후에야 이 현상은 널리 수용되기 시작했다. 해넌 연구진은 유방암

세포를 마우스에 이식했다. 그리고 암세포가 혈관으로 바뀌면서 종양과 마우스의 주요 혈관을 잇고 이것이 암이 퍼지는 경로가 된다는 사실을 확인했다.

종양이 생물학적 프로그램을 조작해 직접 새로운 혈액이 공급되는 배관으로 바뀐다는 이 발견은 사실 전혀 예상치 못한 일이 아니다. 배아가 발달할 때 혈관 생성에 쓰인 유전자는 발달 과정을 마친 세포에 전부 그대로 남아 있다. 활성만 꺼져 있는 상태이므로 그냥 다시 켜서 쓰기만 하면 된다. 그보다 중요한 것은 종양 내에서 각 세포가 맡을 특정한 기능이 체계적으로 정해진다는 사실이 드러났다는 점이다. 이는 암이 전적으로 무질서하고 이기적인 세포들로만 이루어진 것이 아님을 보여준다. 종양의 세계는, 착하고 모범적이고 건강한 세포들보다 반역과 속임수를 꾀하는 세포들이 더 번성할 수 있는 끔찍한 환경인 것은 맞지만, 그 지옥 같은 사회에도 나름의 질서가 있다는 의미다.

심지어 종양 하나를 구성하는 여러 암세포군이 서로 협력하고 이웃 집단이 생존하는 데 도움이 되는 물질을 만들어내기조차 한다는 사실도 발견되었다. 어떻게 이 악당들이 이런 행동을 하는지 의아해할 수도 있지만 진화라는 필터를 끼우고 잘 살펴보면 그렇게 이상한 일도 아니다. 생물의 역사에는 이기적으로 행동하던 단세포 여러 개가 팀을 이뤄 하나의 몸이 되고, 그곳에서 제각기 다른 기능을 담당하다가 다세포 생물이 생겨난 경우가 많다. 그러므로 암의 미세 생태계에서 그와 같은 일이 반복되는 건 당연한 일이다.

원숭이 이야기 그리고 전이

머나먼 옛날, 기막히게 운 좋은 원숭이 몇 마리가 불가능한 여행에 나섰다. 너무 오래된 일이라 정확히 어떤 상황이 벌어졌는지는 알 수 없으니 최대한 상상력을 동원해보자. 아프리카의 어느 바닷가, 강어귀와 만나는 곳에서 한 임신한 암컷 원숭이가 바닥에 수북이 쌓인 잎과 작은 나뭇가지 위에서 뒹굴뒹굴 놀고 있었다. 그러다 갑자기 불어온 태풍에 휩쓸려 파도가 사납게 휘몰아치는 대서양까지 밀려갔다. 다급히 만든 뗏목은 급류와 세찬 바람에 밀리고 또 밀렸다. 그러다 낯선 해안에 도착했다. 집과 너무 멀리 떨어진 곳에서 지치고 굶주려 반쯤 죽은 것이나 다름없었지만, 그래도 아직 숨은 붙어 있었다. 뱃속에서 힘차게 발길질을 해대는 것을 보니 쌍둥이 아기들도 괜찮은 모양이었다. 그로부터 약 3600만 년의 세월이 흘러 아메리카 대륙에 서식하는 토종 원숭이 100여 종은 전부 이 원숭이의 후손이었다.

무슨 말도 안 되는 이야기냐고 하는 사람도 있겠지만, '신세계'에 서식하는 원숭이의 유전자 분석 결과에 따르면 이 이야기에서 최소한 일부분은 틀림없는 사실이다. 낯선 대륙에 처음 발을 디딘 원숭이가 나무를 엮은 뗏목에 몸을 싣고 떠내려 온 임신한 암컷이었을지도 모른다. 또는 일가족이 지금은 사라지고 없는 여러 섬들을 거쳐 대서양을 건너왔을 가능성도 있다. 구체적으로 무슨 일이 벌어졌는지는 알 수 없지만 딱 한 번 일어난 일이었다. 그러나 그 한 번으로 충분했다.

믿기 힘든 이야기가 하나 더 있다. 침습적侵襲的인 종양 1그램은 약 10억 개의 암세포로 구성되고, 그중 상당수가 계속해서 혈류로 흘러들어간다. 암에 걸리면 이차 암을 절대 피할 수 없으리라는 절망적인 생각이 들겠지만 이차 암이 생기는 경우는 예상보다 훨씬 드물다. 암 환자의 혈액을 살펴보면 티스푼 하나 정도의 양에 보통 50개 정도의 종양세포가 들어 있다. 혈액 5리터에는 수만 개의 종양 세포가 있다는 말이다.

혈류에 떠다니는 종양 세포는 대부분 몸 전체를 딱 한 번 돌아다닌 후에 파괴된다. 전체 숫자는 하루에만 수백만 개, 1년이면 수십억 개에 이른다. 실제로 이차 종양이 발견되는 환자 수에 비하면 세포수가 압도적으로 더 많다. 암세포 하나가 암이 전이되는 씨앗이 될 가능성은 10억 분의 1 정도이고 몸 전체로 퍼질 확률은 수학적으로 따지면 불가능에 가깝다고 볼 수 있다. 생물학적인 실제는 이렇지만, 암세포 수는 너무나 방대하므로 불가능에 가까운 확률 속에서도 '승자'가 나올 가능성을 완전히 배제할 수 없다.

종양이 한곳에만 머무른다면 거의 모든 고형 암은 날카로운 수술 도구로 잘라내 없앨 수 있을 것이다. 전이는 암을 치명적인 병으로 만드는 단일 요인이다. 일차 암에서 떨어져나온 암세포가 인체의 고속도로와 샛길을 타고 돌아다니다가 새로운 장소에서 이차 종양의 씨앗이 된다. 일단 종양 세포가 생체 조직과 장기를 구분하는 경계막을 뚫고 들어가는 침입이 일어나는데, 이 단계가 지나면 자유롭게 돌아다니는 건 일도 아니다. 혈관을 따라 이동하기도 하고, 각종 도관과 접점이 네트워크를 형성하여 면역세포의 비밀 고속도로 역할을 하는 림프계를 이용하기도 한다. 그러므로 첫 단계인 침입이 일어나기 전에 종양을 제거하면 암도 거의 확실하게 치유된다. 이 경계막이 뚫려 종양이 일반적인 진단 기법으로 발견될 만큼 자란 시점이라면 이미 암세포가 온몸을 순환하기 시작했을 가능성이 매우 높다.

19세기가 끝날 무렵에는 마취와 소독 기술이 개선되어 암을 수술로 제거할 수 있게 되었지만 위험성이 상당히 높았다. 그나마 유방에 생긴 종양은 중요한 장기 안쪽에 깊이 묻혀 있지 않고 비교적 접근하기 쉬운 곳에 있다는 특징과 함께 유방이 없어도 생명에는 지장이 없으므로 수월하게 해결할 수 있다고 여겼다. 그러나 수술 후 유방암이 치유된 환자는 일부였고 뼈와 폐, 간, 뇌에서 이차 종양이 다시 생기는 환자가 많았다. 미국의 외과 의사 윌리엄 할스테드William Halsted는 맨 처음 생긴 종양에서 암세포가 빠져나와 돌아다니는 것이 문제의 원인이라 확신하고 '근치 유방 절제술'이라는 수술법을 고안했다. 유방과 함께 주변 근육과 겨드랑이의 림프절까지 전부 제거하는 새로운 수술법이었다.

할스테드는 살균 원칙을 엄격히 준수해 감염으로 목숨을 잃는 일이 없도록 철저히 대비했고 통증 완화에도 심혈을 기울여 환자가 이 엄청나게 힘든 수술을 받고도 잘 견뎌낼 수 있도록 도왔다(의도치 않게 수술 후 코카인과 모르핀에 중독되는 사람이 생겨나기도 했지만). 그러나 수술로 잘라내는 범위를 더 넓혀도 암 환자의 생존율에는 큰 차이가 없었다. 치유되는 사람도 일부 있었지만 나머지는 이차 종양이 발견되었다.

20세기 초, 할스테드의 뒤를 이은 외과 의사들은 한 걸음 더 나아간 해결책을 제시했다. '초근치 절제술'이라 할 수 있는 새로운 유방 절제술은 암의 확산 가능성을 봉쇄하기 위해 잔혹할 정도로 많은 조직을 제거한다. 근육을 너무 깊은 층까지 제거하는 바람에 어깨나 팔이 불구가 되는 환자도 생겼다. 많은 환자들이 신체적으로나 정신적으로 큰 고통에 시달렸지만 이러한 수술은 1950년대까지 이어졌다. 그럼에도 생존율에는 변화가 없었다.

이런 신체 훼손은 마냥 견디기엔 너무나 가혹했다. 무엇보다 종양이 생긴 조직만 제거하든, 신체 훼손에 해당하는 극단적인 절제술을 하든 이차 암이 발생하는 확률에는 차이가 없었다. 유럽과 미국에서 몇몇 외과 의사들이 나서서 이것은 의혹이 아닌 자명한 사실임을 입증하는 데이터를 수집했다. 이 모든 상황을 거치는 동안 한 가지가 명확해졌다. 유방암이 수술로 제거해야 할 정도로 확실하게 커진 시점에는 이차 암의 씨앗이 이미 어딘가에 뿌려졌을 위험성이 있다는 것이다. 운 좋게 그렇지 않은 사람도 있고, 그런 운이 따라주지 않는 사람도 있다. 그렇다고 환자의 몸을 난도질하는 건 해결책이 될 수 없었다.

미국에서 할스테드가 암의 전이를 막기 위해 수술에 몰두하던 무렵, 영국의 외과 의사 스티븐 파제트Stephen Paget는 전이가 왜 일어나는지 알아내기로 했다. 유방암이 전이되어 사망한 환자 700여 명의 부검 기록을 샅샅이 분석한 파제트는 암이 전이되는 기관이 있고 그렇지 않은 기관이 있다는 사실을 알아냈다. 왜 암세포는 뼈와 폐를 두 번째 터전으로 삼는 반면 비장에는 뿌리를 내리지 않을까? 당시에는 암세포 덩어리가 가느다란 혈관을 지나다가 막혀서 더 이상 이동하지 못하면 이차 암이 된다는 견해가 일반적이었는데, 정말로 그렇다면 하루에 혈액을 수리터씩 여과하는 신장에는 이차 암이 생기지 않고 간에는 생기는 이유는 무엇일까? 이것은 유방암에서 나타나는 양상일 뿐, 그밖의 암은 다른 곳에서 전이가 잘 일어나는 이유는 또 무엇일까? 파제트는 관찰한 내용을 '씨앗'과 '토양'에 비유하여 이렇게 설명했다. "식물에 씨앗이 생기면 이 씨앗은 사방으로 퍼진다. 그러나 자랄 수 있는 토양에 떨어진 씨앗만 살아남아서 식물이 된다."

지난 세기 동안 파제트가 씨앗에 비유한 상황의 분자적인 특성이 아주 세세한 부분까지 밝혀졌다. 암세포에 생긴 돌연변이가 상세히 드러나고, 다른 곳으로 퍼지는 종양과 그렇지 않은 종양의 유전학적 차이점도 알려졌다. 일차 종양과 멀찍이 떨어진 곳에 전이된 암의 가계도를 추적해본 결과, 이차 암 중에는 신대륙에 맨 처음 도착한 용감한 원숭이처럼 일차 암과 유전학적으로 동일한 하나 또는 소수의 세포에서 시작된 경우가 있다는 사실이 확인되었다. 이와 달리 한꺼번에 이동한 다양한 그룹의 세포들에서 이차 암이 시작된 경우도 있었다. 이 경우 함께 이동하는 그룹이 전부 같은 일차 종양에서 떨어져나온 세포들로만 형성되는 것도 아니다. 한 연구에서는 대장암이 간이나 뇌로 번진 23명의 환자들로부터 100건이 넘는 종양 검체를 수거해 분석한 결과, 전이의 씨앗이 된 세포는 5건 중 4건이 이미 다른 곳에 뿌리를 내렸다는 사실이 드러났다. 이때 맨 처음 대장에 생긴 종양의 크기는 작은 핀 머리 정도였다.

때때로 암세포가 전이된 곳에서 또다시 벗어나 새로운 곳에서 증식하는 경우도 있다. 일차 종양에서 떨어져나온 뒤 몸 곳곳을 쭉 돌아보고 다시 출발점으로 돌아오는 세포도 있다. 이러한 회귀 특성은 치료와 연계시킬 수 있다. 학계는 혈류를 타고 돌아다니던 암세포가 맨 처음 출발한 종양으로 돌아오면 그곳 암세포들을 사멸시키는 이중간첩으로 만들 방법을 유전공학 기술을 적용해 연구 중이다.

암세포라는 씨앗이 떨어졌을 때 증식하기에 적합한 토양을 좌우하는 요소가 무엇인가에 관한 연구는 이보다 훨씬 뒤처진 상황이다. 뼈로 퍼지는 암이 있는가 하면 뇌나 간, 폐를 새로운 터전으로 삼는 암이 있는 이유는 현재 암 연구 분야에서 최대의 미스터리 중 하나로 남아 있다. 그래도 그 비밀 중 일부는 드러나기 시작했다.

암세포는 바로 인접한 주변 조직을 망가뜨릴 뿐만 아니라 혈액의 정상적인 줄기세포를 세뇌시켜 특사처럼 부릴 수 있다. 이렇게 조종당하는 세포는 뼈와 장기의 구석진 곳이나 구멍에 한데 뭉쳐 머물면서 일차 종양이 화학물질의 형태로 방출하는 명령을 혈류로 전달받는다. 또한 몸속을 떠돌던 암세포가 근처를 지나다 안락한 새 거처에 자리잡을 수 있도록 준비한다. 그러나 새로 정착하는 암세포가 번성할 수 있을지는 누구도 장담할 수 없다.

대부분의 암 환자는 아주 미세한 수준의 전이가 일어나지만 그중 상당수는 이차 종양으로 발달하지 않는다는 사실이 잘 알려져 있다. 세포 사회의 원칙이 아직 효과를 발휘할 때는 문제를 일으키는 암세포가 어디에 나타나든 질서정연하고 건강한 조직이 철저히 통제한다. 같은 의미로 염증이 생기거나 손상된 조직 또는 노화가 진행 중인 조직은 몸속을 돌아다니는 암세포에게는 상당히 매력적인 장소다. 불활성 상태였던 아주 작은 종양이 다시 깨어나 증식을 시작하기에 좋은 환경이 된다.

2018년에 뉴욕 콜드스프링하버 연구소의 연구진은 어떻게 이런 일이 일어나는지 보여주는 흥미로운 결과를 발표했다. 이들은 마우스를 인체 종양의 모형으로 삼고 폐(전이가 많이 발생하는 곳)에 유방암 세포를 하나씩 분산시킨 후 이차 종양으로 자라는지 지켜보았다. 8개월이 지나도 종양은 나타나지 않았다. 정말 단 한 건도 없었다. 암세포는 그대로 있었지만 활성이 없는 휴지 상태로 머물러 있었다.

다음 순서로, 연구진은 폐에 심각한 감염이 생기면 어떤 변화가 생기는지 알아보기로 하고 세균성 화학물질을 투여했다. 그러자 암세포가 즉각 새로운 종양으로 증식하기 시작했다. 담배 연기에 노출시킨 경우도 마찬가지였다. 여기서 흥미로운 점은, 세균성 물질이나 담배 연기가 암세포에 직접적으로 영향을 주지는 않았다는 것이다. 연구진이 만든 자극 방식은 이랬다. 염증 반응을 일으키는 특수한 면역세포인 중성구neutrophil를 자극한다. 그런 다음 현미경으로 볼 수 있는 크기의 DNA와 단백질로 구성된 일종의 분자 그물을 던진다. 이 복잡한 그물에 걸려든 암세포가 동면 상태에서 깨어나 최대한 빠른 속도로 증식하며 반격하는 방식이었다.

심혈관 질환 치료제는 인체에 염증 반응을 일으키는 분자 신호 중 하나를 차단하는 것이 목표다. 이미 개발되어 대규모 임상시험까지 실시되었다. 혈관에 염증이 생기고 막혀서 심장 발작과 뇌졸중으로 이어지는 문제가 해결될 수 있기를 기대하며 시작된 이 연구에서는 심장 질환 사망률이 감소하는 결과와 더불어 뜻밖의 효과가 나타났다. 연구 참가자 중 상당수가 흡연자였음에도 불구하고 폐암 발생률이 크게 낮아진 것이다. 그러나 다른 연구에서는 일반적으로 쓰이는 스테로이드 항염증제인 당질코르티코이드glucocorticoid가 유방암 확산을 촉진할 수 있는 것으로 확인되었다. 항염증제에 관한 관심이 계속 커지는 상황에서 왜 이처럼 상충되는 결과가 나왔을까? 이는 몸속을 돌아다니던 암세포가 전이성 종양이 되는 과정 그리고 이런 변화를 차단하는 방법에 관해 아직 우리가 모르는 부분이 많다는 사실을 입증한다.

암세포가 한곳에 있지 않고 이동하는 이유도 흥미로운 연구 주제다. 순전히 우연하게 일어나는 일일 수도 있다. 종양의 가장자리에 있는 세포는 연결이 헐거워서 혈류에 쓸려 떨어져 나갈 수도 있다. 그러나 하루 동안 종양 하나에서 떨어져나오는 수백만 개의 세포 중 많은 수가 종양을 벗어나기 위해 능동적으로 애쓴다.

생태학자의 관점에서는 암이 전이되는 건 지극히 당연한 일이다. 사람을 포함해 동물은 터전으로 삼던 곳에서 살기가 어려워지면 식량이나 지낼 공간과 같은 자원을 찾아 길을 떠난다. 수천 킬로미터를 이동하느라 목숨이 위태로워질 수도 있지만, 자신이나 자손이 좀 더 나은 삶을 살 수 있다는 희망으로 그러한 선택을 한다. 기후 조건이 견디기 힘들 정도로 악화되거나 안전을 보장할 수 없는 환경이 되어 어쩔 수 없이 떠나야 하는 경우도 있다. 암세포가 촘촘하게 밀집된 유독한 종양 환경에서는 적응력이 가장 뛰어나고 힘든 상황을 가장 잘 견디는 세포만 살아남는다. 사멸하는 세포가 늘어가고 먹을 것과 산소가 바닥나기 시작하는데 암세포를 잡기 위해 면역세포까지 포위망을 좁혀온다면, 다른 곳에 새로 터전을 마련하려는 세포가 나올 수 있다.

물론 세포에게는 지각력이 없어서 능동적인 '선택'이라고 표현할 수는 없겠지만, 기본적인 생물학적 동력이 이 같은 변화를 이끈다. 예를 들어 세포는 주변 환경에 존재하는 당, 산소, 아미노산과 같은 분자 수준의 기초 단위 등 다양한 화학물질의 농도를 감지하고 가급적 이런 물질이 더 많은 쪽으로 이동하는 경향이 있다. 암세포가 당을 비롯한 영

양소를 이용할 수 없도록 조작해서 '굶겨 죽이는' 방식이 의도는 좋을
지언정 전체적인 상황을 잘못 파악한 시도인 것도 이런 이유 때문이다.
유익한 결과는커녕 오히려 해가 될 수 있다. 인체는 가능한 모든 원천
에서 당을 뽑아내는 극히 뛰어난 능력을 발휘하도록 진화했다는 점에
서 의도한 목적을 달성하는 것 자체가 굉장히 어렵다. 또한 암세포를
굶기면 영양소를 찾아 다른 곳으로 이동하기 때문에 병이 확산될 가능
성이 높아질 수 있다. 마찬가지로 환자에게 쉽게 소화되는 당을 끊도록
하면 치유에 꼭 필요한 귀중한 에너지원이 고갈될 수 있다.

뼛속까지 생물학자인 나로서는 인정하고 싶지 않지만 물리학에서
도 암의 전이에 관한 교훈을 몇 가지 얻을 수 있다. 기술의 발전으로 생
물학적 구조에서 나타나는 물리적 성질을 입증할 수 있게 되자 과학
자들은 이것이 암의 증식과 확산 능력에 어떤 영향을 주는지 연구하
기 시작했다.

종양은 일반적으로 정상 조직 사이에 낀 단단한 혹처럼 발견되지만,
암세포 자체는 건강한 세포보다 연하고 말랑말랑한 성질이 있다는 의
외의 사실이 밝혀졌다. 이러한 성질은 충전재처럼 채워진 섬유모세포
와, 종양 기질을 구성하는 점도 높은 세포외 기질 때문이다. 또 암세포
가 더 쉽게 이동할 수 있는 유용한 기반이 된다. 건조하고 형태가 계속
바뀌는 모래 언덕은 걷기 힘들지만 같은 모래라도 물기가 스며 축축하
고 단단한 해변에서는 빠르게 달려갈 수 있는 것과 마찬가지다.

전이를 촉진하는 유전자 오류나 분자 신호에 큰 관심이 쏠리고 있지
만 사실 정답은 암세포의 형태에서 간단히 찾을 수 있을지도 모른다.
어느 날 밤, 손님들로 꽉 찬 술집에 있다고 상상해보자. 인파를 뚫고 바

까지 겨우 도착해서 양손에 맥주잔을 하나씩 쥐고 다시 친구가 앉아 있는 건너편 테이블로 가야 한다. 이때 대부분의 사람은 사람들 틈에서 좀 더 쉽게 빠져나가려고 본능적으로 몸을 옆으로 돌린다. 독일 라이프치히 대학교의 물리학자 요제프 캐스^{Josef Käs}는 암세포도 정확히 동일한 반응을 보인다고 밝혔다. 캐스 연구진은 종양의 견고한 기질 구조 내부에서 증식하는 암세포를 면밀히 연구한 결과, 형태가 길어지기도 하고 찌그러지기도 하는 특성 덕분에 혼잡한 종양 환경을 뚫고 나와 옆길로 빠져나갈 수 있다는 사실을 발견했다.

나는 캐스가 런던에서 열린 한 회의에 연구 결과를 발표하기 위해 찾아왔을 때 만난 적이 있다. 그날 캐스는 동영상을 하나 보여주었다. 종양 기질에 촘촘하게 밀집한 암세포를 본따 만든 플라스틱 육각형 블록 구조물이 선반 위에 놓여 있었다. 모든 블록이 같은 형태인 경우 선반이 측면으로 흔들릴 때 '세포'가 선반의 움직임에 따라 살짝살짝 흔들리지만 제자리에 그대로 남아 있다. 그런데 이 블록 구조물에, 마치 종양 사이에 끼어 있는 암세포처럼, 더 긴 블록을 두어 개 끼워넣자 선반이 흔들릴 때 구조 전체가 움직이기 시작하더니 길쭉한 세포가 툭 튀어나와 구조물과 분리되었다. 세포의 형태 그리고 전체가 흔들릴 때 일어나는 물리적 상호작용만으로 '전이'가 일어난 것이다. 캐스는 이처럼 유동적인 움직임이 일어나지 않도록 밀도를 높여 암세포를 제자리에 '붙들어 놓는' 방법이 있을 것이고, 그렇게 되면 몸 곳곳으로 퍼지지 않도록 막을 수 있다고 주장했다. 희한한 생각이지만 가능성은 있다.

시야를 넓혀서

더 멀찍이 떨어져서 살펴보면 종양은, 콘월의 이든프로젝트(영국 콘
월주에 있는 세계 최대 온실식물원 - 옮긴이)처럼 여러 개의 캡슐 같은 구조물
에 둘러싸여 정밀하게 관리되는 분리된 자연 환경이 아니라 인체의 한
부분이라는 사실이 눈에 들어온다. 존 던John Donne의 시를 변형해서 인
용하자면, 어떤 종양도 그 자체가 온전한 섬이 될 수 없다. 암은 분리
할 수 없는 더 큰 대륙의 한 부분이며, 끊어낼 수 없는 양방향 결합으
로 묶여 있다.

우선 암세포는 몸속에서 여러 종류의 호르몬에 노출되고 스스로 호
르몬을 만들어낼 수도 있다는 점에 주목할 필요가 있다. 유방암과 전
립선암은 각각 에스트로겐과 테스토스테론과 같은 성호르몬의 영향
을 받는 경우가 많다. 인체의 에너지 사용과 지방 저장 방식을 통제하
는 '인슐린 유사 성장인자insulin-like growth factor'도 호르몬과 같은 영향력
을 발휘한다. 일부 암에서 과체중일 때 발생 위험이 더 큰 이유와도 관
련이 있을지 모른다.

인슐린과 관련 있는 IGF-1이라는 성장인자도 암에 중대한 영향을
준다. 에콰도르 남부의 외딴 지역인 로하주에는 키가 1미터 정도밖에
안 되는 작은 사람들이 살고 있다. 이들은 키는 굉장히 작지만 수명
이 놀라울 정도로 길고 암이나 당뇨, 그밖의 여러 질병에도 잘 걸리지
않는다. 이 현상을 맨 처음 밝힌 이스라엘 의사 지 라론Zvi Laron의 이름
을 따서 '라론 증후군'이라 부른다. 이러한 특징이 나타나는 사람들은
IGF-1을 만드는 유전자가 활성화되지 않는 선천적인 유전자 결함이

있다. 이런 사실이 공개되자 IGF-1 농도를 라론 증후군과 비슷한 수준으로 떨어뜨리는, 실험적인 저열량 식생활에 많은 사람들의 관심이 쏠렸다. 이들에게서 나타나는 이점을 비슷하게 누릴 수 있을지 모른다는 기대 때문이었다.

식생활을 조절해서 수명을 늘린다는 아이디어는 16세기 베네치아인 알비제 코르나로Alvise Cornaro의 저서『소박한 삶에 관한 글: 오래 사는 기술과 자질Writings on the Sober Life: The Art and Grace of Living Long』에 처음 등장한다. 그는 이 책에서 100세까지 살고 싶다면 하루에 음식을 딱 350그램만 섭취해야 하며(대략 1,000칼로리) 식단은 빵과 수프, 달걀, 고기, 가금육, 생선 그리고 500밀리리터보다 조금 적은 양의 와인으로 구성해야 한다고 권장했다.

음주 효과를 참 흥미롭게 해석했다는 생각이 들지만 최근에는 코르나로의 주장이 과학적으로 어느 정도 일리가 있다는 사실이 밝혀졌다. 수명에 끼치는 영향에 대해서는 의견이 엇갈리지만 섭취하는 열량을 제한하면 건강 수명, 즉 건강과 활기가 유지되는 기간에 영향을 끼치는 것으로 보인다. 다만 이 변화는 인체 내부 환경이 우수한 상태로 유지되는 것과 관련이 있을 수 있다. 먹는 양이 크게 줄면 조직을 적절히 고치고 유지하는 데 필요한 영양소가 부족할 수 있으므로 인체의 미세 환경에 영향이 발생할 수 있다. 극심한 다이어트는 성장 폭을 제한하고 신체 에너지를 떨어뜨리는 한편 성욕 감소로 이어질 수 있고, 암과 맞서 싸울 면역 반응까지도 약화시킬 수 있다. 사람들이 농담으로 주고받는 이야기처럼, 다이어트를 한다고 해서 꼭 오래 사는 건 아니다. 왠지 그럴 것 같은 기분이 들 뿐이다.

미생물군으로 통칭되는, 인체에 살고 있는 수십억 마리의 미생물도 암과 관련이 있을 수 있다. 과거에는 거의 관련이 없다고 여겨졌지만 최근 들어 가장 뜨거운 관심이 쏠리는 주제로 떠올랐다. 화학요법이나 면역요법에 암이 얼마나 잘 반응하는지를 장에 서식하는 세균이 영향을 줄 수 있다는 사실도 연구로 밝혀졌다. 생애 초기에 적정한 미생물에 노출된 아이는 백혈병에 걸리지 않는다는 연구 결과도 나왔다. 간이나 대장 등에서 암의 증식을 돕는 세균도 있다. 얼마 전 발표된 한 연구 결과에 따르면, 특정한 진균 감염이 췌장암 발달을 촉진할 가능성이 있다. 보다 직접적인 영향을 살펴보면, 장내 세균은 특정 영양소의 가용성에 영향을 주고(이것은 건강한 인체 조직과 종양에 모두 영향을 준다) 잠재적인 발암성 화학물질을 만들어내며 심지어 면역 반응을 조절할 수도 있다. 이 모든 작용이 암의 발달과 진행, 치료와 관련되어 있을지 모른다.

생체 시계와 암의 관계도 또 하나의 미개척 분야다. 인체의 모든 부분은 표준 시계와도 같은 뇌의 소규모 신경 세포군에 맞춰 매일 정해진 주기로 기능을 수행한다. 무언가를 경계하거나 잠이 쏟아지고 배가 고픈 감각을 일으키는 것과 더불어 세포 재생과 복구에 가장 적합한 시점을 정하는 것도 생체 시계가 하는 일이다. 그러므로 생체 시계에 문제가 생기면 암 위험성도 높아질 가능성이 충분히 있다.

2007년에 국제암연구소IARC는 교대 근무를 '발암 가능성이 추정되는 요소'로 분류했다. 그러나 아직은 이와 관련한 연구 결과가 새로 발표될 때마다 팽팽한 논쟁이 벌어지고 있다. '시간 요법'이라는 홍미로운 아이디어도 등장했다. 생체 시계에 맞춰 하루 중 암세포의 자체 수선 기능이 발휘되기 힘든 시간대에 DNA를 손상시키는 치료제나 방사선요법을 실시하는 것이다.

'전체론holistic'이라는 표현은 건강 전도사들이며 대체요법을 주장하는 사람들이 오래전부터 마구 써대는 바람에 너무나 엉뚱한 의미로 받아들여지고 있지만, 이제는 과학으로 본래의 뜻을 되찾아야 할 때라고 생각한다. 암 연구에는 환원주의적 시각이 과도하게 적용되어왔다. 지금까지는 유전학과 유전체학에 집중하고 단일 세포 수준에서 모든 것을 파악하려고 했다. 숲속을 돌아다니는 쥐 한 마리를 잡아서 유전체 모두를 정확하게 분석한 후 특정 계절에 살아남을지 죽을지 알게 되더라도 그것을 토대로 쥐 개체군 전체의 생사는 거의 아무것도 알 수 없다. 하물며 시간이 흐르면 어떻게 바뀌는지, 개체군 전체가 같은 숲에 사는 다른 생물들과 어떤 상호작용을 하는지는 더더욱 알 수 없다. 이제는 특정한 돌연변이나 암을 촉진하는 요소, 표적에만 몰두하기보다 암과 관련된 세포종과 이들이 살고 있는 서식지의 생태학적 특성, 이 세포들이 거치는 진화 과정을 전체론적으로 파악하기 위해 더 노력해야 할 때다.

또한 뒤로 더 멀찍이 물러나 바라보아야 한다. 암이란, 인체라는 더 넓은 세상 안에 형성된 생태계에 생긴 병이다. 복잡하고 끊임없이 진화하는 이 생태계에서 암은 적응하고 생존하기 위해 온갖 다양한 시도를 하며 변화를 꾀한다. 그리고 암의 이러한 노력 중에는 굉장히 '기이한' 것들도 있다.

8장

기이한 것만 살아남는 세계

미국 애리조나주 피닉스의 메이오클리닉에서 신경외과 교수로 재직 중인 크리스틴 스완슨Kristin Swanson은 특이하게도 수학을 전공했다. 이곳에서 스완슨은 외과 의사들의 메스 다루는 기술과 정밀성을 수학 공식에 똑같이 적용해왔다. 그는 15년간 3,000명 가까운 뇌종양 환자들로부터 MRI 스캔 데이터를 단 한 픽셀도 빠짐없이 긁어모았다. 암이 어떻게 증식하고 가장 적합한 치료법은 무엇인지 예측하는 데 도움이 될 수학적 모형을 구축한 것이다.

이 모든 정보를 수집하고 조사하는 동안 스완슨은 이상한 점을 발견했다. 남성 환자의 종양은 화학요법이나 방사선요법을 받은 후에도 계속 자라는 경향이 있는 반면 여성 환자의 종양은 치료 후에 잠잠해지는 경우가 많다는 점이다. 물론 모든 환자가 100퍼센트 그런 것은 아니었지만 성별의 차이는 충분히 뚜렷하게 나타났다. 큰 호기심을 느낀 스완슨은 이유를 찾아보기로 했다.

남성과 여성의 암은 기본적인 생물학적 특징에 어느 정도 차이가 있다. 특히 특정 암 발생 확률에서는 해부학적 차이가 뚜렷이 나타난다. 자궁경부가 없는데 자궁경부암에 걸릴 수는 없다. 난소, 자궁, 고환, 전립선에 생기는 암도 마찬가지다.* 남녀 모두가 걸리는 암에도 발생 확률에 차이가 있다. 전체적으로는 남성이 암에 걸릴 위험성이 더 높다. 생활 방식과 습관의 영향도 있겠지만(가령 남성의 흡연율이 더 높고 술도 더 많이 마신다) 이것만으로 성별에 따른 차이를 다 설명할 수는 없다.

호르몬도 한 가지 원인일 수 있다. 호르몬은 성별에 따라 다를 뿐만 아니라 분비량도 생애 전반에 걸쳐 크게 변한다. 성염색체도 영향을 줄 수 있다. 일반적으로 X염색체가 두 개면 여성이고 X염색체와 Y염색체가 하나씩 있으면 남성이다. 그런데 Y염색체에 포함된 유전자 수는 X염색체의 10분의 1 수준이고, 염색체 크기도 X염색체의 약 3분의 1 정도다. 세포 분열 과정에서 염색체가 소실되는 사고도 Y염색체에서 더 빈번히 일어난다. 특히 노년기 남성의 혈액에서 이런 특징이 나타나고 흡연자는 더욱 뚜렷하게 나타난다는 사실도 밝혀졌다. 이는 남성에게 여러 종류의 암 발생률이 더 높은 것과 관련이 있는 것으로 추정된다.

통계에 따르면 뇌종양 중에서도 가장 공격적인 교모세포종의 경우

---

* 남성의 몸에도 유방 조직이 소량 존재하므로 유방암에 걸릴 수는 있지만 매우 드물다. 영국의 경우 매년 여성 유방암 환자가 5만 5,000여 명 발생하는 반면 남성 환자의 수는 약 400명 정도다.

여성보다 남성에게 발생할 확률이 더 높고 여성 환자는 교모세포종이 생기더라도 생존 기간이 더 길며 치료 시 반응성이 더 높다. 유전학적 차이 때문일까? 혹은 호르몬의 차이? 아니면 다른 이유가 있을까?

스완슨은 이 수수께끼 같은 문제를 해결하기 위해 미주리주 세인트루이스에 자리한 워싱턴 대학교 의과대학의 소아신경학자 조슈아 루빈Joshua Rubin 연구진과 협업하기로 했다. 두 사람은 환자 수천 명에게서 확보한 데이터를 심층 분석하는 한편, 실험실에서 배양한 뇌종양 세포를 마우스에 이식하는 실험을 진행했다. 놀랍게도 남성의 뇌종양 세포와 여성의 뇌종양 세포는 유전자의 활성 패턴도 다르고 치료 시 반응성도 다른 것으로 나타났다. 그리고 이러한 차이가 남성이나 여성의 호르몬 차이로는 설명할 수 없다는 사실도 알아냈다. 성별에 따라 암세포의 유전학적 프로그래밍에 근본적인 차이가 있음을 암시하는 결과였다.

스완슨은 암이 진화해온 역사에서 답을 찾을 수 있다고 본다. 치료가 시작되고 암세포에 스트레스를 주는 환경이 되었을 때 성별에 따라 암세포가 각자 다른 생존 전략을 택한다는 것이 스완슨의 견해다. 스완슨은 한 예로, 식량이 부족할 때 엄마 뱃속에서 자라는 태아도 성별에 따라 다르게 반응한다는 점을 지적한다. 사하라 사막 이남 아프리카 지역에서 빈번하게 발생하는 식량 부족 사태나 제2차 세계대전 기간에 유럽 일부 지역에 기근이 닥쳤을 때 여자 아기가 태어나는 숫자는 평소와 비슷한 수준이지만 몸 크기는 전체적으로 굉장히 작다. 남자 아기에서는 정반대되는 경향이 나타난다. 태어나는 아기 수는 적어지고, 몸 크기는 일반적인 아기들과 같다.

진화의 관점에서 구축된 프로그래밍이라고 해석하면 이런 특징을 충분히 이해할 수 있다. 즉 살아남기 힘든 시기에 특정한 생물종에서 다음 세대가 생기려면 수컷은 튼튼한 개체 소수만 있으면 되고 암컷은 몸집이 작아도 수적으로 훨씬 많아야 생물학적 자원을 가장 효율적으로 분배할 수 있다. 암의 경우 기근에 해당하는 것으로는 방사선요법이나 화학요법, 또는 실제로 종양에서 많이 발견되는 제한적이고 엉망으로 꼬인 혈액 공급망 같은 스트레스 환경이라고 할 수 있다.

스완슨과 루빈이 분석한 데이터에 따르면, 남성의 암세포는 크고 강한 반면 여성의 암세포는 느리고 꾸준히 증식한다. 남성과 여성의 진화적 전략이 단일 세포 수준에서도 똑같이 적용된다고 볼 수 있는 특징이다.

암세포 숙주의 성별에 따라 근본적인 곳에서부터 진화적 프로그래밍이 영향을 준다는 이 견해는 흥미로운 만큼 논란도 많다. 스완슨의 연구 결과는 뇌종양 치료가 환자 개개인에 맞게 실시되어야 한다는 점을 보여준다. 종양 전문가는 치료 방법을 선택할 때 암을 촉진하는 특정 돌연변이의 유무만 신경쓸 것이 아니라 생물학적인 성별도 고려해야 한다. 뇌종양 외에 다른 종양에 성별 차이가 나타나는지도 큰 관심을 모으는 연구 주제다. 대부분의 암 치료제가 남성의 암 세포주와 수컷 동물을 대상으로 연구가 진행된다는 사실을 고려할 때 더욱 주목할 만한 문제다.

나아가 성전환자나 간성間性인 사람, 특히 호르몬제를 이용하는 사람들에게서도 뇌종양에 동일한 특징이 나타나는지 의문이 제기된다. 이들의 암세포는 성염색체에 암호화되어 있는 유전학적 프로그램에 따라 반응할까, 아니면 다른 생물학적 요소나 호르몬의 영향을 받을까? 실제로 이러한 상황에 놓인 환자는 굉장히 드물지만, 스완슨은 이분법적 성별에 해당하지 않는 사람 또는 뇌종양이 생긴 성전환 환자들을 최대한 찾아서 종양의 동태를 조사하고 남성이나 여성에서 볼 수 있는 전형적인 패턴이 나타나는지 살펴보고 있다.

종양 세포의 동태를 종양이 나타난 사람의 유전학적 성별만으로 간단히 구분할 수 없다는 사실에서 암이 인체의 한 부분임을 간과하지 말아야 한다는 것을 더욱 또렷하게 알 수 있다. 많은 사람들이 암을 우리 몸에서 생겨난 결과물이 아닌, 이질적인 '다른' 무언가가 몸속에서 자라는 것으로 잘못 생각하지만, 암세포도 세포의 일종이며 얼마나 엉망이 되었든 일반적인 세포 기능을 그대로 수행한다. 뇌종양에서도 인접한 세포가 뉴런과 직접 연결되는 작용이 그대로 일어난다.

2019년 말에는 교모세포종의 경우 뇌의 암세포와 건강한 신경세포 사이에 실제로 기능하는 전기적 연결(시냅스)이 이루어지고, 이를 통해 정상적인 생존 신호를 암세포가 가로채 증식과 확산에 이용한다는 내용의 흥미로운 논문 3편이 발표되었다. 뇌로 전이된 유방암 세포도 이와 같은 연결 기능을 갖는 것으로 보인다(일단 마우스에서는 그렇다). 암 환자들 사이에서는 항암요법을 받은 후에 흔히 나타나는, 머리가 멍하고 잘 잊어버리는 부작용을 가리켜 '항암 뇌'라고 부른다. 그렇다면 암세포가 뇌에서 이처럼 원치 않는 연결 기능을 수행하고 정상적인 뇌 기능에 영향을 주는 현상은 '종양 뇌'라고 부를 수 있을 것이다. 아직은 추정에 더 가까운 현상이지만 내가 이 책을 집필하며 알게 된 사실 중 '가장 기이한 일'로 목록을 만든다면 수많은 후보 중에서도 단연코 상위권에 놓을 만한 일이다. 그러나 이 목록에서 맨 앞에 놓고 싶은 이야기는 따로 있다.

거대한 세포

열심히 문헌 자료를 뒤지고 과학자들과 만나 인터뷰하는 동안, 도저히 상상할 수도 없을 만큼 너무나 기이한 이야기를 접했다. 말썽을 부리는 세포에서 천하무적 종양으로 발달하는 동안 계속해서 진화하고 온갖 기발한 능력을 발휘하는 암세포에 "생식 기능이 있다"는 이야기였다. 사실이라면 그야말로 엄청난 일이다. 암세포가 효모나 세균과 비슷한 방식으로 무성생식을 통해 두 개로 나뉜다는 것은 이미 잘 알려진 사실이다. 그러나 두 개의 암세포가 하나로 융합되어 유전학적 자산을 전부 합친 다음 더욱 치명적인 자손을 만들어낸다면? 암세포 하나하나에 각각 해로운 돌연변이가 생기는 것이 아니라 치료에 내성을 갖는 돌연변이를 암세포가 선택하고 자손에게 전한다면, 현재 우리가 이해하는 종양의 발달 과정에 어떤 영향을 미칠지 상상해보라.

나는 이런 소문을 뒷받침할 수 있는 확실한 증거를 찾아내려고 했지만 매번 실패했다. 학술회의에 참석했다가 회의장에서 들었다는 사람, 행사가 끝나고 술집에서 누군가 우연히 그런 이야기를 들었다는 사람은 있어도 자세한 내용은 잘 기억나지 않는다는 식이었다. 학술지에 실린 일부 논문에서, 때때로 종양에서 보통보다 훨씬 크고 유전체가 두 배로 포함된 세포가 발견되며 이는 대부분의 생각처럼 세포 하나가 제대로 분열하지 못해 생긴 결과물이 아니라 세포 두 개가 하나로 융합된 결과일 수 있다는 다소 애매한 분석 결과를 발견하기도 했다. 내가 인터뷰한 학자들 중 두 명은 실험실에서 배양한 세포에서 이상한 결합을 본 적이 있다고 모호하게 언급했고, 한 명은 정말로 가능한 일인지 얼른 확인해보고 싶어서 두 종류의 종양 세포를 같은 배양접시에 두고 번식이 가능한지 지켜본 적이 있다고 실토했다.

이런 식으로는 진실에 다가갈 수 없다는 생각에 포기해야겠다고 생각할 무렵, 나는 조곤조곤한 말솜씨가 인상적인 케네스 피엔타^{Kenneth} Pienta를 알게 되었다. 미국 메릴랜드주 볼티모어의 존스홉킨스 의과대학에서 비뇨기과 전문의로 활동 중인 그는 파리에서 열린 한 소규모 회의에 발표자로 참석했다. 전립선암에서 치료제 내성이 단시간에 나타나는 이유를 연구하던 중에 피엔타는 내성이 나타나는 종양에 일반적인 수준보다 훨씬 큰 암세포가 일부 존재한다는 사실을 발견했다. 자세히 살펴보니 더욱 이상한 점이 드러났다. 이 거대한 세포의 DNA는 일반적인 세포보다 최소 두 배 더 많았다. 인체의 정상 세포는 염색체를 두 벌씩 갖고 있다(총 23쌍이며 어머니와 아버지에게서 하나씩 받는다). 과학적인 용어로는 이를 '이배체'라고 하며, 유전체가 여러 쌍 존재하는 경우 '배수체'라고 한다.

피엔타는 이 거대한 배수체 세포의 수수께끼를 풀기 위해 동료 학자들과 함께 '진화 가속기'라고 이름 붙인 것을 개발했다. 손톱만 한 크기에 6각형 모양인 이 미세유체 칩에는 암세포가 자랄 수 있는 축소판 자연 환경이 실리콘으로 조성되어 있다.* 칩 내부는 아주 작은 방 같은 공

---

* 암세포가 자랄 수 있도록 영화 〈헝거 게임〉에 나오는 경기장과 비슷한 것을 만들었다고 생각하면 된다.

간들로 구성되었고, 각 공간은 이배체 세포는 통과할 수 있지만 그보다 큰 배수체 세포는 지나갈 수 없는 크기의 통로로 연결되어 있다. 일반적인 배양접시에서 영양소와 산소, 약물을 똑같이 공급받으면서 세포가 증식하는 것과 달리 이 진화 가속기의 작은 세계에서는 연구자가 화학물질 농도를 다르게 만들 수 있다. 피엔타 연구진은 화학요법에 사용하는 항암제(도세탁셀)를 한 쪽에는 낮은 농도로, 다른 한 쪽에는 높은 농도로 공급하고 약물에 반응하는 전립선암 세포를 집어넣은 뒤에 무슨 일이 벌어지는지 지켜보았다.

유리로 만들어진 세상을 세포가 돌아다니는 동안, 연구진은 몇 주에 걸쳐 저속 촬영 현미경으로 추적했다. 얼마 지나지 않아 커다란 배수체 세포가 나타나기 시작했다. 특히 도세탁셀의 농도가 가장 높은 곳에 이런 세포가 많이 나타났다. 약물의 농도가 높을수록 거대한 세포도 많아지는 것으로 볼 때 이 세포가 약물에 내성이 있다는 것을 알 수 있었다. 크기가 작은 이배체 세포는 도세탁셀 농도가 가장 높은 곳에서 금방 사멸했고 살아남은 세포는 모두 약물의 영향이 덜한 곳으로 서둘러 이동했다.

이러한 과정을 자세히 살펴보던 피엔타는 배수체가 두 가지 방식으로 만들어진다는 사실을 포착했다. 첫 번째는 세포 분열이 불완전하게 끝나는 방식이었다. 세포에서 DNA 복제만 일어나고 그 이후에 세포가 나뉘는 과정은 일어나지 않았다. 도세탁셀은 세포 분열 과정에서 염색체 이동을 조절하는 세포의 분자 구조에 영향을 주는 약이므로 충분히 예상할 수 있는 결과였다. 그러나 배수체가 만들어지는 또 다른 방식이 있었다. 세포 융합이었다. 곳곳에서 이배체 세포 두 개가 쌍을 이뤄 하나로 합쳐져서 커다란 괴물이 만들어지더니 아주 기이한 일이 벌어졌다. 세포가 융합되어 배수체가 만들어지는 것으로 끝나지 않고, 이 큰 세포에서 이배체 세포가 새로 생겨나고 이렇게 만들어진 딸세포는 전부 약물에 내성을 나타냈다.

"새로운 세포가 그냥 툭 튀어나왔습니다." 피엔타는 회의장에서 깜짝 놀란 청중들에게 연구를 소개하며 이렇게 설명했다. "약물의 농도가 높을수록 배수체도 더 많아집니다."

너무나 충격적인 이야기로 들리지만, 사실 암 내부에서 세포가 융합한다는 사실은 그렇게 기이한 일이 아닐 수도 있다. 세포 융합은 정상적인 다른 상황에서도 일어난다. 태반이 형성되는 것도 그렇다. 상처가 생겼을 때 근육 세포가 융합되어 긴 섬유질이 만들어지면서 회복되는 과정도 마찬가지다. 그러므로 세포 두 개가 하나로 합쳐지는 것은 분명 DNA에 암호화되어 있는 기능이고, 종양 세포가 이 기능을 활성화시키는 것도 그리 이상한 일은 아니다.

암세포가 종양 내부에서 다른 세포를 통째로 집어삼키는 현상도 포착된 적이 있다(이 현상은 세포내 행동emperipolesis으로 불린다).* 융합된 암세포는 몇 종류의 암에서 화학요법과 방사선요법 이후 또는 종양의 미세환경이 바뀐 후 그에 대한 반응으로 나타난다는 사실도 이전부터 알려졌다. 그러나 이러한 세포가 생기더라도 증식할 가능성은 낮고 어차피 곧 사멸할 것이므로 그저 희한한 현상 정도로만 여겨졌다.

---

* 세포가 다른 세포를 삼키는 이 현상은 일반적인 조건에서는 드물게 일어나지만 지구에 처음 생물이 등장할 때부터 있던 일이다. 욕심 많은 세균이 다른 세균을 집어삼키면서 복합 세포가 맨 처음 등장했고 이것이 오늘날 살아 숨쉬는 모든 동물과 식물, 진균류의 시초가 되었다.

심지어 암세포가 건강한 세포와 융합한다는 증거도 나왔다. 일부 학자들은 이것이 암의 확산을 촉진하는 핵심적인 현상일 수 있다고 추정한다. 이러한 견해가 처음 나온 때는 100년도 더 전으로, 독일의 병리학자 오토 아이켈Otto Aichel이 암세포를 공격하는 백혈구를 발견하고 이두 가지 세포가 하나로 합쳐질 수 있다는 의혹을 제기하면서 시작되었다. 동물 실험에서 여러 흥미로운 단서가 나오긴 했지만 인체에서 이런 현상이 정말로 일어나는지 그리고 중요한 의미가 있는 현상인지는 정확히 밝히기가 어려웠다. 그러나 2018년, 미국 오리건주 포틀랜드의 오리건 보건과학대학교에서 췌장암 환자의 종양세포와 면역세포가 융합한다는 사실을 뒷받침하는 몇 가지 설득력 있는 근거를 발표했다. 이 논문에 따르면, 융합된 세포가 많을수록 환자의 생존 확률은 낮아진다.

피엔타는 거대한 세포가 생겨날 수 있다는 사실과 함께 이 세포가 무엇을 할 수 있는지 파악했고 어디에서나 이러한 세포를 볼 수 있었다고 전했다. 일반적인 대형 플라스크의 동일한 액체 환경에서 배양된 전립선암 세포의 경우 전체의 약 3퍼센트가 배수체고 나머지는 이배체다. 이 배양액에 도세탁셀을 잔뜩 집어넣으면 배수체 비율이 약 90퍼센트까지 치솟고, 약을 투여하지 않으면 다시 3퍼센트대로 감소했다. 그러나 이 과정을 거치는 동안 이배체 세포도 전부 약물에 내성을 갖게 되는 것으로 나타났다.

피엔타가 회의장에서 설명한 세포 융합이나 약물에 내성이 있는 딸세포가 생겨난다는 내용은 내가 찾아 헤매던 바로 그 현상이었다. 발표가 끝나고 질문을 받는 순서가 오자 나는 조심스럽게 손을 들었다.

"지금 설명하신 내용은 성관계와 같다는 생각이 듭니다. 다양한 의미에서 아주 그럴싸한 성관계 아닐까요!"

웃음소리가 터져 나오고 피엔타는 동의한다는 의미로 고개를 끄덕였다.

"그런 일이 벌어진다면…… 문제가 될 수 있나요?" 나는 이렇게 질문했다.

"네, 그렇습니다. 아주 무서운 일이죠." 피엔타의 답이었다.

무섭다는 건 그냥 나온 말이 아니었다. 암에서 일어나는 세포 융합이 치료와 내성 발달에 큰 영향을 준다는 증거가 계속 쌓이고 있다. 일차 종양에서는 치료가 시작되기 전에 이런 거대 세포가 드물게 나타나지만, 피엔타의 연구 결과에 따르면 화학요법으로 투여하는 약물 용량이 늘어날수록 내성을 나타내는 배수체 세포의 형성이 촉진된다. 그리고 이러한 세포는 마치 줄기세포처럼 똑같이 내성을 갖는 딸세포를 만들어낸다. 피엔타는 이 커다란 배수체가 "강인한 이주 능력"을 갖고 있을 것이라는 의혹도 제기했다. 몸속을 돌아다니고 이차 암을 만들어낼 수 있다는 의미다.

피엔타는 전이성 전립선암이 폐로 확산된 모습을 보여주었다. 전이된 암에서는 배수체 세포가 상당한 비율을 차지했고, 다시 활성화되기를 기다리며 동면에 들어간 것처럼 보였다. "갑자기 다시 나타나서 빵! 터뜨리는 거죠." 피엔타는 이렇게 설명했다. 암이 성공적으로 치료된 것처럼 보이다가도 재발하고, 다시 돌아왔을 때는 더욱 파괴적인 영향이 나타나는 이유와도 관련이 있을지 모른다.

피엔타는 이 거대한 배수체 세포가 벌집의 여왕벌 같다고 여겼다.

즉 암세포 중에서도 내성이 있는 이배체를 만들어내는 '생식' 능력을 가진 엘리트 개체라는 것이다. 새로운 벌집 탐색에 앞장서는 벌처럼 몸 곳곳을 돌아다니며 종양이 전이되도록 만든다고도 비유할 수 있다. 피엔타는 개별 세포가 협력하여 총체적인 행동을 만들어낸다는 점에서 종양을 초유기체로 봐야 한다고 제안했다. 종양에 '뇌'가 있는 것은 아니지만 세포 간의 협력으로 '꿀벌과 같은 사고방식'이 나타날 수 있다.

어떻게 보면 문제를 일으키는 암세포가 다세포 생물인 숙주를 거부하고 단세포에 더 가까운 생활 방식으로 되돌아가서 다른 세포와 팀을 이루고 새로운 다세포 생물로 거듭나는 것과 같다는 생각이 든다. 이것 역시 과거부터 발달해온 생물학적 현상이므로 암이 가진 진화의 도가니에서 나올 수 있는 결과일 것이다.

과학계가 암의 세부 특성을 정교한 분자 수준까지 밝혀낼수록 더욱 기이한 점들이 드러나고 있다. 하지만 정말로 충격적인 것은 없다고 생각한다. 진화가 늘 해오던 대로 작용한 것뿐이다. 생명의 역사를 보면, 진화가 얼마나 엄청난 다양성을 만들어내는지 알 수 있다. 다세포 생물은 여러 차례에 걸쳐 진화했다. 성별도 마찬가지다. 생물은 증식하고, 다른 곳으로 이동하고, 적응하고, 다양하게 변한다. 증식이 잘 일어나는 것은 증식하고, 돌연변이가 잘 생기는 것에는 돌연변이가 생긴다. 삶은 그렇게 계속 동요한다.

가장 작은 세균부터 덩치 큰 흰수염고래에 이르기까지 모든 생물은 이 지구에서 셀 수 없이 머나먼 옛날부터 살려고 애쓰고, 살아남고, 번성하고, 죽어갔다. 생물의 유전자와 세포, 몸은 살아가는 환경에서 발생하는 자연 선택으로 결정된다. 다윈은 걸작이 된 저서 『종의 기원On the Origin of Species』에서 이렇게 밝혔다.

이와 같은 관점에서 생명을 보면 장엄함이 느껴진다. ……이 지구에서는 정해진 중력의 법칙에 따라 순환이 일어난다. 처음에는 너무나 단순하던 것에서 가장 아름답고 가장 훌륭한 것이 무수한 형태로 생겨나 존재하고, 진화한다.

물론 암이 아름답다거나 훌륭하다고 할 사람은 아무도 없을 것이다. 암은 끔찍하고 흉악하며 파괴적이고 우리가 사랑하는 사람들을 앗아간다. 암을 겪는 모든 사람에게 지울 수 없는 충격을 주는, 그야말로 몹쓸 병이다. 그러나 암은 자연 선택 작용을 보여주는 교과서와 같다. 암에서는 진화라는 거대한 변화가 수백 년이 아닌 몇 개월 혹은 몇 년간 압축되어 일어난다. 장기적으로 볼 때 그리 영리한 전략은 아니다. 실제로 암은 스스로 완전히 멸종하는 경우가 많은데, 이 경우 불운하게도 암이 생겨난 몸도 생명의 불이 함께 꺼진다.

암세포가 지금까지 밝혀진 모든 생물학적 과정을 거치는 것으로 밝혀진 만큼, 암세포가 융합하고 딸세포를 만들어낸다는 사실도 놀랄 일이 아니다. 근본적인 생물학적 기능의 관점에서 볼 때, 다른 모든 시도가 실패로 돌아가면 마지막 남은 '번식'의 주사위를 던져보는 것이 진화적으로는 더할 나위 없이 이치에 맞는 반응이다. 나는 이겨내지 못할지라도 내 자손은 그럴 수 있으리라는 희망에서 나오는 시도다. 영화에 자주 그려지듯 무시무시한 재앙이 닥치면 옆에 있는 누군가에게 기대어 위안을 얻는 것과도 같다. 유독한 치료제가 폭탄처럼 마구 투하되고, 견디기 힘든 방사선요법에다 면역세포가 대거 몰려오는 상황에서 이제 다 끝났다고 느낀다면 마지막으로 할 수 있는 것은? 번식이다.

마찬가지로 터전이라 여기던 곳이 절체절명의 위기에 놓이면 어떻게든 그곳을 벗어나려고 애쓸 것이다.

그러니 가까스로 살아남은 암세포가 진화적인 최후의 도약에 성공하는 일도 일어날 수 있다.

불운한 데빌

호주 남부 해안의 바위투성이 섬 태즈메이니아에 사는 네 발 달린 동물 중에서 가장 유명한 것은 아마도 섬의 이름이 그대로 붙은 주머니곰 '태즈메이니아 데빌'일 것이다. 육식 생활을 하며 홀로 살아가는 이 야행성 포유동물이 데빌(악마)이라고 불리게 된 이유는, 서로 마주치면 자기들끼리 사납게 할퀴고 물어뜯는 포악한 행동 때문이다. 새까만 털에 귀는 강렬한 붉은색이고 심술궂게 빤히 쳐다보는 눈빛과 죽은 동물을 먹는 습성이 악마와 비슷하다는 인식도 큰 영향을 주었다.* 라틴어 학명 'Sarcophilus harrisii'도 '해리스의 고기 애호가'라는 뜻이어서 이 동물에게 씌워진 불길한 기운이 한층 더 강렬하게 느껴

---

* 태즈메이니아 데빌은 독일어로 '악마의 손가방'을 뜻하는 'beutelteufel'이라고 불리는데, 이 것은 '주머니 악마'라는 의미가 잘못 번역되는 바람에 생긴 이름이다. 여기서 주머니란 유대목 동물에서 공통적으로 나타나는, 새끼를 넣어 기르는 몸의 주머니를 가리킨다.

진다.

그런데 멋진 외모의 태즈메이니아 데빌이 '데빌 안면종양'이라는 병 때문에 위기에 처했다. 처음에는 입과 턱 주변에 궤양이 생기고 시간이 지나며 내부 장기로 전이되는 공격적이고 아주 불편한 암의 일종이다. 1990년대 중반에 첫 사례가 보고된 후 지금까지, 그러지 않아도 멸종 위기에 처한 개체군 전체로 급속히 번지고 있는 실정이다. 몇 년 내로 데빌은 대부분 사라지고 암에 걸리지 않은 소수만 남을 것으로 전망된다.

데빌 안면종양이 처음 발견되었을 때 사람들은 점점 번지는 양상으로 볼 때 바이러스 질환이라고 생각했다. 페이턴 라우스가 발견한 닭 육종이나 리처드 쇼프가 밝힌 재카로프(106쪽 참고)와 비슷하다고 여겼다. 태즈메이니아섬 시골 지역에 혈액암 환자가 이례적인 수준으로 증가하자 데빌 안면종양 바이러스가 사람에게 옮겨 올 수 있다는 우려가 나오기도 했다.

데빌 안면종양의 진실을 밝혀내는 임무는 태즈메이니아주 소속 연구자인 앤 마리 피어스Anne-Maree Pearse가 맡고 있다. 피어스는 1980년대 전 기간에 걸쳐 섬의 로열호바트 병원에서 암 진단과 치료를 위해 종양의 결함 염색체를 집중적으로 연구한 세포유전학자다. 당시에 피어스는 사람의 몸에 생긴 암과 함께 태즈메이니아 데빌에서 발견되어 꾸준히 보고되는 암 검체도 부지런히 연구했다. 그러다 데빌 안면종양의 확산세가 거세지자 병의 원인을 찾아내야 한다는 일념으로 2004년부터 정부가 운영하는 동물보건연구소의 '태즈메이니아 데빌 살리기 프로그램'에 선임 세포유전학자로 참여하게 되었다.

이 프로그램에 참여한 직후 피어스는 모든 종양 검체의 염색체에 아주 이상한 특징이 있다는 사실을 알아차렸다. 종양 세포들의 염색체가 완전히 똑같다는 것도 희한한 일인데 더욱 놀랍게도 종양이 채취된 동물의 염색체와는 비슷한 점이 전혀 없었다는 것이다. 놀랍다 못해 기가 찰 노릇이었다.

암은 생물의 몸속 세포에서 생겨나므로 모든 종양은 염색체에 종양으로 바뀌게 된 흔적이 특징적으로 남아 있어야 한다. 감염성 바이러스로 생긴 암도 예외가 아니다. 그런데 피어스가 확인한 결과는 바이러스가 아니라 암세포 자체가 동물들 사이로 옮겨 다니면서 병을 퍼뜨렸음을 명확히 보여주었다.

피어스는 2006년에 저명한 학술지《네이처》에 이 신기한 발견을 한 쪽 분량의 논문으로 발표한 후, 같은 부서에서 일하는 동료 연구자 케이트 스위프트Kate Swift와 함께 데빌 안면종양이 바이러스 질환이 아닌 감염성 암이며 태즈메이니아 데빌 사이에서 전염된다는 주장을 펼치기 시작했다. 시드니 대학교의 다른 연구진이 추가로 연구한 결과도 피어스와 스위프트의 가설과 맞아떨어졌다. 문제의 안면종양은 맨 처음 종양이 생긴 동물의 세포에서 알 수 없는 경로를 통해 분리된 암세포의 클론이며, 사멸하지 않고 독자적으로 움직이면서 다른 동물로 옮겨갈 수 있다는 특징이 밝혀졌다. 그러나 이렇게 모험가 기질이 다분한 암이 정확히 어디에서 생겨났고 왜 전염성을 갖게 되었는지는 아무것도 드러나지 않았다.

태즈메이니아에서 나고 자란 유전학자 엘리자베스 머치슨Elizabeth Murchison은 길가에 죽어 있는 데빌을 종종 발견하곤 했다. 차에 치여 죽은 동물을 도로 옆에서 먹어치우는 데빌도 자주 목격했다. 현재 머치슨도 영국 케임브리지 대학교에서 태즈메이니아 데빌을 보존하기 위해 데빌 안면종양의 원인과 유전학적 특성을 연구 중이다. 이들 연구진이 맨 처음 확보한 표본은 머치슨이 휴가를 맞아 고향에서 잠시 여행을 하던 중 귀갓길에서 발견한 감염된 데빌 사체였다.

직접 데려온 이 불운한 동물과 이후 수년 동안 수거한 다른 사체의 암 검체를 비교한 결과는 2010년에 처음 발표되었다. 데빌 종양에 관한 중요한 내용이 담긴 논문이었다. 건강한 데빌의 여러 부위를 구성하는 세포와 암세포의 유전자 활성 패턴을 비교해본 결과, 머치슨은 암이 슈반 세포로도 불리는 신경집 세포에서 시작되었을 가능성이 있음을 알게 되었다. 원래 신경집 세포는 신경세포 주변에 절연 테이프처럼 감겨서 뇌와 신경세포 사이에 오가는 전기 신호를 보호하는 기능을 수행한다. 그런데 이 세포는 다른 곳으로 쉽게 이동하는 경향이 있다. 기다란 케이블처럼 형성된 신경세포를 따라 몸 전체로 빠르게 이동해 다른 곳으로 퍼져 나가는 경향이 강하게 나타난다. 몸 내부가 아닌 다른 개체로 훌쩍 건너가는 것은 이 세포에서 일어나는 진화의 다음 단계일 수도 있다.

머치슨 연구진은 데빌 종양의 DNA도 샅샅이 분석하기 시작했다. 그 결과 종양의 DNA 중 많은 부분이 현재 태즈메이니아에 서식하는 데빌 개체군의 유전체와 매우 비슷한 것으로 확인되었다. 암이 맨 처음 생겨난 개체가 아주 최근까지 살아 있었으며, 그 시기는 1980년대 말이나 1990년대 초일 가능성이 있음을 암시하는 결과였다. 유대목동물도 포유동물과 마찬가지로 암컷은 성염색체가 X염색체 두 개로 구성되고 수컷은 X와 Y염색체를 하나씩 갖고 있다. 머치슨 연구진은 종양 염색체 중에 뚜렷한 성염색체는 없었지만 X염색체의 잔재로 보이는 부분이 염색체의 다른 위치에 포함되어 있었고 Y염색체는 흔적도 없었다고 밝혔다. 이를 토대로 종양이 최초로 발생한 개체가 암컷임을 추정할 수 있다. 안면종양이 처음 나타난 이 암컷은 병이 섬 전체로 퍼지기 전에 폐사했지만 암세포는 살아남아 그러지 않아도 점차 줄어드는 추세였던 데빌 개체군 내에서 급속히 확산되며 진화와 변화를 거듭했다.

전염성이 있는 암이 단시간에 이 정도로 파괴적인 영향을 발휘했다는 점만으로도 충분히 특이한 일이지만, 머치슨 연구진은 이보다 훨씬 더 기이한 점을 발견했다. 태즈메이니아 남부에서 발견한 데빌 5마리의 종양 검체를 분석한 결과, 암세포의 염색체가 검체의 세포들끼리는 전부 동일했지만 최초의 데빌 안면종양 세포와는 완전히 다르다는 사실이었다. 특히 두드러지는 차이점은 이 5마리의 검체에서 Y염색체가 발견된 것이다. 두 번째 종양은 맨 처음 수컷에서 발생했다는 의미였다. 그러나 감염된 동물이나 종양 모두 표면적으로는 첫 번째 종양과 두 번째 종양에 전혀 차이가 없었다. 아일랜드 시인 오스카 와일드의 유명한 희곡 대사를 살짝 바꿔서 적용하자면, 어떤 생물에 전염성이 있는 암이 한 가지 나타난다면 불운한 일이겠지만 두 종류가 나타난다면 부주의한 일로 볼 수 있다. 대체 무슨 일이 일어났을까?

"암에 전염성이 생기려면 두 가지 일이 일어나야 합니다." 엘리자베스 머치슨은 태즈메이니아 데빌 인형이 장식품으로 여러 개 놓인 사무실에서 나와 마주앉아 이렇게 설명했다. "첫 번째, 한 숙주에서 다른 숙주로 넘어갈 수 있는 수단이 있어야 합니다. 두 번째는 외래 물질로 인식하고 공격하는 면역계 기능을 피할 수 있어야 합니다. 둘 다 거의 일어나지 않는 일이고 이 두 가지가 한꺼번에 일어날 가능성은 훨씬 더 낮아요."

태즈메이니아 데빌이 평소에 주로 혼자 지내고 다른 개체와 마주치면 어떻게 대하는지 살펴보면 데빌 안면종양의 첫 번째 조건이 어떻게 충족되었는지 알 수 있다. 데빌은 사람에게는 상당히 고분고분하게 구는 편이지만 다른 데빌과는 잘 지내지 못한다. 싸우고 서로 물어뜯는 경우가 빈번한데, 이때 이미 감염되어 있던 동물의 턱 부위에서 암세포군이 뜯겨나가 맞붙어 싸우던 다른 동물의 상처로 들어가 감염될 수 있다. 이렇게 쉬운 전파 경로가 없었다면 데빌 안면종양은 개체군 전체에 그토록 치명적인 영향을 주지 못했을 것이다. 그렇다면 두 번째 조건이 남는다. 왜 데빌의 면역계는 침입한 세포를 인식해서 물리치지 못할까?

포유동물과 유대목동물은 진화 과정에서 굉장히 복잡한 면역계가 발달했다. 몸에 속하지 않은 무언가가 나타나지는 않았는지 계속해서 살피고, 그런 것이 발견되면 파괴하는 것이 면역계의 기능이다. 생물학적인 종이 같든 다르든 상관없이 다른 생물에게서 온 세포도 제거 대상에 포함된다. '내 것'과 '남의 것'을 구분해야 하는 면역계의 과제는 '주조직 적합성 복합체Major Histocompatibility Complex, MHC' 유전자를 통해 손쉽게 해결된다. 유전체 전체를 통틀어 다양성이 가장 큰 MHC 유전자에는 세포 표면에 결합하여 마치 깃발처럼 표시해주는 분자가 암호화되어 있다. 이 깃발이 이상하거나 낯설면 면역계가 즉시 나서서 침입자로 간주하고 파괴한다.*

MHC를 활용한 인체의 보호 기능을 살펴보면 장기이식을 받을 때 공여자와 이식받는 사람을 세밀하게 분석해 적합한지 따져보는 과정이 왜 중요한지 알 수 있다. 이런 과정을 거쳐 가장 잘 맞는 공여자를 찾은 경우에도, 이식을 받는 사람은 거부 반응을 방지하기 위해 면역억제제를 투여받는다. 태즈메이니아 데빌에 다른 데빌의 조직을 이식했을 때 정상적인 거부 반응이 나타나는 것을 보면 면역 감시 기능이 발휘된다고 볼 수 있다. 그런데 최초로 발생한 데빌 안면종양 세포에는 MHC 유전자가 전부 사라져서 어떤 데빌에게든 옮겨 갈 수 있다는 사실이 연구를 통해 드러났다. 보다 최근에 나타난 두 번째 안면종양 세포에는 MHC 유전자가 있지만 데빌의 전체적인 개체군이 아주 적고 번식이 집단 내에서 일어나므로 동일한 유전자를 가진 데빌이 많다.

다양성이 부족하다는 것은 암세포가 유전학적으로 비슷한 집단 내에서는 여러 개체를 오가더라도 면역계를 자극하지 않을 수 있음을 의미한다. 또한 두 번째 종양 역시 MHC 유전자가 전부 소실되어가는 경향이 나타난다. 여기에서 이 암의 진화 방식에 관한 중요한 단서를 얻을 수 있다. 암세포의 전염성은 MHC 유전자가 사라지는 것이 아니라, 규모가 더 큰 숙주 집단으로 옮겨 간다는 것이 핵심이다.

2년 전까지만 해도 데빌 안면종양이 야생에 사는 태즈메이니아 데빌의 멸종을 몰고 올 것으로 여겨졌다. 화학요법을 실시해도 효과가 없었고 감염된 동물을 포획해서 적시에 치료해도 소용없었다. 전체 집단의 90퍼센트가 암으로 사라지는 경우도 있었다. 얼마 남지 않은 개체군을

---

* 대니얼 M. 데이비스(Daniel M. Davis)의 저서 『나만의 유전자(The Compatibility Gene)』에 이와 관련된 흥미진진한 이야기가 많이 담겨 있다.

격리하고 '보호' 조치를 실시한다고 해도 워낙 급속도로 퍼지는 병인데다 두 번째 종류까지 발견되었으니 태즈메이니아의 상징과도 같은 이 유대목동물에게는 큰 재앙이 닥친 것 같았다. 안면종양이 진화해서 한 개체에서 다른 개체로 옮겨 가는 적응 능력이 생겼기 때문이라고 한탄만 하기보다는 이런 특징을 잘 활용하면 데빌이 스스로 맞서 싸울 수 있도록 도울 수 있을지도 모른다.

태즈메이니아 대학교의 야생동물 생태학자 로드리고 하메드Rodrigo Hamede는 동료들과 함께 점차 줄어가는 데빌 개체군을 계속 주시해왔다. 지역 주민들도 데빌을 발견하면 스마트폰 애플리케이션을 통해 알려주는 방식으로 이들의 감시 활동을 지원했다. 이 과정에서 하메드는 일부 개체가 데빌 안면종양에 면역력이 생겨 종양 세포에 감염되지 않는다는 사실을 알게 되었다.

또한 감염되었지만 치유된 동물도 20마리 이상 찾아냈다. 사람이 전혀 개입하지 않았지만 이 지독한 종양이 완전히 사라진 것이다. 데빌이 정말로 자체 치유 능력이 있다고 확신하기에는 너무 이른 감이 있다. 도로변에 새로 설치된 울타리와 경고판 덕분에 교통사고로 죽는 개체 수가 줄어든 것도 감안해야 한다. 그러나 몇 년 전보다는 데빌의 미래가 덜 위태로워 보인다.

전염성이 있는 종양이 두 종류나 나타난 이유는 태즈메이니아 데빌의 특징을 살펴보면 비교적 쉽게 이해할 수 있다. 물어뜯고 싸우는 습성 때문에 전파 경로가 쉽게 생겼고, 개체군이 많지 않아 유전학적 다양성이 적다는 점이다. 그러나 유전학적으로 더욱 다양한 종에 발생하는 암이 독자적으로 움직이는 경우도 있다. 이런 경우는 데빌의 사례처럼 쉽게 설명하기 힘들다.

개의 전염성 암

개의 교미 활동은 별로 로맨틱하지 않다. 사정 이후에 수컷의 생식
기 끝부분이 부풀어올라 암컷의 생식기 내부에 들러붙어서 두 동물이
다른 일상생활을 하지 못하고 한데 엉겨붙어 있어야 한다. 부풀어오른
부분이 가라앉기 전에 교미에서 억지로 벗어나려고 하면 둘 다 생식기
에 심각한 외상을 입을 수 있다. 태즈메이니아 데빌의 경우처럼, 이러
한 특징은 또 다른 전염성 암이 발생하는 기반이 되었다.

1876년에 러시아의 수의사 미스티슬라프 노윈스키Mistislav Nowinsky는
개의 생식기에서 고약한 암을 발견하고 이것이 교미를 통해 다른 동물
에게 전파될 수 있다고 추정했다. 노윈스키는 자신의 이론을 입증하기
위해 감염된 개의 종양을 조금 떼어내 다른 개의 생식기를 살짝 절개한
후 그 부위에 문질러 발랐다. 그러자 다른 개도 암에 걸렸다. 이 연구는
과학자들 사이에서 암이 생기는 원인을 두고 뜨거운 논쟁이 벌어진 기
폭제가 되었다. 암이 전염될 수 있다는 사실에 큰 관심이 쏟아진 것은
물론이고 암 환자에게 극심한 오명을 씌우고 격리하는 행위를 정당화
하는 근거로도 여겨졌다.

노윈스키의 실험 결과가 발표되고 약 25년이 흐른 뒤, 독일에서 수의
사로 일하다 의사가 된 안톤 스티커Anton Sticker는 프랑크푸르트의 연구
실에서 개의 이 희한한 암을 연구하기 시작했다. 그는 (인체 종양을 포함한)
다른 암도 사람에서 사람으로 옮겨 갈 수 있는지 알아보기로 했다. 우

선 스티커는 노윈스키가 관찰한 대로 개의 종양이 다른 개에게 옮겨 갈 수 있다는 사실을 다시 한 번 확인했다. 이 결과는 '스티커 육종Sticker's sarcoma'이라는 그의 이름이 들어간 병명까지 붙여져 수많은 학술지에서 언급되었다. 미국 로체스터에서는 미네소타 대학교 소속의 두 과학자 알프레드 칼슨Alfred Karlson과 프랭크 만Frank Mann이 전염성 종양에 관한 연구의 바통을 넘겨받아 원인을 밝혀내는 데 크게 일조했다. 두 사람은 무려 40세대에 걸쳐 개에게 동일한 암을 이식하는 연구를 실시하고 1950년대 초에 마침내 결과를 발표했다.

그러나 20세기 초 전반에는 암 발생 원인이 염색체에 일어난 변화나 감염성 바이러스 때문이라는 확신이 암 연구자들 사이에 공고히 자리잡고 있었다. '개 전염성 생식기 종양canine transmissible venereal tumour, CTVT'이라는 정식 명칭이 붙여진 스티커 육종은 전 세계적으로 수없이 많은 개에게 나타나는 병이었음에도 과학적 호기심을 자극하는 정도로만 여겨졌다. 종양이 세포를 통해 다른 동물로 옮겨진다는 것은 너무 이상하고 믿기 힘든 현상이었다. 암은 분명히 바이러스와 관련이 있다고 확신하는 사람들이 많았기 때문이다. 라우스와 쇼프가 바이러스를 찾기 위해 시도했던 것처럼(106쪽 참고), 미세한 필터로 종양 조직을 걸러낸 세포 추출물로 암이 생기는지 알아보는 실험도 실시되었지만 모두 실패로 돌아갔다.

유니버시티 칼리지 런던의 바이러스 학자 로빈 와이스Robin Weiss도 이 수수께끼에 흥미를 느꼈다. 아직 아무도 찾아내지 못했지만 개 전염성 생식기 종양의 원인이 바이러스 감염 때문이라고 확신한 와이스는 직접 찾아내기로 결심하고 이탈리아, 인도, 케냐에서 이 병에 걸린 개 16

마리로부터 종양 검체를 확보해 종양 DNA를 분석하기 시작했다. 그런데 미지의 바이러스 대신, 와이스도 앤 마리 피어스가 호주에서 데빌 종양을 연구하다 발견한 것과 같은 결과를 얻었다. 종양의 유전체가 종양끼리는 거의 똑같은데 종양이 자라난 동물의 유전체와는 전혀 달랐다. 총 5개 대륙에서 얻은 40개 이상의 거의 동일한 종양에서 아주 불편한 진실, 감염성 바이러스가 아닌 감염성 세포가 원인이라는 사실이 확인된 것이다.

와이스의 논문은 2006년에 데빌 종양에 관한 피어스의 논문이 나오고 단 6개월 뒤에 발표되었다. 얼굴에 난 상처를 통해 전파되는 데빌 안면종양처럼 개 전염성 생식기 종양도 개가 교미하는 동안 생식기에 생긴 상처를 통해 개체군 사이에 확산된다. 그러나 데빌 안면종양의 경우 과거 수십 년 사이에 생겨난 데 비해 개 전염성 생식기 종양은 훨씬 더 오래된 병으로 보인다. 와이스 연구진은 전 세계 여러 종의 개에 생긴 생식기 종양의 DNA를 비교해본 결과 고대에 중국이나 시베리아에 살던 아시아 지역의 개 또는 늑대에서 이 종양이 맨 처음 발생했을 가능성이 높다고 결론 내렸다.

개 전염성 생식기 종양은 현재까지 알려진 바로는 가장 오래 생존한 암이다. 지금까지 전해지는 동안 1,900만 개에 달하는 엄청난 수의 돌연변이가 생겼고, 세계 곳곳에서 진화와 적응이 계속되고 있다. 데빌에 최초로 발생한 종양처럼 이 개 생식기 종양 세포에도 '적합성'을 구분하는 MHC 유전자가 없다. 원래 있던 숙주에서 다른 숙주로 훌쩍 건너갈 수 있는 이유를 설명해주는 특징이다.

엘리자베스 머치슨은 찰스 스완튼 연구진이 환자 한 명의 몸속에서 진화하고 퍼져 나간 폐암의 '가계도'를 만든 것과 같은 방식으로(197쪽 참고) 개 생식기 종양이 전 세계에 확산된 경로를 추적했다. 가장 최근에 나온 분석에 따르면, 이 병은 지금으로부터 4,000년 내지 8,500년 전 사이에 중앙아시아 어딘가에서 맨 처음 등장하여 이 지역에 수천 년 간 머물러 있었다. 그러다 1세기가 가까워질 때쯤 다른 곳으로 퍼지기 시작했다. 16세기에는 개와 함께 배를 타고 탐험에 나선 뱃사람들을 통해 아메리카 대륙으로 건너갔고 그로부터 100년 뒤에는 다시 아시아 대륙으로 돌아왔다. 머치슨은 종양이 최초로 생긴 개의 유전학적 '몽타주'도 만들었다. 오늘날 알래스칸 말라뮤트(알래스카 원주민의 썰매를 끌던 대형 애완견 - 옮긴이)와 비슷한 생김새로, 몸집은 중간 정도이거나 큰 편이고 검은색이나 어두운 갈색 빛이 나는 털에 귀는 위로 쫑긋 선 형태이고 코는 뾰족하다. 하지만 종양이 맨 처음 생긴 개가 수컷이었는지 암컷이었는지는 알 길이 없었다.

개 전염성 생식기 종양은 이 최초의 숙주를 시작으로 개가 서식하는 거의 모든 곳에 확산되었다. 그런데 눈에 띄는 예외가 한 곳 있다. 2018년 여름, 머치슨은 생어 연구소에서 박사후 연구원으로 일하던 젊은 학자 알렉스 케이건Alex Cagan을 설득해 우크라이나 북동쪽에 자리한 도시 프리피야트로 여행을 다녀오도록 했다. 프리피야트는 과거에 체르노빌 원자력발전소가 있던 곳이다. 이곳에 설치되어 있던 제4호 원자로가 1986년 4월에 폭발해서 지역 전체에 방사성 낙진이 떨어졌다. 주민들은 부랴부랴 대피하느라 아무것도 챙기지 못했고, 소중하게 키우던 반려동물들도 많이 남겨졌다. 30년의 세월이 흐르고 당시에 버려진 개들이 낳은 후손들은 주변을 마음껏 돌아다니며 전형적인 떠돌이개 생활을 했다. 먹을 것을 찾고, 서로 싸우고, 짝짓기를 했다는 의미다.

지구상에 사는 모든 개 개체군에서 생식기 종양이 발견되었으니 이곳도 당연히 마찬가지일 것이라고 추정할 수 있다. 머치슨과 케이건은 체르노빌 원전 주변에 있는 높은 농도의 방사성 물질이 암세포의 DNA에 어떤 돌연변이 흔적을 남겼는지 확인해보기로 했다. 케이건은 체르노빌 주변에서 개의 건강을 관리하고 중성화 프로그램을 진행해온 단체 '클린 퓨처스 펀드Clean Futures Fund'와 협력해 생식기 종양이 생긴 개를 찾으러 폭발한 원자로가 있는 접근 금지 구역으로 향했다(생어 연구소 블로그에 케이건이 올린 사진을 보면, 이곳에서 보자마자 얼른 쓰다듬어주고 싶을 만큼 귀여운 개들을 굉장히 많이 만난 것 같다). 그러나 케이건은 빈손으로 돌아와야 했다. 2주에 걸쳐 200여 마리의 개를 검사했지만 전염성 종양이 생긴 개는 단 한 마리도 없었다. 이곳에서 불과 150킬로미터 떨어진 우크라이나의 수도 키예프만 하더라도 이 병에 걸린 개가 발견되는데 체르노빌 주변에는 한 마리도 없었다.

프리피야트에 사는 개들이 왜 전염성 생식기 종양에 걸리지 않는지는 누구도 알지 못한다. 그저 우연한 일일 수도 있다. 이 지역에 처음 살았던 반려견 중에 종양이 생긴 개가 한 마리도 없었고 외부에서 들어온 떠돌이개가 전혀 없었다면 완전히 고립된 집단으로 유지되었을 것이므로 가능한 일이다. 또는 이곳 개들의 면역 기능이 이례적으로 강력해서 암을 이겨낼 수 있었을지도 모른다. 또 한 가지 엉뚱한 가능성도 떠올릴 수 있다. 이 지역에 발생한 방사능이 우연찮게 방사선요법과 같은 효과를 발휘한 나머지 병에 걸린 근방 개들이 모두 치료되어 종양이 싹 사라졌을 수도 있다.

　개 전염성 생식기 종양은 DNA를 손상시키는 방사선요법과 화학요법에 매우 민감하게 반응하는 병이므로 충분히 가능성은 있다. 그러나 원전 사고 이후 30년간 과학자들은 당연히 개의 생식기보다는 사람의 건강과 방사능 시설의 안전 관리에 더 큰 관심을 쏟았으니, 정말로 그런 일이 벌어졌는지 지금 우리로서는 알 수가 없다.

조개부터 육식 햄스터까지

　2015년까지는 암 연구 분야에서 이런 놀라운 특징이 나타나는 병이 개 전염성 생식기 종양과 두 종류의 데빌 안면종양이 전부였다. 그러다 조개에서 발견된 암이 추가되었다.

　1970년대까지 해양생물학자들은 미국 북동부 해안에 서식하는 우럭조개를 싹 쓸어간 이상한 병 때문에 골머리를 앓았다. 사람의 백혈병과 비슷한 병으로, 우럭조개가 이 병에 걸리면 인체의 적혈구에 해당하는 혈액세포가 엄청나게 늘어나 몸 내부에 가득 차고 결국 폐사하고 만다. 병에 걸린 군체의 90퍼센트가 폐사한다. 이 지역 해산물업계에서 우럭조개가 중요한 부분을 차지하는 만큼 생물학적인 재앙을 넘어 경제적으로도 엄청난 타격이 되는 문제였다.

　우럭조개를 덮친 이 재난 소식은 뉴욕 콜롬비아 대학교의 젊은 연구자 마이클 메츠거Michael Metzger의 귀에도 들어갔다. 와이스가 처음부터 개 전염성 생식기 종양은 바이러스가 원인이라고 보고 병을 일으킨 바이러스를 찾아나선 것처럼 메츠거도 우럭조개의 병이 바이러스 감염이 원인이라 추정하고 자신이 직접 찾아보기로 했다. 그런데 감염된 조개의 DNA를 분석한 결과, 암세포에서 스티머Steamer라고 불리는 DNA 조각을 발견했다. 바이러스와 유사한 이 조각은 세포 주기가 진행되는 동안 조개 유전체 내부에 무작위로 삽입된다.

문제는 메츠거가 살펴본 모든 암세포 검체마다 이 스티머 조각이 유전체의 정확히 동일한 위치에 들어가 있었다는 점이다. 완전히 다른 장소에서 채취한 조개에서도 마찬가지였다. 스티머처럼 이동성이 있는 것은 보통 무작위로 유전체에 끼어들어 간 형태로 발견되는데, 여러 조개에서 정확히 똑같은 위치에 나타났다는 건 도저히 우연이라고 볼 수 없는 일이었다. 메츠거는 추가로 유전학적 분석을 실시했다. 그리고 믿기 힘들지만 그외에 다른 설명은 불가능하다고 밝히며 결론을 내렸다. 우럭조개에 생긴 병은 새로운 전염성 암이고, 조개가 서식하는 수역 주변의 감염된 생물로부터 백혈병 세포가 옮겨 왔기 때문이라는 것이다.

이러한 암은 북미 대륙의 패류에서만 나타난 것이 아니었다. 메츠거는 다른 지역에도 이와 비슷한 파괴적인 병이 발생하는지 그리고 다른 지역의 병도 대서양 주변에 떠다니는 조개 암세포가 원인인지 조사해보기로 했다. 놀랍게도 4가지 완전히 다른 전염성 백혈병이 발견되었다. 하나는 캐나다산 홍합에 생긴 암, 두 가지는 각기 다른 새조개의 암, 나머지 하나는 스페인 해안에서 발견된 황금카펫조개의 암이었다. 더욱 이상한 점은 이 스페인 해안의 조개에서 발견된 암이 전혀 다른 종인 병아리껍질조개에 맨 처음 나타난 것으로 추정되는데, 희한하게도 병아리껍질조개의 경우 황금카펫조개에는 쉽게 발생하는 이 암에 전혀 영향을 받지 않는 것으로 보였다. 어떤 식으로든 내성이 생겼다는 의미였다.

최근에 메츠거 연구진은 똑같은 전염성 암세포에 감염된 두 종류의 홍합을 추가로 찾아냈다. 이 홍합의 병은 전체 종의 3분의 1에서 처음 생겨난 것으로 보인다. 최근 찾아낸 감염된 홍합 중 하나는 남아메리카 해안에, 다른 하나는 유럽 해안에 서식하는 것으로 볼 때 암세포가 대서양을 건너 새로운 숙주를 찾아냈음을 알 수 있다.

데빌에서 두 번째 종양이 발견된 것과 메츠거의 연구에서 전염성 암이 이토록 다양하게 발견된 것까지 종합하면 단 몇 년 사이에 야생 환경에서 자연적으로 생긴 전염성 암이 2가지에서 거의 10가지로 늘어났다. 학술지를 검색해보면 한 개체에서 다른 개체로 옮겨 간 당혹스러운 암 사례를 몇 건 더 발견할 수 있다. 아직 광범위하게 전염되지 않았을 뿐이다.

이러한 사례는 대부분 임신과 관련이 있다. 모체와 새로 자라는 생명 사이에 형성된 경로를 통해 혈액이 공급되는 태반 조직은, 몸속을 돌아다니는 세포 입장에서 보면 아주 간편한 이동 경로가 된다. 과거 150년 이상의 기간 동안 엄마 몸에서 태아에게로 옮겨 간 암 사례는 약 26건이 확인되었고 대부분 흑색종이나 혈액암이었다. 매년 1억 명 이상의 아기가 새로 태어나고 임신 중일 때 암에 걸리는 사람은 한 해 기준 약 50만 명 정도이므로(진단 여부와 상관없이) 모체에서 태아로 암이 옮겨질 확률은 극히 낮다.

자궁에서 함께 자라는 일란성 쌍둥이 사이에서도 암세포가 옮아갈 수 있다. 일란성 쌍둥이가 동시에 소아 백혈병에 걸린 최초 사례는

1882년에 독일에서 보고되었다. 이후 동일한 사례가 70건 넘게 발견되었다. 상세한 유전자 분석 결과, 쌍둥이 중 어느 한 쪽에서 비정상적인 세포가 발생하고, 쌍둥이가 같은 태반 안에 있을 때 얽힌 혈관을 통해 옮겨 갔다는 사실이 밝혀졌다. 태반에서 시작되는 융모막암종이라는 희귀 암도 있다. 배아 초기에 발달하는 융모라는 조직에서 생기는 이 암은 모체의 몸으로 퍼져 나갈 수 있다.

인위적인 경로로 암이 전파되는 경우도 알려졌다. 2018년 3월, 네덜란드에서 같은 공여자로부터 장기를 이식받은 4명이 전부 암에 걸린 이례적인 사례가 보고되었다. 공여자는 뇌출혈로 숨진 53세 여성으로, 사망 당시에 다른 이상은 없었고 종양의 징후도 전혀 없었다. 그러나 이 여성에게서 각각 폐, 간, 왼쪽 신장을 제공받은 3명은 모두 이식 수술 후 7년 이내에 전이성 유방암으로 세상을 떠났다. 이 3명이 걸린 암이 모두 동일하다는 충격적인 사건이었다.

나머지 한 명은 공여자로부터 오른쪽 신장을 제공받은 젊은 남성이었다. 이 남성도 암에 걸렸고, 이식받은 신장을 다시 제거했다. 장기 이식을 받는 사람의 거부반응을 없애는 데 꼭 필요한 면역억제제 치료를 중단한 후에야 겨우 이 남성은 암을 치료할 수 있었다. 면역계가 다시 제기능을 발휘하면서 종양 세포를 쓸어낸 것이다. 2017년 4월에 이 남성은 암에서 완치되어 이번에는 좀 더 괜찮은 장기가 제공되기를 기원하며 다시 장기 이식 명단에 이름을 올렸다.*

* 장기 이식으로 암이 '옮을' 확률은 2,000분의 1 미만으로 극히 낮다는 사실을 기억할 필요가 있다. 이식받을 장기를 절박하게 기다리다 목숨을 잃을 위험과 비교하면 훨씬 더 낮다. 여러분도 지금 살고 있는 나라에서 장기 공여자로 등록하기를 권장한다.

우연히 전염성 암에 걸리는 경우도 있다. 한 외과 의사에게 실제로 그런 일이 일어났다. 이 의사는 젊은 남성 환자의 복부에 생긴 악성 종양을 제거하다 손을 베였는데, 5개월 후 상처가 생긴 손바닥에 골프공만 한 종양이 생겼다. 검사 결과, 손에 생긴 종양은 젊은 환자의 복부에서 제거한 것과 동일한 것으로 밝혀졌다. 인체 대장암 세포를 마우스에게 주사하다 실수로 자신의 왼손에 바늘을 찌른 불운한 연구자도 있다. 이 사고가 나고 2주도 채 지나지 않아 손에 작은 혹 같은 것이 생겼고, 이것 역시 연구자가 다루던 그 암세포로 밝혀졌다. 다행히 손에 생긴 덩어리를 성공적으로 제거하고 이후에 다른 문제는 없었다. 나처럼 실험실에서 어설프고 부주의하게 행동하는 사람들에게 정신 바짝 차리라는 교훈을 주는 사례다.

의도적인 사례도 있다. 절대로 따라하면 안 되는 끔찍한 연구라고 할 만한 이 사례는 뉴욕에서 종양학자로 활동하던 체스터 사우샘Chester Southam이라는 사람이 벌인 일이다. 그는 1950대부터 1960년대까지 상당한 기간 동안, 적절한 동의 절차 없이 사람들에게 암세포를 주사했다. 그중에는 치료를 받으려고 사우샘을 찾아온 암 환자도 있었고, 뉴욕 브루클린 소재 유대인 만성질환병원에 입원해 있던 노인 치매 환자들도 있었다. 오하이오주 교도소에 수감되어 있던 아주 건강한 죄수들도 그의 희생양이 되었다. 그의 손에 걸려든 수감자의 대부분은 흑인이었다.

사우샘은 이미 절망적인 상황이거나 신경퇴행성 질환 때문에 혹은 수감된 상태라 실험 참여 여부에 제대로 동의하기 어려운 사람들을 골라 이런 실험을 했을 뿐만 아니라 암세포를 투여하면서도 무엇을 주입하는지 알리지 않았다. 오히려 사람들이 주사로 투여받은 것이 암세포라는 사실을 알고 기겁할까 봐 "실험실에서 배양한 인간의 세포"라고 말했다.

뉴욕 슬로안케터링 연구소의 바이러스 학자 앨리스 무어^{Alice Moore}와 공동으로 진행한 이 연구에서 사우샘은 건강한 사람의 몸에 암세포가 유입되면 예외 없이 인체 면역계가 나서서 몇 주 이내에 금방 제거되었다고 밝혔다. 그러나 이미 암이 진행 중인 환자는 암세포에 대한 반응이 훨씬 더 느리게 나타나며 일부의 경우 수개월에 걸쳐 천천히 새로운 종양으로 자란다는 사실을 알아냈다. 사우샘은 이 환자들에게 위험하지 않다고 이야기했지만 결국 환자 2명이 예기치 못한 시점에 목숨을 잃었고 4명은 새로 생긴 종양을 제거하는 수술을 받아야 했다. 치료 후에 암이 재발한 경우도 있었고, 한 명은 몸 전체로 암이 퍼졌다.

이토록 비윤리적인 연구 방식에 동료 의사들도 크게 반발했다. 그가 속한 슬로안케터링에도 불명예를 안겨주었을 뿐 아니라 더 넓게는 암 연구의 역사에도 깊은 오점을 남겼다. 그런데 정신 나간 방법으로만 보이는 이 연구에도 원칙에 맞는 부분이 있었다. 면역학자였던 사우샘은 '외래' 암세포로 암 환자의 면역계를 공격해서 기능을 활성화시키려고 했다. 이런 생각을 사우샘 혼자만 한 것이 아니었다.

1964년에 일리노이주 노스웨스턴 대학교 연구진은 너무나 안타까운 결과를 발표했다. 한 여성이 등에 생긴 흑색종을 제거하기 위해 1958년 수술을 받았지만 1961년에 암은 한층 더 맹렬한 기세로 재발했다. 환자는 화학요법과 함께 몇 년 전 흑색종에 걸렸다가 완치된 다른 환자의 혈액을 수혈받았다.

이 여성 환자의 여든 살 노모는 상황이 심상치 않다는 사실을 깨닫고, 딸의 몸을 휘젓고 다니는 종양에 맞설 항체가 자신의 몸에서 생기기를 바라는 마음으로 딸의 암세포를 투여받기로 결정했다. 의사들이 환자의 흑색종을 0.5센티미터 크기로 잘라 어머니의 복부 근육에 이식한 1961년 8월 15일까지만 해도 어머니는 아주 건강한 상태였다. 그러나 지푸라기라도 잡는 심정으로 시작한 이 시도는 전부 무용지물이 되고 말았다. 어머니가 암세포를 투여받은 바로 다음날, 딸이 장 천공으로 갑자기 세상을 떠난 것이다.

종양을 이식받고 3주 가량이 지난 어느 날, 환자의 어머니는 복부가 '당기는' 불편한 증상이 느껴진다고 이야기했다. 흑색종이 이미 증식하기 시작한 것이다. 병원에서는 서둘러 종양 제거 수술을 실시하고 상당한 양의 주변 근육, 피부까지 함께 제거했다. 그러나 이런 극단적인 대처에도 불구하고 흑색종은 단시간에 전이되었고 딸을 집어삼킨 똑같은 종양이 온몸에 퍼져 결국 이식 후 15개월도 채 지나지 않아 세상을 떠났다.

이러한 사례는 아주 드물긴 하지만 암이 사람에서 사람으로 옮겨질 수 있음을 보여준다는 공통점이 있다. 게다가 상당히 기이한 일도 벌어진다. 2013년 초, 남미 콜롬비아의 고원지대에 자리한 도시 메데인에서 41세 남성이 병원을 찾아왔다. 7년 전 HIV 감염 진단을 받은 환자로, 굉장히 위중한 상태였다. 그동안 치료를 제대로 받지 않은 것으로 드러났고 체중도 크게 줄었다. 계속 기침을 하고 고열과 극심한 피로에 지쳐 있었다.

검사 결과 대변에서 기생충인 촌충 알이 발견되었다. 상태가 악화된 원인이 분명한 것 같았지만 이어 폐와 간, 림프절, 부신에서 이상한 혹이 여러 개 발견되었다. 첫 진단을 받고 기생충 없애는 약을 복용하는 동안 혹은 계속 자랐다. 몇 개월 후 이 환자가 다시 병원을 찾았을 때, 의료진은 이 알 수 없는 조직을 좀 더 면밀히 살펴보았다. 증식하는 세포들로 이루어져 있고 혈관이 연결된 점, 주변 조직을 파고드는 것으로 보면 영락없는 종양이었다. 그런데 굉장히 이상한 특징이 나타났다. 일반적인 인체 암세포보다 크기가 훨씬 더 작다는 점이었다. 그렇다고 촌충의 세포도 아니고 다른 기생충의 세포도 아닌 것 같았다.

의료진은 미국 조지아주 애틀랜타의 질병통제예방센터^{CDC}로 검체를 보냈다. 그리고 기겁할 만한 진실이 드러났다. 환자의 몸에 생긴 혹은 촌충의 암세포였다. 처음 위장에 기생충이 감염되었을 때 촌충의 암세포가 그의 몸에 유입되었고 HIV로 면역 기능이 아무런 힘도 발휘하지 못하는 바람에 암세포가 몸 곳곳으로 퍼진 것이다.

CDC 연구진은 검체를 보낸 콜롬비아의 병원으로 이 소름끼치는 결과를 통지했지만 환자의 상태는 이미 손 쓸 수 없는 단계였다. HIV 악화로 인한 합병증에 촌충의 종양까지 더해져 위중해진 환자는 3일 후 숨졌다. 현재까지는 이 일이 생물종 간의 벽을 넘어 기생충에서 사람으로 암이 옮겨 간 유일한 사례로 남아 있다. 그러나 전 세계적으로 촌충과 HIV 감염률이 매우 높은 지역이 많다는 사실과 그러한 지역은 암 진단 기술이나 데이터 수집 역량이 상대적으로 열악하다는 점을 고려할 때 또 이런 일이 벌어지지 않으리라고는 장담할 수 없다.

전염성 종양은 생물학적 호기심을 자극하는 수준을 넘어 중대한 문제가 될 가능성이 있다. 무엇보다 중요한 의문은 과연 얼마나 희귀한 일일까, 하는 것이다. 암이 옮겨진 사례들을 모두 종합해볼 때 한 가지 공통점은 면역계가 제기능을 하지 못하는 것이 전염성 암이 인체에 뿌리를 내리는 필수 조건으로 보인다는 것이다.

장기 이식을 받은 여러 사람이 불운한 일을 겪은 네덜란드의 사례를 보면 이식받은 모든 환자가 면역억제제를 복용했다. 촌충의 종양이 번진 사람은 HIV로 이미 면역계가 엉망이 된 상태였다. 개와 태즈메이니아 데빌의 암도 암세포가 MHC 기능을 조작하는 방식으로 면역 기능을 피하면서 발생한다. 윤리적인 면에서 최악이지만, 체스터 사우샘의 실험에서는 면역계가 건강하게 제기능을 하면 보통 암세포가 침입해도 제거된다는 사실이 입증되었다(다만 서투른 외과 의사와 연구자의 몸에 암이 옮겨진 사례를 보면 전부 다 그런 건 아님을 알 수 있다).

심지어 낯선 물질을 인식하고 제거하는 면역계가 애초에 동물을 전염성 암으로부터 보호하기 위해 발달한 기능이라는 주장도 나왔다. 이보다 더 큰 논란을 빚은 주장 중에는 섹스가 부분적으로는 전염성 종양을 억제하기 위해 발달한 것이라는 일부 학자들의 견해도 있다. 난자와 정자가 만들어지는 과정에서 유전자가 무작위로 섞이고 나뉘므로 유전학적 다양성이 많아 아주 가까운 종이라도 개체마다 제각기 다른 특징을 갖게 된다. 이것이 다른 동물로부터 암이 쉽게 옮겨질 가능성을 낮춘다는 것이다.

현재까지 밝혀진 사례로 볼 때, 사람과 사람 사이에 암세포가 옮겨진 것은 전부 이례적인 상황에서 벌어진 일이다. 그래서 나는 정말로 인간이라는 생물종에서 전염성 암이 생겨날 수 있을까, 하는 의문이 든다. 만약 그렇다면 전염이 일어날 수 있는 가장 확실한 경로는 섹스일 것이다. 자신의 '아랫도리'에 뭔가 이상한 조짐이 느껴지면 분명 인지할 수 있을 것이라고 생각하는 사람이 많겠지만, 성관계를 통해 전파되는 불쾌한 감염 질환이 지금도 사라지지 않는 것을 보면 꼭 그렇지만은 않다는 사실을 알 수 있다. 살아 있는 세포가 직접 접촉을 통해서만 옮겨지는 것은 아니다. 매년 100만 명 이상의 목숨을 앗아가는 말라리아의 경우 모기가 병의 원인이 되는 기생충을 옮긴다. 그럼 암세포도 옮길 수 있지 않을까?

믿고 싶지 않지만 가능한 것으로 밝혀졌다. 1960년대에 실험실에서 키우던 햄스터 사이에 이상한 전염성 암이 발생했다. 처음에는 원인이 드러나지 않았지만 곧 햄스터가 서로를 잡아먹다가 병이 옮은 것으로 확인되었다. 연구진은 병이 더 이상 퍼지지 않도록 우리 안에 철망을 끼워서 한 마리씩 분리했지만 종양은 계속 확산되었다. 기침과 재채기로 암세포가 계속해서 옮겨진 것이다. 또한 철저히 통제된 환경을 조성하고 분석한 결과, 연구진은 모기가 종양을 옮길 수 있다는 사실을 가까스로 알아냈다. 인위적으로 구축된 실험실 환경이고 전염성이 굉장히 높은 병이라는 특징이 있지만, 서로 잡아먹는 햄스터 개체군에서 암이 확산된 이 일은 최소한 곤충을 매개로 암이 옮겨지는 일이 가능하다는 것을 보여준다.

전염성 암이 매우 희귀한 일이라는 점은 의심의 여지가 없다. 그러나 암세포가 새로운 환경을 찾고 면역계의 보호 기능을 피할 수 있는 방향으로 진화할 수 있음을 명확히 보여준다. 유전적 요소들로 이루어진 한 벌의 카드가 섞일 때 새로운 가능성이 생겨나고, 심지어 맨 처음 암세포가 나타난 생물에만 국한되지 않을 수도 있다. 암은 진화의 힘이 얼마나 강력하고 치명적일 수 있는지 보여준다. 암 치료가 그토록 힘든 이유이기도 하다.

9장

듣지 않는 약

2015년 크리스마스가 코앞으로 다가온 어느 날, 영국인 IT 컨설턴트 크리스피언 자고가 신장에 커다란 종양이 생겼다. 제거 수술을 받기 위해 병원에 입원했지만 종양은 이미 간으로 퍼지기 시작한 상태였다. 수술은 성공적으로 끝난 것 같았으나 이듬해 여름, 암이 재발했다. 이 번에는 아주 절망적인 전망이 나왔다. 정확한 예측을 하는 것 자체가 어려운 일이지만 이제 18개월 정도 남았다는 이야기를 들었다. 그런데 처음 이 진단을 받고 4년 가까이 흐른 뒤에 내가 연락을 했을 때 크리스피언은 살아 있었다. 그가 예상보다 오래 살 수 있었던 것은 유전체의 염기서열을 현대적인 기술로 분석하거나 분자 표적 치료제를 이용했기 때문이 아니었다. 크리스피언의 종양 DNA는 한 번도 분석된 적이 없다. 사우샘프턴 대학병원의 종양 전문의이자 그의 담당 의사인 매튜 웨터Matthew Wheater가 충분한 정보를 토대로 도출한 예측이 그를 살린 토대가 되었다.

처음에 크리스피언은 보트리엔트Votrient(성분명 파조파닙pazopanib)라는 약으로 치료를 받았다. 3개월 후 종양이 약 10퍼센트 줄어들어 치료 효과가 나타나는 것 같았지만 그 행운은 금세 바닥이 나고 암세포에 내성이 생겼다. 2017년 여름에는 종양이 계속 증식해서 몸 전체로 퍼졌고 더 이상 손 쓸 방도가 없었다.

이때부터 크리스피언은 새로 개발된 면역 치료제 옵디보Opdivo(성분명 니볼루맙nivolumlab) 치료를 시작했다. 복용한 환자 중 일부에서는 효과가 나타나지만 그렇지 않은 경우도 있는 것으로 알려진 치료제였다. 크리스피언에게는 운이 따르지 않았다. 치료를 시작하고 2개월 후, 이 치료도 소용이 없다는 사실이 명확해졌다. 보트리엔트의 경우 1년 정도 암이 더 증식하지 못하도록 억제할 수 있었지만 새로운 증식을 막을 정도로 오랜 기간 효과를 발휘하지 못했다.

옵디보도 소용이 없다는 사실이 확인된 후, 웨터 박사는 치료제를 코메트리크Cometriq(성분명 카보잔티닙cabozantinib)라는 신약으로 바꿔보기로 했다. 영국 국민건강보험NHS에서 이제 막 승인을 받은 약이었다. 치료를 시작하고 일주일 만에 크리스피언은 컨디션이 좋아지는 것을 느꼈고, 몇 개월 뒤 암은 95퍼센트가 사라졌다. 의료진은 이 치료제로 암이 다시 활성화되지 않도록 붙들어 둘 수 있게 되었다는 사실에 놀라워했다. 지금까지 밝혀진 종양의 진화적 특성으로 볼 때 분명 어느 시점이 되면 내성이 생기기 마련임에도 치료가 된 것이다. 크리스피언은 설사 그런 일이 생기더라도 다른 치료제가 나타나리라는 희망을 잃지 않고 있다.

"타이밍이 잘 맞아서 가장 최신 기술을 활용할 수 있었던 것 같습니다." 그가 어깨를 으쓱하며 이렇게 이야기했다. "새로운 약이 등장할 때까지 용케 목숨이 유지된 거죠."

말기 암에 이른 사람의 전형적인 모습이나 행동 같은 건 없다고 생각하지만, 내가 만난 크리스피언은 한때 이기적인 세포에 몸이 잠식당했던 사람이라고는 상상하기 힘들 만큼 아주 건강하고 생기 넘치는 모습을 하고 있었다. 한 가지 두드러지는 변화가 있다면, 짙은 갈색이던 머리카락과 턱수염이 1년 새 깜짝 놀랄 만큼 새하얀 색으로 바뀌었다는 점이다. 그외에는 한여름에 쓰리피스 정장을 멋지게 차려입고 다니는 것도 여전했고 핑크 플로이드 음반을 몽땅 수집하는 열정도 그대로였다. 지난 몇 년간 그토록 힘든 일을 겪고도 낙관적이고 침착한 태도와 유머 감각은 변함이 없었다. 나도 나중에 힘든 일을 겪을 때 조금이나마 닮을 수 있다면 참 행복할 텐데, 하는 생각이 들었다.

"병원에서 암이 퍼졌고 수술도 불가능하다는 이야기를 들었을 때 우리 딸 인디는 대학교 신입생이었어요. 졸업하려면 2년이 더 남은 때였죠." 크리스피언의 이야기다. "이제 8개월 남았다는 통보를 받았을 때는 이런 생각을 했어요. 그래, 뭐 안 될 수도 있지만 그렇게 큰 차이는 없으니까 졸업식은 본다는 목표 정도는 가능하지 않을까."

크리스피언은 인디가 최우수 졸업생으로 졸업하는 모습을 지켜봤을 뿐만 아니라 나와 만났을 때 2020년에 있을 아들 피터의 졸업도 챙길 수 있으리라는 확신을 갖고 있었다. 나도 충분히 그럴 수 있을 거라고 대답했다.

아이들의 대학 졸업식을 지켜볼 때까지는 살겠다는 다짐과 함께 크리스피언에게는 또 한 가지 목표가 있었다. 나이가 많이 든 래브라도종 반려견 윌버트보다는 오래 살겠다는 다짐이었다. 안타깝게도 윌버트는 2018년 10월에 세상을 떠났고, 크리스피언이 아내 토리와 함께 살고 있는 멋진 시골집 마당에 묻혀 있다. 내가 이 글을 쓰는 지금 크리스피언은 윌버트의 빈자리를 채워준 까만 래브라도 강아지 스탠리와 함께 즐거운 시간을 보내며 건강하게 지내고 있다.

하지만 그리 반갑지 않은 소식도 있다. 2019년 여름에 검사 결과 뇌 앞쪽에서 종양이 발견된 것이다. 지금까지는 치료 효과가 목 아래쪽에 생기는 암에 발휘되었다. 하지만 치료제는 뇌와 혈류 사이에 존재하는 장벽을 지나가지 못하는 반면 교활한 암세포는 홀쩍 건너갈 수 있다. 엄청나게 큰 충격을 받을 법한 일인데도 크리스피언은 이 불청객을 해치우느라 방사선요법을 받아야 한다는 사실보다 애지중지 아끼는 포르쉐 자동차 열쇠를 내줘야 한다는 사실에 더 분통을 터뜨렸다.

두더지 잡기보다 나은 전략

현재까지 나온 기술로 암을 어느 정도 정확히 진단한다면, 종양은 대체로 10억에서 1조 개의 암세포로 이루어졌다. 이 세포 하나하나에 수만 가지 유전자 돌연변이와 유전학적 변형이 생겼을 가능성이 있다. 종이 제각기 다른 세포가 방대한 미세환경에서 함께 살고 죽는 복잡한 생태계가 이미 다 형성된 것이다. 그중에는 제대로 살아남기 힘든 독한 환경에도 적응하는 세포가 있고, 좀 더 쾌적한 환경을 선호하는 세포도 있다.

모양이 전부 다른 눈 결정처럼 암은 환자 개개인마다 특징이 다르다. 질병이 생겨난 기본적인 유전학적 구성 그리고 병이 되기까지 거쳐온 진화 과정에 따라 그러한 차이가 생긴다. 또한 특정 지점을 넘어서면 병이 확산되고, 내성과 재발은 사실상 피할 수 없는 일이 된다. 의학적인 무기를 총동원해도 끝내 견디고 살아남는 세포가 어딘가에 일부 남아 있다. 암의 경우 아이러니하게도 표적을 좁히고 특이적인 약을 쓸수록 암세포가 그 공격을 벗어나는 방향으로 더 쉽게 진화한다.

크리스피언의 놀라운 생존기는 100년 이상 누적된 암 연구의 쾌거다. 연구 기금을 앞장서서 모으는 사람들에게 동기를 불어넣는 동시에 제약회사들의 금고를 살찌우는 성공 사례이기도 하다. 또한 현대 종양학이 맞닥뜨린 생물학적 '두더지 잡기 게임'의 상황을 잘 보여주는 전형적인 예시다. 치료를 시도하면 잠잠해지고, 약이 더 이상 듣지 않으면 다시 다른 치료를 시도하는 식이다. 더 이상 남은 방법이 없을 때까지 그렇게 반복한다. 종양의 종류와 현재 활용 가능한 치료법에 따라 차이는 있지만 바닥이 드러나는 날은 금방 다가온다.

암 치료에서 정밀 종양학의 개념이 점차 각광을 받고 있다. 원래 이 개념은 암세포에서 문제가 되는 특정 분자를 표적으로 삼는 치료제를 의미했다. 필라델피아 염색체로 생긴 백혈병을 글리벡으로 치료하거나 암 촉진 유전자인 HER2가 더 많은 유방암 세포를 표적으로 삼아 공격하는 치료가 이 경우에 해당한다. 더불어 치료에 적합한 환자를 찾기 위한 진단 검사도 정밀 종양학의 개념에 포함된다.

이제는 정의가 더욱 확장되어 암세포 내부의 특정 신호를 차단하는 모든 표적 치료도 정밀 종양학 범위에 포함된다. 크리스피언에게 제공된 파조파닙과 카보잔티닙은 둘 다 인산화효소 억제제의 일종으로, 암세포에서 발생하는 몇 가지 증식 신호를 차단한다. 이러한 치료제는 종종 '스마트' 약물로 불린다. 전통적인 화학요법은 '멍청하다'는 의미가 내포된 명칭이다.

종양학자들은 암이 몸의 어느 부위에 나타났든 상관없이 문제가 있는 특정 유전자나 분자, 즉 '조치 가능한 돌연변이'가 있는지 확인하고 이를 토대로 치료법을 선택하는 방식에 익숙하다. 종양이 방광에 생겼는지 대장이나 유방에 생겼는지는 그보다 덜 중요하다. 암세포에 치료제의 표적이 될 수 있는 돌연변이가 있는지의 여부가 가장 중요하다고 보기 때문이다. 최근까지만 해도 유전자 검사 비용이 워낙 비싸서 이러한 방식은 유력한 용의자로 꼽힌 한정된 유전자에만 적용되었다. 그러나 DNA 염기서열 분석 기술이 속도는 빨라지고 가격은 저렴해지자 종양 유전체를 통째로 분석해서 조치 가능한 돌연변이를 찾는 방식이 주류로 떠올랐다.

환자 개개인의 종양에서 암을 촉진하는 특정한 돌연변이를 찾고 이것을 표적으로 삼는 특효약을 골라 쓰는 일은 꿈에서 현실로 바뀌고 있다. 굉장히 멋진 선진 기술로 느껴질 뿐만 아니라, 두루 적용할 수 있는 표준화된 절차가 아닌 종양의 특징에 맞게 정확히 선택한 개인 맞춤형 치료이므로 훨씬 분별력 있는 방식이라는 생각이 든다. 이 같은 정밀 종양학의 패러다임은 암 연구 분야에서 하나의 신념이 되었다. 암 유전자를 찾아 체계적으로 정리하고, 그 유전자를 표적으로 삼는 스마트한(그리고 매우 비싼) 치료제를 개발하기 위한 지난 30여 년 간의 노력은 결코 헛수고가 아니며, 반박할 여지없이 검증된 사실이라고 여겨진다.

전이 가능성이 있는 진행성 암 환자의 생존 확률을 이 방식으로 높일 수 있으리라는 기대가 높지만, 실상은 그 기대에 부합하지 못한다. 현 시점에서는 대부분의 사람이 자신의 암에 특효약을 쓸 수 있는지 여부를 확인하는 검사를 받지 않았거나, 암세포에 특효약을 쓸 수 있는 유전자 변형이 없다.

미국 오리건주 포틀랜드의 오리건 보건과학대학교 소속 종양학자인 비네이 프라사드Vinay Prasad는 동료 연구자들과 함께, 미국 식품의약국FDA이 2006년 이후 환자 종양의 유전자 검사와 함께 사용하도록 승인한 약 30종의 표적 치료제를 분석했다. 미국에서는 2006년까지 12년 동안 약 50만 명이 전이성 암 진단을 받았다. 프라사드 연구진은 그중에서 표적 치료제를 쓸 수 있는 환자가 5퍼센트 정도임을 확인했다(20 명당 한 명꼴). 조사 기간을 2018년으로 확대해도 이 비율은 8퍼센트를 조금 넘는 수준이었다. 게다가 이 결과는 표적 치료제를 쓸 수 있는지 여부를 검사로 확인해본 환자들이 기준이라는 점에 유념해야 한다. 비용 문제나 현실적인 여러 문제로 몸에 종양이 생겨도 유전자 수준까지 분석받지 못하는 환자도 많다. 이러한 표적 치료는 대부분 엄청나게 돈이 많이 든다. 유전자 검사를 받고 치료제를 쓸 수 있다고 확인된다 해도 국가나 의료보험기관의 지원이 보장되는 것은 아니다.

이보다 심각한 문제는 표적 치료를 받는다고 해서 정말 효과가 있다는 근거도 희박하다는 것이다. 유전자 검사로 표적 치료제 효과가 있을 만한 환자를 선별한다 해도 전체 암 환자의 극히 일부에 지나지 않는다. 더군다나 실제로 치료를 받았을 때 조금이라도 효과가 나타나는 환자는 그 일부 중 절반 정도에 그친다고 프라사드는 추정했다. 또한 프라사드 연구진은 치료제에 반응하더라도 평균 지속 기간이 2년 반에 못 미칠 것이라는 전망을 밝혔다. 전체적으로 유전자 표적 치료를 받을 수 있는 환자의 비율은 매년 약 0.5퍼센트씩 증가하고 있다. 아무런 방법도 없는 것보다는 낫겠지만, 언론에서 이야기하는 "비약적인 발전"이라는 표현과는 분명 거리가 있다.

표적 치료가 드디어 "성배를 찾았다"거나 "판도가 바뀌었다"는 외침부터 "기적"이니 "경이로운 업적"과 같은 표현이 헤드라인에 등장한다. 이 새로운 치료법이 지금까지와는 차원이 다른 성과이며 그토록 오랫동안 찾아 헤매던 치유의 길로 우리를 데려갈 것이라는 이야기도 들려온다. 지나치게 부정적인 시각으로만 보거나 최근 수년 동안 실제로 환자의 생존 기간이 늘어난 발전까지 무시하려는 생각은 없지만, 실제 현실이 언론의 표현처럼 장밋빛이 아닌 것도 사실이다.

프라사드는 이렇게 최상급 형용사를 써가며 새로 개발된 항암제를 보도한 언론 기사를 분석하는 연구도 진행했다. 그 결과 보도된 치료제의 절반은 FDA 승인도 받지 않은 약이고, 7건 중 한 건은 실험실에서 연구까지만 마쳤을 뿐 환자를 대상으로 한 임상시험은 전혀 진행되지 않았다는 사실을 확인했다. 이와 같은 과장된 보도는 대부분 기사에 지나친 기대를 담아 내놓는 기자들이 문제지만, 성공 사례를 한껏 부풀려 말하는 의사나 산업계 전문가, 환자, 정치인에게도 책임이 있다.

유전자 검사를 실시해 치료 방법을 정하는 경우가 늘어나고 이제는 이러한 방식이 대세가 되었지만 여기에서도 문제점이 드러난다. 2017년에 미국 시애틀의 워싱턴 대학교 연구진은 암 환자 9명에게서 얻은 종양 검체를 업체 2곳에 각각 보내 분석을 의뢰했다. 최신 DNA 염기서열 분석 기술로 돌연변이를 찾아낸다는 곳이었다. 최첨단 정밀 종양학 기술이 적극 활용 가능한 수준에 이르렀다고 생각하는 사람이라면 누구나 우려하지 않을 수 없는 결과가 나왔다.

두 업체 모두 환자 중 한 명에게는 유전학적 변형이 발견되지 않았다고 밝혔다. 그런데 나머지 8명의 검체에서 찾아낸 돌연변이 중 동일한 것은 5분의 1에 그쳤다. 게다가 분석 결과를 바탕으로 5명의 환자에게 두 업체가 추천한 표적 치료제는 완전히 달랐다. 기술적인 오류나 두 업체의 검사법에 차이가 있다는 사실을 무시하더라도, 사실 그리 놀라서는 안 될 결과라고 할 수 있다. 이제는 여러분도 일반적인 종양이 유전학적으로 제각기 다른 클론으로 구성되어 있고, 따라서 세포에서 발견되는 돌연변이는 종양의 어느 부분을 채취해서 검사를 해보느냐에 따라 달라진다는 사실을 잘 알 것이다.

정밀 종양학의 패러다임에는 이것 외에도 다른 문제가 있다. 종양에서 조치 가능한 돌연변이가 발견되고 그것을 표적으로 삼는 치료제를 쓴다고 해서 반드시 효과가 보장되지는 않는다. 여러 가지 다양한 암에 반복적으로 나타나는 특정 유전자를 표적으로 치료제를 개발하고, 분명히 '딱 맞는' 돌연변이가 있는 환자에게 적용한다 해도 종양 종류에 따라 어떨 때는 효과가 있고 어떨 때는 무용지물이다. 이런 사실이 연구를 통해 계속해서 드러나고 있다.

예를 들어 표적 치료제의 표본으로 꼽히는 젤보라프Zelboraf(성분명 베무라페닙vemurafenib)는 BRAF 유전자에 생긴 특정한 돌연변이로 인해 세포 증식 신호가 과잉 활성화되는 문제를 바로잡기 위해 개발되었다. 악성 혹색종 환자 가운데 종양에서 BRAF 유전자가 발견된 사람은 젤보라프로 생존 기간을 늘릴 수 있지만, 똑같은 돌연변이가 있어도 대장암에는 전혀 효과가 없다. 대장암에서는 종양 세포가 내부 신호 전달 경로를 재빨리 '재배선'해 증식 신호가 계속 활성화되고 종양이 이전과 같은 속도로 자라는 것으로 확인되었다.

대부분 '가혹한 화학요법'보다 부작용이 훨씬 적다고 알려진 현대식 '스마트 치료제'가 더 우수하다고 생각한다. 보통 화학요법은 몇 주 간격으로 항암제를 정맥에 투여받고, 환자는 며칠 동안 극심한 부작용에 시달리다가 겨우 한숨 돌릴 때쯤 또 치료를 받아야 한다. 그러므로 보다 최근에 개발된 이 새로운 치료법이 당연히 환자의 삶의 질 측면에서 더 낫다고들 생각한다. 하지만 꼭 그렇지는 않다.

12종의 각기 다른 종양이 생긴 약 1만 4,000명의 암 환자가 참여한 38건의 임상시험 결과를 분석한 연구에서는 '건강과 관련된 삶의 질'과 생존 기간에는 의미 있는 상관관계가 없는 것으로 확인되었다. 건강과 관련된 삶의 질은 신체적, 정서적, 사회적인 건강과 함께 환자가 일을 하거나 다른 작업을 수행하는 능력이 어떤지에 더 많이 좌우된다. 새로운 치료제는 일반적인 치료와 비교할 때 암이 재발하는 시점이 평균 1.9개월 정도 지연되는 것으로 나타났다.

크리스피언의 경우 처음에 파조파닙 치료를 받았을 때 병원에 입원해야 할 정도로 심한 부작용이 발생했다. 흔한 경우는 아니지만 영 드문 일도 아니다. 나아가, 현재 개발되는 표적 치료제 중 상당수가 매일 복용해야 하는데 이는 곧 매일 부작용을 겪을 수 있다는 의미다. 그만큼 환자는 단기간에 몸 상태가 악화될 수 있다. 예를 들어 하루 동안 대변을 7회 보는 경우 의사들은 정상적인 수준을 넘어선 '3/4단계 설사'로 분류하지만 임상시험에서는 같은 증상이 나타나도 '견딜 만한' 일로 여긴다. 약을 먹고 목숨을 살릴 수 있다면 거의 하루 종일 화장실을 들락거려야 하는 불편함 정도는 충분히 감수할 만한 일일 수 있다. 하지만 문제는 이렇게 고생해서 치료를 받아도 얻을 수 있는 생존율 효과는 기껏해야 보통 정도인 경우가 많다는 것이다.

이런 상황이야말로 다들 쉬쉬하며 이야기하려 들지 않지만 가장 크고 심각한 문제다. 큰 기대를 모으는 신약이 개발되었다는 헤드라인은 눈에 확 띄지만 그런 치료제가 병을 정말로 치유하지는 않는다. 아직은 그 근처에도 가지 못했다. 초기 단계의 암은 치료 성공률이 상당한 수준에 이르렀고 특히 부유한 국가일수록 그러한 가능성도 커진 상황임은 분명하다. 하지만 말기에 이른 전이성 암은 지금도 환자의 생존 기간이 보통 몇 개월, 길어야 한 자리 숫자로 그치는 몇 년 단위로 예견된다(물론 어떤 경우에나 예외는 있다).

2014년에 미국 국립암연구소의 티토 포조Tito Fojo 교수는 2002년부터 2004년까지 시장에 나온 70종 이상의 새로운 암 치료제를 분석했다. 모두 1년간 치료제로 이용하려면 수천만 달러가 드는 약이다. 그러나 대대적으로 펼쳐진 그 모든 광고에도 불구하고, 이 번지르르한 신약의 효과는 하나같이 환자의 생존율을 겨우 평균 2개월 정도 늘리는 것으로 밝혀졌다. 다른 연구진이 뒤이어 발표한 분석에서는 생존 기간이 조금 더 늘어나 3개월 반 정도였다. 이 분석은 더 오랫동안 실시된 추적 기간을 별로 반영하지 않고 단기적 임상시험 결과에 중점을 두었다는 점에서 다소 과대평가된 결과일 수 있다.

가끔은 기적이 일어난다. 젊은 엄마, 또는 가족의 사랑을 듬뿍 받던 할아버지가 이제 한 달 남았다는 통보를 받은 뒤 "의사의 말을 거역하고 새로운 특효약을 써본 덕분에" 생존했다는 이야기가 한번씩 들려온다. 혹은 크리스피언처럼 암에 통쾌하게 엿을 날리고 여전히 애지중지 레코드판을 수집하면서 잘 사는 사람들이 나타난다. 통계에 나오는 '평균' 대로 사는 환자는 아무도 없다. 통보받은 기간보다 오래 살 수 있다면 정말 중요한 성과인 것도 맞다. 그러나 새로 개발된 치료제는 전통적인 치료법과 비교할 때 대부분 몇 개월 정도 생존 기간이 늘어나는 효과가 있을 뿐이다. 게다가 현재 이러한 치료제는 지구상에서 가장 값비싼 물질로 꼽힌다. 일반적인 표적 치료제의 가격은 같은 무게로 비교하면 플루토늄 가격의 6배이고, CAR-T 세포를 이용한 최신 면역 치료제의 경우 그램당 10억 달러를 호가한다. 문제는 치료제의 가격과 효과(또는 그 약으로 연장되는 수명) 사이에는 거의 상관관계가 없다는 점이다.

그러므로 연간 수천만 원 혹은 수억 원씩 드는 새로운 치료제가 어떻게 승인을 받고 넘쳐나는 상황이 되었는지, 그만한 돈을 지불하고 환자가 얻는 것은 거의 없는데도 치료제 업체들의 수익은 왜 급증하는지 따져봐야 한다.

이 의문을 해결해줄 답의 일부는 임상시험 방식에 있다. 규제 기관이 새로운 치료법의 승인 여부를 판단할 데이터를 수집하려면 임상시험을 거쳐야 하는데, 많은 경우 약의 효능을 판단하는 척도로 '무진행 생존progression-free survival'이라는 개념을 활용한다. 무진행 생존이란, 치료를 시작한 시점보다 종양이 더 크게 자라지 않고 그 상태가 유지되는 기간을 의미한다. 전체적인 생존율, 즉 값도 비싸고 불편한 문제가 동반되는 약이 정말로 수명을 연장시켜주는지는 거의 신경쓰지 않는다. 이전에 활용하던 치료법보다 새로 등장한 치료법이 무진행 생존의 관점에서는 병이 더 이상 악화되지 않도록 붙들어 두는 효과는 아주 뛰어날 수도 있다. 하지만 암이 단기간에 급격히 재발한다면 전체적인 생존율을 높이는 효과는 없을 수 있다.

'대리 변수surrogate endpoint'도 또 하나의 교묘한 술책이다. 대리 변수는 혈액에 존재하는 특정 분자의 농도를 통해 종양의 크기를 추적하는 등의 방식으로 활용된다. 환자의 상태가 어떤 방향으로 가고 있는지 확인하는 수단으로는 유용할 수 있으나 암 환자라면 누구나 알고 싶어 하는 것, 즉 이 약이 정말로 살아 있는 시간을 더 벌어주는지는 분명하게 알 수 없다.

우리는 신약이 나오면 현재 이용할 수 있는 가장 최선의 치료법보다 더 나은 방법으로 검증되었으리라 생각하지만 꼭 그렇지는 않다. 사람들이 가장 훌륭한 표준 치료법으로 생각하지 않게 된 예전 치료법과 새로 개발된 치료법을 비교한 사례는 있다. 일부는 최신 신약을 이용한 사람들의 생존율과 이전에 확인된 생존율을 비교하지만, 이는 정확한 방법이 아니다. 또한 신약 승인은 신속 심사 제도로 이루어진다. 업체는 초기 무진행 생존율이나 대리 변수 데이터와 '허수아비'나 다름없는 이전 자료의 비교 결과를 제시하는 경우가 많다. 이 경우 승인이 나면 차후에 장기간 수집한 전체적인 생존율 데이터를 제출하도록 되어 있지만, 그 약속이 얼마나 잘 지켜지는지는 여러분의 추측에 맡기겠다.

또 한 가지 문제는 임상시험에 참여하는 환자 대부분이 젊고 큰 병이 없는(물론 암 외에 다른 질병을 의미한다) 비교적 건강한 사람들이라는 것이다. 이러한 환자들은 대체로 임상시험에 아주 적극적으로 참여하고, 정기적인 모니터링에도 잘 협조하며, 치료 과정을 충실히 따르는 경향이 있다. 그러나 이상적인 구조로 만들어진 임상시험 환경은 현실과 일치하지 않는다. 암 환자는 대부분 일반적인 시험 참가자들보다 나이가 많고 건강 상태가 좋지 않다. 암 외에도 심장 질환, 당뇨, 치매, 신부전 등 갖가지 다른 건강 문제가 많아서 선택할 수 있는 치료법이 한정되거나 치료제 용량에도 한계가 있다. 병원을 찾아와서 검사와 치료를 받는 모든 과정을 현실적인 이유로 또는 경제적인 문제 때문에 감당하지 못하거나 그럴 의사가 없는 환자도 있고, 부작용을 도저히 견딜 수 없어 중도에 그만두는 경우도 있다.

　다른 심각한 문제도 있다. 이러한 치료제가 사실상 거의 똑같다는 것이다. 새로 나온 치료제는 암세포에 적용되는 최신 기술이며 제각기 다르게 구성한 도구상자 같지만, 실제로 제약업계가 환자에게 건네는 상자 안에는 스패너만 가득 들어 있거나 기껏해야 렌치가 한두 개 더 들어 있는 수준에 불과하다. 현재 시중에 나와 있는 치료법이 표적으로 삼는 대상은 별로 다양하지 않다. 주로 인산화효소나 그와 비슷한 신호 전달 분자가 치료제가 노리는 표적이다. 부분적으로는 기술적인 한계에서 비롯된 결과다. 과잉 활성된 인산화효소는 약물이 접근해서 얼른 들어갈 수 있는 일종의 생물학적 주머니가 있어서 작용을 차단하기가 매우 편리하다. 반면 암세포 유전자에 돌연변이가 발생해서 만들어지는 산물은 표적으로 삼기가 훨씬 더 어려워서 '약을 쓸 수 없는' 대상으로도 불린다.

　생존 기간을 늘리는 효과가 그토록 미미해도 돌아오는 경제적 이윤은 엄청나다 보니 제약업계에서 "나도 한번 Me Too"* 문화가 조성된 것이 상황을 더욱 악화시키고 있다. 한 업체가 특정한 표적을 공격하는 치료제를 개발하면 다른 업체들이 먼저 개발된 약보다 눈곱만큼 나은 신약을 또 개발해서 경쟁이 붙는다. 경제적으로 매우 안전한 방식이다. 이전에 없던 진짜 신약을 개발하는 것은 미개척지를 찾아내는 일이지만, '나도 한번' 해보자는 식의 신약 개발은 이미 다 그려진 분자 지도를 보고 찾아가기만 하면 된다. 제약업계는 경쟁이 심하고 절대 업체끼리 잘 지내는 법이 없다. 그래서 한 팀이 되기보다는 각자 고유한 성분을 조합해 가장 따끈따끈한 신약을 먼저 출시하려고 안간힘을 쓴다.

현재 승인이 떨어진 많은 신약이 경쟁사의 비슷한 치료제보다 나아진 구석은 극히 적고 환자의 수명을 겨우 몇 주 더 연장시키는 수준이 전부임에도 불구하고 규제 기관으로부터 오케이 사인을 받았다. 타세바Tarceva(성분명 엘로티닙erlotinib)의 경우 생존 기간이 딱 10일 더 늘어난 연구 결과를 토대로 췌장암 치료제로 쓰일 수 있게 되었다. 한꺼번에 여러 가지 신약을 시험하다가 그중 일부에서 정말 우연히 승인 기준을 충족하는 효과가 나타나는 경우도 있다.

임상시험 결과가 어쩌다 나타난 변화나 요행이 아닌 믿을 만한 결과인지 확인할 때 많이 쓰이는 기준이 'p값 0.05'다. 간단히 설명하면 똑같은 시험을 20회 반복해서 실시했을 때 19회는 같은 결과가 나오고 한 번은 다른 결과가 나올 것으로 예상된다는 의미다. 이때 결과는 긍정적일 수도 있고 부정적일 수도 있다. 암 치료제의 경우 맛이 전부

---

* 영어로는 성추행 사건을 막기 위한 미투(#MeToo) 캠페인과 같은 표현을 쓰지만 물론 같은 의미는 아니다. 방식은 달라도 피해를 발생시키는 끔찍한 일이라는 점은 동일하지만 말이다.

다른 20가지 젤리를 20명의 암 환자에게 하나씩 나눠주었을 때 무작위 확률로 그중 하나에서 생존율이 더 늘어나는 효과가 나타날 수 있다는 의미다.

그러나 약에는 실험실 연구나 동물 실험에서 생물학적 활성이 나타난 화학물질이 들어 있으니 젤리와는 상황이 다르다. 매년 개발되고 시험이 실시되는 치료제 규모를 감안할 때, 일부는 임상시험에서 실제로는 생존율을 높이지 못하지만 통계학적 기준을 은근슬쩍 충족시키는 약일 가능성이 높다. 설사 통계학적 기준이 제약업체가 원하는 대로 나오지 않더라도 마케팅이라는 기회가 남아 있다. 나는 최신 특효약 광고에서 그다지 인상적이지 않은 시험 결과 옆에 잘 보이지도 않는 아주 작은 글씨로 "결과가 통계적으로는 유의미하지 않지만 임상적으로는 의미가 있음"이라는 문구를 실제로 본 적이 있다.

정밀 종양학의 고유한 특징과 관련된 다른 문제도 있다. DNA와 분자 분석 기술이 발달한 덕분에 이제 암 환자는 '대장암'이나 '유방암'으로 분류되는 대규모 환자 그룹이 아닌, 조치 가능한 특정 돌연변이가 있는지 여부에 따라 훨씬 더 작은 그룹으로 분류된다. 이에 따라 치료제 소비자도 수천 명 단위 혹은 그보다 더 작은 규모로 줄어서 잠재적 이익이 수십억 달러였던 제약업계의 수익도 급감하기 시작했다. 똑같은 환자가 무수히 많은 상황이 아닌, 눈 결정처럼 모양이 전부 다 다른 환자를 치료해야 하는 상황에 놓인 것이다. 소아 종양과 같은 희귀 암은 그러지 않아도 제약업계가 치료제 개발을 꺼리는 분야인데, 얼마 안 되는 환자를 위해 굳이 신약 개발에 매달리려고 할까?

값비싼 신약이 나오지만 생존율 효과는 미미한 상황이 끝없이 반복되는 이유는, 상황을 바꿀 만한 동기가 없기 때문이다. 환자와 대중은 새로운 약을 원한다. 사랑하는 사람이 병으로 죽어가는 모습을 더 이상 지켜보고만 있을 수 없기 때문이다. 그래서 자선단체와 기업, 학계, 정부 기관은 참신한 치료법 개발에 어마어마한 규모의 지원금을 연구비로 내놓는다. 규제 기관은 수많은 신약의 승인 절차를 완료해 사람들이 얼른 이용할 수 있도록 신속하게 처리한다는 자부심을 갖고 있다. 제약업계는 치료제 하나를 시장에 성공적으로 내놓기만 하면 최소한 10억 달러의 평균 수익을 거둔다. 그 사이에서 우리는 종양 유전자와 제약업체가 맞잡은 협력의 희생자가 되어, 재산이 엄청나게 많고 보험 혜택을 두둑하게 받는 사람이 아니고서는 경제적으로 도저히 감당할 수 없는 치료와 마주한다.

내가 인터넷 사이트에 얼토당토않은 음모론이나 게시하는 이상한 사람이라는 생각이 든다면 분명히 해둘 것이 있다. 나는 이런 상황이 '진짜 치료법을 숨기려는' 수상한 악의에서 빚어진 일이라고 생각하지 않는다. 암 연구자나 제약업체 사람들도 다 사람이다. 가족, 친구, 소중한 동료들까지 다들 이 끔찍한 병으로 누군가를 잃어본 경험이 있다. 나 역시 친구와 가족, 동료들이 암 치료를 받았지만 나를 "대형 제약회사와 한통속이 되어 사람들이 죽기를 바라는 자"라고 욕하는 우편물을 받아본 적이 있다.

제약업계는 신약을 시장에 내놓기 위해 필요한 대규모 연구와 제조 과정에 최선을 다해 임한다. 상업적인 목적을 가진 조직이 장기간 이어지는 임상시험과 규제 기관의 승인 절차를 모두 완료하고 새로운 치료제를 출시하려면 엄청난 비용을 들여야 한다. 이런 사실을 잘 알지만,

나는 수많은 업체가 전부 같은 곳만 바라보고 같은 방식만 택하는 것은 잘못되었다고 생각한다. 그 모든 과정을 거쳐 치료제 하나를 마침내 시장에 내놓으면 환자의 수명은 몇 개월 정도 늘어나는 데 그치지만 10억 달러의 수익을 올릴 수 있다면 거기서 만족할 뿐 더 잘 해보려는 동기는 얻지 못한다. 자녀에게 이번 시험에서 D를 받아오면 차를 사주겠다고 약속하는 것이나 다름없다. 부모가 그러겠다는데 아이가 굳이 A를 받으려고 더 열심히 노력할 필요가 없다.

지난 20여 년 간 암 생존율은 비약적으로 발전했다. 특히 부유한 국가에서 두드러지는 성과가 나타났다. 그럼에도 영국에서 현재 암 진단을 받는 경우 최소 10년 이상 생존하는 사람은 절반이고 나머지는 그러지 못한다. 이 상황을 잔에 물이 절반이나 차 있다고 보는 사람도 있을 것이고, 절반밖에 없다고 생각하는 사람도 있을 것이다. 그동안 판세를 제대로 뒤엎은 성과도 몇 가지 나왔다. 자궁경부암 검사, 급성 골수성 백혈병 치료제 글리벡, 고환암 치료제 시스플라틴cisplatin, 소아암 치료에서 이루어진 큰 발전과 암 환자 중 소수에 작용하는 면역요법 등을 꼽을 수 있다. 그러나 전이 가능성이 있는 진행성 암 치료는 여전히 삐걱대고 느린 상황이다. 인생은 짧고 귀중한 시간은 흘러가는데 충분히 기다릴 시간이 없는 사람이 너무나도 많다. 암이 생기고 일단 특정한 크기까지 자라면 내성은 피할 수 없다는 사실을 감안할 때, 나는 모든 희망을 끊임없이 개발되는 특효약에만 거는 것은 우리가 절박하게 바라는 해결책이 될 수 없다고 생각한다.

암에서 특정한 돌연변이가 발견되느냐 아니냐에 따라 생존 기간이 결정되고, 암세포 증식을 촉진하는 특정한 동력이 발견되면 "그것 참

안타까운 일이군요"라는 소리를 듣기도 하지만 반대로 잘되었다는 이야기를 듣기도 한다. 그러나 현 시점에서는 그것을 표적으로 삼는 치료제를 쓴다고 해서 몇 개월이든 몇 년이든 생존 확률이 달라진다고 확신할 만한 근거는 없다. 비뚤어진 암세포를 정상 세포로 되돌릴 수 있는 방법은 없다. 지금까지 해온 것들, 즉 암을 촉진하는 요소를 찾고 그것을 차단할 치료제를 개발하는 시도만 계속 반복한다면 결과도 늘 같을 것이다. 값비싼 치료가 계속해서 새로 등장할 틈새만 점점 더 많아질 뿐이다. 생존율 통계는 아주 조금씩 높아지겠지만 큰 변화는 일어날 수 없다.

2년 전에 비네이 프라사드는 《네이처》지에 게재한 논문에서 이렇게 지적했다.

정밀 종양학은 큰 동기를 불어넣는다. 개개인의 유전학적 특성에 맞는 치료법을 이용할 수 있다는데 어떤 의사나 환자가 마다할까? 하지만 타임머신을 타고 과거로 여행을 가는 것도 마찬가지로 큰 동기가 될 수 있다. 암이 퍼지기 전으로 시간을 되돌려 제거할 수 있다면 그걸 마다할 사람이 있을까? 2016년을 기준으로 할 때 둘 다 현실성이 없고 비용 면에서 효율성이 없으며 앞으로 성공할 수 있는 아이디어라고도 할 수 없다. 그럼에도 불구하고 둘 중 하나는 헛소리의 영역을 벗어나 현실로 넘어왔고, 우리는 스스로를 속이며 곤경에 몰아넣고 있다.

지금보다는 더 잘 해볼 필요가 있다. 그래야만 한다.

치료제 섞어 쓰기

표적 치료로 발생하는 내성에 관해 종양 전문의나 암 연구자와 이야기를 나눠보면, 대부분 한 단어로 압축되는 답변을 제시한다. 바로 복합제다. 1950년대 미국 뉴잉글랜드에서 소아과 전문의로 활동하던 시드니 파버Sidney Farber가 당시에는 보편적인 불치병이었던 소아 백혈병 환자에게 여러 가지 치료제를 섞어 투약하는 치료를 처음 시도했다. 그때부터 여러 화학요법 약물을 혼합해서 쓰는 방식이 활용되어왔다. 실낱같은 치유 가능성을 완전한 치유로 바꿔놓은 파버의 성공을 확인한 사람들은 치료제를 적절히 혼합해서 사용한다면 언젠가 어떤 암도 치료할 수 있으리라는 희망에 부풀었다.

전통적인 화학요법에서는 세포 내부에서 일어나는 여러 메커니즘에 영향을 주는 약물을 두 가지 이상 함께 사용한다. 예를 들어 호지킨 림프종(림프절의 종창을 초래하는 대표적인 질환 - 옮긴이)에는 아드리아마이신Adriamycin과 블레오마이신Bleomycin, 빈블라스틴Vinblastine, 다카르바진Dacarbazine까지 네 가지 약물을 한꺼번에 쓰는 ABVD 병용요법이 많이 쓰인다. DNA 복제가 일어나려면 꼬여 있는 구조가 풀려야 하는데 아드리아마이신은 이 기능을 담당하는 분자의 작용을 방해한다. 블레오마이신은 DNA를 쪼개고 빈블라스틴은 세포 분열 과정에서 일어나는 세포 내부의 구조적 변화를 마비시킨다. 마지막 다카르바진은 DNA 가닥을 서로 연결시켜 세포 분열 시 분리되지 않도록 만든다. 그러나 네 가지 약물을 쓰면 부작용도 한꺼번에 발생한다. 그 맹렬한 영향은 치료를 받을 때는 물론이고 치료 후에도 심장 기능이 망가지거나 불임, 심지어

2차 암까지 발생할 수 있다.

백혈병, 림프종, 일부 고형 암(특히 고환암)에서는 복합제를 이용한 화학요법이 장기적인 생존율 측면에서 상당한 성공을 거둔 것이 사실이나, 어떤 암이든 완벽한 조합의 치료제를 찾아낼 수 있으리라는 희망은 사실이 아닌 것으로 드러났다. 어떤 암은 화학요법에 엄청난 내성을 나타내며 약을 쓰면 곧장 체외로 배출되거나 반드시 내성이 생기도록 진화한다.

복합제로 암을 물리칠 수 있다는 생각은 정밀 종양학이라는 '멋진 신세계'와 함께 다시 한 번 등장했다. 종양 유전자의 염기서열을 분석해 암을 촉진하는 요소를 찾고, 여러 치료법을 한꺼번에 써서 최대한 많은 표적을 공격하면 암세포도 진화할 수 없으리라는 주장이 나온 것이다. 1990년대 중반에 HIV 병용요법이 개발된 것도 이 이론에 상당 부분 뿌리를 두고 있다(그러나 이 요법은 과거 파버가 시도한 복합제 치료 방식과 동일한 것으로 드러났다).

제약업계는 몇 년씩 시간을 들여 HIV가 체내에서 만들어내는 분자를 표적으로 약을 개발하고 시험까지 마쳤다. 그러나 개별 환자에게 나타나는 효과는 한정적이었다. 표적이 된 바이러스에 내성이 생겨 더 맹렬한 기세로 다시 감염이 일어났다. 면역학자 데이비드 호David Ho와 수학자 앨런 페렐슨Alan Perelson은 특별한 수학 방정식을 고안해 각기 다른 세 가지 치료제를 쓸 경우 한 가지 바이러스가 동시에 내성을 갖게 될 확률이 1000만 분의 1이라는 결과를 도출했다. 대대적인 변화를 몰고 온 결과였다. 이를 토대로 세 가지 치료제를 병용하는 HAART(고활성 항레트로 바이러스 치료법의 줄임말)라는 치료법이 개발되었다. 이 치료법을 적당한 비용으로 이용할 수 있는 국가에서는 HIV 양성 판정을 받은 사람도 거의 일반적인 수명을 누릴 수 있게 되었다.

수학적으로 따져보면 복합제를 이용한 암 표적 치료는 전적으로 말이 된다. 암세포 하나와 관련된 두 가지 반응 경로에 각각 다른 치료제가 영향을 주고 이 모든 경로가 바뀌어야 내성이 생긴다면 그런 변화가 한꺼번에 일어나서 암세포가 내성을 갖게 될 확률도 크게 떨어질 것이다. 예를 들어 표적 치료제 한 가지에 내성을 갖는 세포가 생길 확률이 세포 10만 개당 하나 정도로 낮다고 가정하면, 작은 종양 하나는 보통 1억 개의 세포로 구성되므로 내성이 생긴 세포가 최소 1,000개 발생한다고 예상할 수 있다. 문제는 병용요법으로 암세포의 99.999퍼센트가 사멸한다고 해도 얼마 안 되는 나머지 세포 중에 내성이 있는 세포가 존재한다면 암은 충분히 재발할 수 있는 것이다. 실제로 매일, 전 세계 수많은 병원에서 그러한 안타까운 사례를 확인할 수 있다.

두 가지 치료제를 함께 사용하는 것은 암을 차단하는 빗장을 더 단단히 걸어잠그는 것과 같다. 종양 세포를 각기 다른 두 가지 방식으로 없앤다면 두 종류의 치료제에 모두 내성을 갖는 돌연변이가 발생하는 세포는 100억 개 중 하나라는 계산이 나온다. 그러나 가능성이 아무리 낮아도 가능성이 있다는 사실에는 변함이 없고, 종양이 크고 빠르게 진화하는 경우라면 더욱 문제가 된다. 실제로 여러 연구를 통해 치료제 두 가지를 함께 써도 바라던 결과를 얻지 못한다는 결과가 나왔다. 약을 세 가지 또는 네 가지로 늘리면 이 모든 메커니즘에 내성이 생기는 변화가 한꺼번에 일어날 확률은 거의 불가능에 가까운 수준으로 줄어들 것이다. 암세포 증식을 촉진하는 여러 반응 경로가 영향을 받도록 다양한 치료제를 쓴다면 가능할지 모른다. 그러나 '나도 한번' 문화가 만연한 제약업계에서는 이런 새로운 시도가 이루어진 적이 없다.

현 시점에서는 종양학자가 보유한 재료가 별로 없어서 만들 수 있는 조합이 한정적이다. 우리 집 장식장에 10종류의 보드카가 갖추어져 있고 베르무트와 네덜란드진도 세 가지 브랜드가 있는데다 과일 주스도 두어 종류 있다면 근사한 마티니며 섹스온더비치, 스크루드라이버까지 다양한 칵테일을 언제든 만들 수 있을 것이다. 하지만 이 재료로 올드패션드나 마가리타는 만들 수 없다. 암의 표적 치료제도 현재 이와 비슷한 상황이다.

런던 암연구소의 비산 알 라지카니^{Bissan Al-Lazikani} 교수는 연구팀과 함께 빅 데이터와 기계학습 기술을 활용해서 화학요법에 쓸 수 있는 복합제 성분을 늘리는 데 주력하고 있다. 이를 위해 먼저 암세포에서 돌연변이가 발생한 것으로 알려진 470가지 암 촉진 유전자를 선별하고, 이 유전자에 암호화된 약 120종의 단백질을 적합한 치료 표적으로 추려냈다. 다음 단계로 세포 내부에서 일어나는 여러 분자 간의 상호작용을 전부 추적해 서로 '대화'가 오가는 단백질을 찾는 한편 다른 단백질의 기능을 켜거나 끄는 등의 작용을 하는지도 확인했다.

알 라지카니 연구진은 이 모든 정보를 토대로 전체적인 사회적 관계망을 구축했다. 항공기 운항 경로나 인터넷 연결망을 나타낸 지도와 비슷한 형태로, 핵심 접점에 해당하는 '허브'에서부터 사방으로 뻗어 나가는 그물망이 완성되었다. 각각의 허브는 치료제의 표적이 될 수 있는 서로 연관된 유전자들로 구성된다. 현재 활용되고 있는 암 치료법에서 표적이 되는 유전자도 두어 곳 정도의 허브에 포함되어 있다. 전체적인 그림을 보면, 허브 한 곳을 힘껏 공격해도 네트워크의 나머지 부분은 멀쩡하게 남아 있으므로 경로를 바꾸면 다시 문제가 생길 수 있다는 것을 알 수 있다. 즉 암세포에 내성이 생기면 계속 증식할 수 있다는 의미다.

알 라지카니 연구진은 이 지도를 토대로 암을 보다 현명하게 물리칠 방법을 찾고 있다. 여러 표적을 한 번에 공격해서 네트워크 전체를 허물어뜨릴 수 있는 치료제를 찾는 것이 목표다. 지금까지 실험실에서 배양된 50여 가지 각기 다른 대장암 세포에 시험해본 결과, 표적이 두 개인 병용요법으로 신호 전달 허브 두 곳을 공격하면 세포 증식이 한동안 억제되었다. 하지만 결국에는 모든 세포에서 두 가지 약물에 대한 내성이 발달하는 것으로 나타났다. 여기에 세포가 손상되더라도 사멸하지 않도록 만드는 '생존' 분자 중 하나의 기능을 차단하는 치료제를 추가하자 살아남는 세포는 하나도 없었다. 이 세 번째 표적은 전체 네트워크에서 완전히 다른 위치에 자리하므로 암세포가 세 번째 위협을 모면하는 방향으로는 진화하지 못한 것이다.

중요한 의미가 있는 결과지만, 플라스틱 배양접시에 담겨 실험실 배양기 환경에서 증식한 암세포로 확인한 효과일 뿐이다. 이를 실제 환자에게도 적용하려면 아직 갈 길이 멀다. 학계나 산업체 연구소에서 새로 만들어지는 치료제는 대부분 환자 근처까지도 가지 못한다. 이렇게 개발되는 새로운 치료법 열 가지 중 아홉 이상이 실험대에서 병상까지 오는 고된 여정에서 탈락한다(그러나 이 길고 긴 과정을 거치는 도중에 "기적"이니 "판도를 바꿀 치료제"로 소문이 나기도 한다). 임상시험이 진행되더라도 절반 정도는 아무 효과가 없는 것으로 판명난다.

신약 연구에 들어가는 엄청난 비용을 생각하면, 제약업계가 실낱같은 효과를 붙들고 새로운 특효약으로 밀어붙여 규제 기관의 승인을 받으려고 애쓰는 것은 그리 놀랍지 않다. 그러나 이런 치료제가 사람을 대상으로 시험이 진행되는 단계까지 오는 경우가 굉장히 많다는 사실은 매우 충격적이다. 연구에 자원하는 사람은 자신의 몸과 시간을 기꺼이 내주지만, 시험에 쓰이는 약은 효과가 없거나 있더라도 아주 미미한 수준이다.

세포 실험에서 동물 실험(주로 마우스)을 거쳐 다시 사람을 대상으로 하는 임상시험을 거쳐야 하는 이 모든 신약 개발 과정을 끝내더라도 더 나은 치료법이 나오지 않는 현 상황은 참으로 절망적이다. 새로운 약으로 마우스의 암이 치유되는 경우는 많지만 그중에 인체 종양과 같은 복잡한 환경에서도 효과가 나타나는 것은 극히 드물다. 이런 문제를 해결하기 위해 등장한 방법 중 하나가 '장기 유사체organoid'다. 환자에게서 채취한 검체를 실험실에서 증식시킨 3차원 '미니 종양'으로, 배양접시 바닥에 깔려서 자라는 암세포나 마우스에 이식한 종양보다 실제 인체 종양과 더 비슷한 특징이 나타난다. 현재 학계는 모든 종류의 암에 맞는 장기 유사체를 만들어 거대한 장기 은행을 구축하느라 분주히 움직이고 있다. 이러한 재료가 마련된다면 새로 개발된 약이나 병용요법이 암세포의 내성 문제를 이겨낼 수 있는지도 확인할 수 있을 것이다.

'인체 장기 칩organs-on-a-chip'도 흥미진진한 신기술 중 하나다. 이 칩은 다양한 종류의 인체 세포나 인체 조직에서 만들어지는 분자, 몇 가지 암세포와 암세포의 생존에 필요한 모든 영양소, 실제 장기 내부를 관통하는 혈관과 꼭 같은 기능의 미세 유체관microfluidic tunnel까지 포함된 작은 유리 슬라이드 형태로 되어 있다. 합성된 시스템이지만 마우스보다 다루기가 훨씬 쉽고 변화를 측정하기도 수월하다(연구에 희생되는 동물을 줄일 수 있다는 추가 이점도 있다). 이 방식은 새로 개발된 치료법을 대규모로 시험해볼 수 있는 플랫폼이 될 수 있다. 3차원 프린터 기술과 화학물질, 세포를 활용해 실험실에서 생체 조직, 심지어 장기를 통째로 만들 수 있게 되면 더욱 광범위한 가능성이 열릴 것이다.

알 라지카니 연구진은 환자 개개인의 장기, 나아가 몸 전체를 칩 하나에 정확히 집약하고 혈액에 존재하는 분자의 농도도 똑같이 맞추는 한편 콜레스테롤 저하제인 스타틴statin 등 환자가 복용 중인 다른 약물의 영향까지 반영할 수 있는 날이 오기를 바라고 있다. 이렇게 구축된 칩에 환자의 실제 암세포 중 일부를 추가하면 약을 어떤 조합으로 써야 가장 효과적인지, 부작용을 가장 크게 줄일 방법은 무엇인지 알아낼 수 있다.

종양을 없애기 위한 혼합제 재료를 늘리는 다른 방법도 있다. 2019년에 한 연구진은 크리스퍼CRISPR로 불리는 정밀 분자 가위를 이용해 30종의 암세포에 포함된 유전자를 한 가지씩 잘라냈다. 처음 발표된 연구 결과에 따르면, 유전자 한 가지가 활성을 잃는 것만으로 세포가 사멸한 경우가 6,000건이 넘었다. 잠재적인 신약 표적이 6,000가지 이상 추가된 셈이다.

그러나 이러한 효과를 나타낸 유전자 중 상당수는 치료제의 표적이 될 수 없다. 건강한 세포의 기능에 꼭 필요한 유전자일 수 있으며, 암호화된 단백질에 치료제가 작용하기 좋은 틈새나 특정한 구조가 없기 때문이다. 연구진이 이렇게 표적으로 적합하지 않은 경우를 전부 제외한 후에도 가능성 있는 표적이 약 600가지나 남았고, 대부분은 제약업계가 "나도 한번"을 외치며 지금까지 재차 뛰어든 표적과도 겹치지 않았다.

크리스퍼나 장기 유사체, 인체 장기 칩과 같은 기술은 정밀 의학에 큰 희망을 안겨주었다. 새로운 표적 치료제뿐만 아니라 종양의 특이적 분자를 공격할 복합제를 찾을 수 있다는 희망이다. 개개인의 암이 어떤 유전학적 구성으로 되어 있는지를 토대로 환자에게 가장 잘 맞는 복합제를 찾는다는 아이디어는 상당히 매력적이다. 하지만 인간의 몸이 견딜 수 있는 화학물질에는 한계가 있다.

HIV 병용요법이 효과를 나타낼 수 있었던 이유는 무엇일까. 바이러스를 증식하고 퍼져 나가게 하는 분자는 인체 세포에서 만들어지는 분자와 크게 다르기 때문이다. 즉 바이러스에 특이적으로 작용하는 치료제를 고용량으로 써도 인체에 부수적인 피해를 크게 발생시키지 않는 정도로 내약성이 유지된다. 치료제 개발 분야에서는 이런 경우를 "치료 범위가 넓다"고 표현한다. 암은 다름 아닌 우리 몸을 이룬 세포에서 시작되므로 종양에 돌연변이가 생겨서 만들어진 분자가 치료제의 표적이 되면 건강한 조직도 영향을 받을 가능성이 매우 크다. 마찬가지 원리로 여러 종류의 치료제를 함께 쓰면 치료 범위가 좁아지다 못해 아예 치료 자체가 불가능해진다.

넘어야 할 산은 또 있다. 과학적인 요소가 아닌 '규제'와 관련된 문제다. 현재 새로 개발된 항암제는 대부분 임상시험에서 단일 물질로서 효능이 입증되어야 승인을 받을 수 있다는 점이다. 약을 한 가지만 쓸 때는 물론이고 두 가지를 쓰는 경우에도 암세포에 내성이 얼마나 빨리 나타나는지를 생각하면 얼마나 무의미한 절차인지 이해할 것이다. 성분 하나하나가 개별적으로 작용하는 치료제가 아닌 여러 성분이 상승효과를 발휘하도록 고안된 혼합제 형태의 신약을 기대하기가 어려운 이유이기도 하다. 설사 그런 약이 개발되더라도 시간이 흐르면 암세포에서는 돌연변이가 생기고 치료가 선택압으로 작용할 것이다. 따라서 그 모든 상황을 뚫고 살아남는 소수의 암세포가 생겨날 가능성은 여전히 존재한다.

두더지 잡기 게임처럼 문제 하나를 없애면 금방 다른 하나가 튀어나오는 이 답답한 상황에서 벗어나려면 어떻게 해야 할까? 특정한 돌연변이를 표적으로 삼는 방식은 치료에 내성을 나타내는 세포가 불가피하게 생겨나므로 적절한 해결책이 될 수 없다. 대신 뒤로 한 발 물러나 암 내부에서 일어나는 전체적인 돌연변이의 상황을 지켜보고 제대로 맞설 수 있는 실마리를 찾아봐야 한다.

조쉬 이야기

조쉬 반파더는 지독하게 나쁜 유전성 돌연변이를 물려받았다. 색소피부건조증이라는 병으로, 자외선에 세포가 손상되면 세포 수선 기능과 관련된 유전자에 결함이 생기는 것이 원인이다. 피부가 햇볕에 닿기만 하면 너무 민감하게 반응해서 선크림과 긴팔 옷, 군인 모자와 양봉업자의 모자를 합친 것 같은 커다랗고 시커먼 보호용 모자 없이는 외출할 수가 없다. 하지만 아무리 세심하게 주의를 기울여도 조쉬의 얼굴에는 자외선으로 손상된 세포의 흔적이 자잘한 갈색 점들이 되어 가득 남아 있다. 피부암은 지금까지 몇 번이 걸렸는지 정확히 셀 수도 없을 정도다. 태어나 30년 정도 사는 동안 최소 열 번은 걸렸고, 매번 수술로 제거했다.

그러다 2017년 초, 조쉬는 병원에서 새로운 병에 걸렸다는 진단을 받았다. 그것도 아주 안 좋은 병이었다. 암의 일종인 혈관육종이 왼쪽 눈 위쪽에 자라고 있다는 것이다. 이 육종도 잠자코 지나가지 않았다. 수술로 제거하고 그 부위에 피부를 이식해서 눈꺼풀 위로 도톰하게 도드라지는 상태가 되었지만 너무 늦은 조치였다. 몇 개월 후 암이 림프절을 통해 번져 턱 부위가 부풀어올랐다. 화학요법과 방사선요법, 표적치료로 겨우 가라앉혔다. 그러나 2018년 11월에 암은 폐와 간, 심장을 감싼 내벽까지 퍼졌다. 숨도 쉬기 힘든 지경이 되었다. 담당 의사는 운이 좋으면 크리스마스까지 살 수 있을 거라고 이야기했다.

이때까지만 해도 조쉬는 아직 생명의 은인을 만나지 못했다.

산타보다 더 반가운 서코스

임상유전학자인 세레나 닉 제이널Serena Nik-Zainal은 치료법을 찾겠다는 열의 때문이 아니라 기술에 관심이 생겨 암 연구 분야에 뛰어들었다. 닉 제이널을 매혹시킨 것은 차세대 염기서열 분석 기술이었다. 수십에서 수백 심지어 수천 개에 이르는 암 유전체를 저렴한 비용에 고속으로 분석할 수 있는 혁신적인 DNA 해독 기술이다.

닉 제이널이 2009년에 케임브리지의 웰컴생어 연구소에 대학원생으로 합류했을 때, 연구자들은 암에서 발견한 돌연변이를 유전학 '쇼

핑 목록'처럼 열심히 모으는 일에 온통 몰두하고 있었다.* '유방암'이라는 통칭은 자취를 감추고 특정한 유전학적 변화에 따라 최소 10가지로 세분화되었다. 대장암도 최소 4종으로 분류되고 모두 고유한 특성이 있으므로 각각에 맞는 치료 전략을 적용하는 것이 가장 적절하다고 여겼다.

그러나 수백 가지, 나중에는 수천 가지 암 검체로부터 얻은 데이터가 쏟아지고, 암은 전부 다르다는 사실이 점점 더 명확해졌다. 심지어 같은 조직에서 시작되어 세부 유형이 같아 보이는 암도 암을 일으킨 돌연변이 조합이 완전히 다른 것으로 밝혀졌다. 종양을 이루는 고유한 클론의 유전학적 구성이 더 많이 드러나고 이것이 암세포의 내성에 기름을 끼얹는다는 사실이 밝혀지자 전체적인 그림은 한층 더 복잡해졌다.

현재 케임브리지 대학교의 의학유전학과에서 연구진을 이끌고 있는 닉 제이널은 유전자 중심으로 암을 보는 관점에서 벗어나기로 결심했다. 개별 종양에 특정한 돌연변이가 있는지 없는지에 주목하는 대신 더 넓은 범위에서 유전학적 손상을 살펴보고자 했다. 여러 암에서 나타나는 공통적인 패턴을 찾는다면 암의 생물학적 과정과 가장 효과적인 치료법을 찾을 수 있으리라 생각했다.

닉 제이널 연구진은 여러 암의 유전체 전체를 조사하기 시작했고, 일정한 패턴의 손상을 발견했다. 그러자 암을 촉진하는 개별 돌연변이를 긴 목록으로 만드는 것보다 이러한 특징을 파악하는 것이 더 적절하다는 확신이 들었다. 나와 이야기를 나누던 중, 닉 제이널은 자신의 컴퓨

---

* "과학자로 커리어를 쌓기에는 좋은 경험이었지만, 암 치료가 목표라면 별로 도움이 안 되는 일이었죠." 닉 제이널은 당시 상황을 숨김없이 이야기했다.

터 모니터에 47세 여성의 몸에 생긴 유방 종양의 유전체 전체를 나타 낸 '서코스Circos' 도식을 띄워 보여주었다. 커다란 원에 바깥 테두리가 다양한 색으로 칠해져 있고 가느다란 직선과 곡선 여러 개가 각 부분을 교차하는 형태였다. 어린 시절에 정교한 무늬가 들어간 만다라를 디자 인하려고 활용했던 스피로그래프가 떠올랐다.

이 서코스 도식은 트레이서엑스 프로젝트(203쪽 참고)처럼 개별 클론 을 기준으로 돌연변이를 구분하지 않고 종양 전체에 생긴 모든 돌연변 이를 한꺼번에 보여준다. 커다란 원에는 23개의 사람 유전체가 원이 시 작되는 지점부터 이 시작점과 만나는 마지막 지점까지 배치되어 있다. 붉은색 점으로 이루어진 고리는 DNA 염기서열 중 염기 하나의 '오자' 들을 전부 나타낸 것이고, 그 안쪽에 삽입 돌연변이insertion mutation와 결 실 돌연변이deletion mutation에 관한 정보가 표시되어 있다. DNA 삽입은 녹색으로, 결실은 분홍색으로 표시한다. 원 중심을 이리저리 교차하는 검은색 굵은 선은 염색체 일부가 통째로 바뀐 위치를 보여준다.

유전학의 관점에서 보면 특정한 유방암을 나타내는 이 도식은 별로 특별할 것이 없다. 환자의 유전체 전체에는 약 2,000개의 돌연변이가 있고, 암을 촉진한다고 알려진 유전자에서 두 가지 주요한 결함이 발견 되었다. 이 환자는 호르몬요법을 받았고 효과가 잘 나타나서 완치되었 다. 닉 제이널은 슬라이드를 한 장 넘겨 다른 그림을 보여주었다. 언뜻 보면 처음 봤던 도식과 거의 비슷하지만 다른 유방암에서 얻은 결과였 다. 이번에도 2,000여 가지 돌연변이가 앞서 본 것과 아주 흡사한 만다 라 모양의 패턴으로 나타나 있었고 이 환자도 호르몬요법에 반응을 보 였다. 그런데 서코스 도식에 익숙하지 않은 내 눈에도 금방 차이점이 포착되었다. 두 번째 도식이 훨씬 더 흐트러진 형태였다. 원 중앙을 오가는 선이 더 많아서 거미줄처럼 엉켜 있고 붉은색과 녹색 띠로 표시된 부분도 훨씬 더 많았다. 앞서 본 도식의 종양과 같은 조직에 발생하고 동태도 동일하게 나타났지만 두 종양에 공통적으로 발생한 유전학적 결함은 단 한 건도 없었다.

"1만 1,000가지 돌연변이 중에 4,000개는 결실 돌연변이입니다." 닉 제이널은 손가락으로 원 안쪽에 진한 분홍색으로 형성된 원을 따라가면서 설명했다. 이 패턴은 종양 유전자 중 MLH1이라는 유전자에서 나타나는 돌연변이로, 원래 정상 세포에는 불일치 복구로 불리는 DNA 수선 기능이 있지만 이 유전자에 돌연변이가 생기면 DNA에 발생한 특정한 손상이 복구되지 않는다. 대장에 생긴 종양에서는 비교적 흔히 발견되는 돌연변이지만 유방암에서는 이러한 돌연변이가 있는지 굳이 조사하지 않는다. 그래서 이 같은 패턴이 나타나는 환자도 호르몬 양성 유방암에 적용되는 일반적인 치료를 받는다. 그 효과는 기대할 수 없다.

이처럼 MLH1 유전자에서 암을 촉진하는 돌연변이가 발견되기도 하지만 분석하는 모든 검체에서 뚜렷한 특징이 발견되지는 않는다. 검체의 절반 정도에서만 MLH1이나 세포 수선을 담당하는 다른 관련 유전자에서 탐지 가능한 수준의 결함이 발견된다. 대표적인 '유방암 유전자'로 여겨지는 BRCA1이나 BRCA2에 결함이 생겨 발생하는 종양도 마찬가지였다. 이 두 유전자에는 DNA 이중나선 구조가 완전히 두 동강 났을 때(이중나선 절단) 다시 연결하는 수선 메커니즘 요소가 각각 암호화되어 있다. 둘 중 어느 한 쪽에 돌연변이가 생기면 유전체에 뚜렷한 흔적이 남는다. 그런데 닉 제이널은 여러 종양 검체에서 이 같은 손상 패턴이 명확히 나타나는데도 두 유전자 중 어느 쪽에서도 돌연변이가 발견되지 않은 혼란스러운 상황과 맞닥뜨렸다.

왜 이런 일이 벌어지는지 밝히기 위해, 닉 제이널은 500명이 넘는 유방암 환자의 검체를 분석했다. 그 결과 100명 이상에서 BRCA 유전자에 전형적인 돌연변이 패턴이 나타났다. 22명은 BRCA 유전자 중 하나에 발생하는 것으로 알려진 유전성 결함이 확인되었다. 33명의 검체에서는 이전에 밝혀진 적 없는 유전성 돌연변이가 발견되었고, 또 다른 22명은 출생 전 자궁에서 발달하는 동안 새로운 BRCA 돌연변이가 생긴 것으로 나타났다. 나머지 3분의 1은 BRCA 유전자에 돌연변이가 생겼을 때와 유사한 패턴이 나타났지만 유전자에서는 돌연변이가 발견되지 않았다. 분명 뭔가 중요한 문제가 있는데 놓치고 있다는 의미였다.

종양 발생과 관련된 돌연변이 패턴은 치료에 큰 영향을 주므로 중요한 정보라 할 수 있다. BRCA 유전자와 관련이 있는 암은 일종의 '백업'용 DNA 수선 경로를 차단하는 치료제 'PARP 억제제'에 특히 반응성이 높다. DNA 수선 메커니즘이 활성화되지 않으면 단시간에 암세포에 엄청나게 많은 손상이 발생하여 사멸한다(합성 치사로 불리는 치료 방식이다). 현재 이 치료법은 BRCA 돌연변이가 확인된 특정 유형의 여성 암 환자만 이용할 수 있다. 그러나 닉 제이널의 연구 결과를 보면, 같은 치료로 효과를 얻을 수 있는 환자가 훨씬 더 많다는 사실을 알 수 있다.

"이런 사실이 병원에서 실시하는 치료에 꼭 반영되었으면 좋겠어요." 닉 제이널이 힘주어 말했다. "PARP 억제제에 반응하는 실제 유방암 환자가 다섯 명 중 한 명꼴이라면, 젠장, 지금 얼마나 많은 환자를 놓치고 있는 겁니까."

여기서 우리가 얻을 수 있는 교훈은, 암을 촉진하는 돌연변이만 무작정 찾아내려는 노력은 이제 멈추어야 한다는 것이다. 그런 돌연변이는 결코 찾을 수 없다. 특정 유전자의 염기서열이 변형되더라도 유전자의 활성은 바뀌지 않는 경우가 많다. DNA를 감싼 단백질에는 수많은 분자 깃발과 표지가 추가되거나 제거되는 후생적 변형이 일어나고, 이것이 유전자의 활성이 켜지거나 꺼지는 데 영향을 준다. 암세포에서는 이 기능이 엉망진창으로 바뀐다는 사실이 알려져 있다. 염색체 배열이 바뀌는 것도 세포 핵 내부에서 DNA가 어떻게 체계적으로 배치되는지에 영향을 준다. 불활성 유전자의 위치가 활성을 강력하게 촉진하는 요소 바로 옆이나 활성화될 가능성이 높은 '고활성 구역'으로 바뀌기도 한다.

특정 유전자의 DNA 염기서열에 일어난 변화만 주구장창 들여다보는 것만으로는 이와 같은 영향을 절대로 찾을 수 없다. 전체적인 패턴과 과정을 더 면밀히 살펴보고 그것을 표적으로 삼아야 한다. 어떤 범죄 집단의 두목을 붙잡는 것이 유일한 목표라면, 그 집단의 전형적인 범죄 수법을 파악하되 조직 구성원 개개인이 정확히 어떤 놈들인지는 신경쓸 필요가 없는 것과 마찬가지다. 아침에 일어났더니 침대에 누가 말 머리를 잘라서 갖다놓았다면 그걸 갖고 온 자가 누구인지보다 어느 조직이 그런 간 큰 짓을 했는지를 알아내야 한다.

세레나 닉 제이널은 일반적인 암 진단에서도 혈액 검사나 CT 스캔처럼 이와 같은 분석이 실시되도록 노력 중이다. 이미 이들 연구진은 종양 검체 한 건에서 만다라와 비슷한 서코스 도식을 24시간 내에 완성할 수 있을 정도로 기술을 발전시켰다. 조치 가능한 돌연변이를 찾기 위해 활용하는 DNA 염기서열 분석 기술보다 훨씬 더 빠른 속도다. 의사들은 늘 바쁘고 각종 검사며 진단법이 뭐가 뭔지 구분하기 힘들 정도로 쏟아지는 상황인 만큼 단순하고 명확한 분석법이 필요하다. 이에 닉 제이널 연구진은 종양 검체에서 복잡한 돌연변이를 분석해 '전형적인 BRCA 돌연변이' 패턴을 찾고 이를 간단한 결과로 정리하는 소프트웨어를 개발 중이다. 이런 정보가 있으면 의사가 가장 알맞은 치료법을 정하는 데 도움이 될 것이다.

암세포에서 나타내는 손상 패턴에 따라 적절한 치료법을 찾는 연구를 진행하던 중, 닉 제이널은 색소피부건조증 환자를 위한 전국적인 사업을 운영 중이던 히바 파시히Hiva Fassihi를 알게 되었다. 조쉬 반파더가 겪는 바로 그 병이다. 조쉬가 2017년에 처음 혈관육종 제거 수술을 받았을 때 채취된 검체는 이렇게 닉 제이널의 손에 들어갔다.

조쉬의 세포는 자외선으로 발생하는 유전자 손상을 복구할 수 없으므로, 세포의 DNA에 태양광 손상 시 나타나는 전형적인 패턴이 가득 남아 있었다. 닉 제이널은 내게 조쉬의 종양 유전체를 나타낸 서코스 도식을 보여주었다. 자외선으로 생긴 돌연변이가 밝은 빨간색으로 두툼한 원을 이루고 있었다. 여기까지는 놀라울 것이 없었지만, 조쉬에게 내려진 진단명이 무엇이든 유전자만 보면 혈관육종의 흔적이 전혀 나타나지 않는다는 희한한 사실이 밝혀졌다. 조쉬의 종양 유전체에서는 총 80여 종의 변이가 발견되었지만 일반적으로 '혈관육종 유전자'라 여겨지는 유전자에는 변이가 하나도 없었다.

닉 제이널은 좀 더 자세히 분석해보기로 했다. 그러자 자외선으로 생긴 수많은 돌연변이 사이에 숨어 있던 또 다른 자외선 손상의 흔적이 나타났다. 크게 두드러지지 않고 종양 검체에서도 일부 세포에서만 나타났지만 분명히 존재하는 손상이었다. 자외선으로 생긴 돌연변이 중 하나가 DNA 중합효소 엡실론POLE이라는 분자 장치가 암호화된 유전자에 발생했다. 원래 POLE의 기능은 세포가 분열될 준비를 마치면 DNA를 고도로 정확하게 복제하는 것이지만 이 POLE 유전자에 결함이 생기면 세포가 갓 복제된 DNA를 '수선'하지 못하고 결국 유전체에 수천 개의 오류가 생기는 초과잉 돌연변이 현상이 발생한다. 언뜻 보면 자외선 때문에 유전체에 생긴 수많은 손상 중 하나로 보이지만, 닉 제이널이 발견한 이 손상에는 중요한 의미가 담겨 있다. 암세포의 POLE 유전자에 돌연변이가 있다면 면역관문억제제에 반응할 가능성이 높다는 것이다.

간단히 '면역요법' 치료제로도 불리는 면역관문억제제는 암 치료 분야에서 글리벡 이후 가장 뜨거운 기대를 모으고 있다. 작용 방식은 면역세포가 종양을 공격하지 못하도록 만드는 분자 수준의 '정지 스위치'가 작동하지 않도록 하는 것이다. 다시 말해 면역세포가 암세포를 위협 요소로 인식하지 못하게 만드는 '암세포의 은밀한 악수'를 방해하는 것이다.*

표적 치료의 경우 특정 돌연변이 유무를 확인하는 것이 검사의 주된

---

* 대니얼 M. 데이비스(Daniel M. Davis)의 저서 『뷰티풀 큐어(The Beautiful Cure)』(Bodley Head, 2018)에 면역관문억제제와 면역요법이 개발된 과학적 과정에 대해 전체적인 정보를 더 많이 확인할 수 있다.

목적이라면, 이보다 까다로운 면역요법 검사에서는 생물학적 표지로 암이 이 치료법에 반응할 것인지 여부를 확인한다. 면역관문억제제는 이질성이 매우 큰 암에서 가장 큰 효과를 발휘한다는 증거가 계속 쌓이고 있지만, POLE 유전자의 돌연변이나 심지어 이 유전자가 유전체에 남긴 흔적은 면역요법의 가능성을 나타내는 몇 안 되는 지표 중 하나로 꼽힌다. 닉 제이널은 면역요법이 조쉬에게 남은 유일한 희망이라고 확신했다.

조쉬의 담당 의료진은 면역요법을 시도해보기로 결정하기 전에 일차 종양 검체를 실험실로 보내 정말로 적절한 치료법이 맞는지 추가로 확인해보기로 했다. 첫 검사에서는 면역요법에 반응하지 않는다는 결과가 나왔지만 닉 제이널은 포기하지 않았다. POLE 유전자의 돌연변이는 조쉬의 몸에 생긴 암세포 중에서도 일부에서만 발견되었으므로 의료진이 보낸 작은 일차 종양이 아닌 이차 종양에서 발견될 가능성이 높다고 판단했다. 이에 닉 제이널은 수차례 전화를 걸어 검체를 더 확인해봐야 한다고 끈질기게 설득했고 결국 동의를 얻어냈다. 예상대로 일차 종양에서 채취한 다른 검체와 림프절에 생긴 혹 하나에서 양성이 나왔다.

그러나 이 정도 결과만으로는 면역요법을 시도할 수 없었다. 닉 제이널이 조쉬의 종양을 분석하던 시기에 영국 국민건강보험에서는 이 값비싼 치료제를 폐암과 흑색종 환자 중 일부에만 제공하고 POLE 유전자 돌연변이가 확인된 종양 환자는 대상에 포함하지 않았다. 겨우 치료제를 구할 수 있게 되었지만 처음 3회 투여받는 비용만 6만 파운드(한화로 약 8800만 원 - 옮긴이)였다. 재산이 풍족하지도 않고 저축해둔 돈도 많지 않은 박사과정 학생이 도저히 감당할 수 없는 금액이었다. 남은 방법은 크라우드펀딩crowd funding뿐이었다.

조쉬는 몇 개월에 걸쳐 고향인 이스트 요크셔의 킹스턴어폰헐 지역에 사는 친구, 가족을 비롯해 수많은 사람을 대상으로 모금 활동을 벌여 수만 파운드를 모았다. 추첨식 복권과 거리 모금 행사, 술집 퀴즈 행사, 크리스마스 기간에 실시되는 연례 기금 모금 캠페인에도 참여했다. 그렇게 해서 2018년 12월 초에 첫 번째 면역요법을 시작할 수 있었다. 이듬해 1월에 인터넷전화로 조쉬에게 연락했을 때 면역요법 후 첫 스캔 결과를 기다리고 있다는 소식을 들었다. 치료를 담당한 종양 전문의의 말도 전해주었다. 조쉬의 목숨을 구할 수 있는 치료가 딱 적절한 시점에 시작되었다고 한다. 다소 긴장하는 것 같았지만 조쉬가 품고 있는 희망이 내게도 느껴졌다. 카메라에 삭발한 머리를 숙여 정수리 부분을 비추더니, 원래 불룩 솟은 부분이 있었는데 지금은 거의 평평하게 가라앉았다고도 알려주었다. 2월에는 조쉬의 크라우드펀딩 플랫폼에 그의 바람대로 좋은 결과가 나왔다는 반가운 소식이 전해졌다. 2019년 말까지 치료는 부작용도 거의 없이 계속 효과를 나타냈다. 계속해서 행운이 따르기를 바라는 마음이다.

이제는 발전해야 할 때

우리는 전이 가능한 진행성 암을 어느 정도로 치료할 수 있을까? 현재 시도해볼 수 있는 거의 모든 치료제는 내성이 따른다는 사실이 충분한 근거로 명확히 밝혀졌지만, 여전히 정밀 종양학적 접근 방식에 따라 엄청난 시간과 돈, 노력이 투입되고 있다. 제약업계는 '나도 한번' 해보자는 식의 습관적인 시도에서 벗어나야 한다. 그러나 환자의 생존 기간을 아주 조금 더 늘리는 수준이 아니라 새로운 표적과 새로운 복합제를 탐색하도록 그들을 설득하기란 쉽지 않다. 다양한 종류의 치료제를 혼합해서 사용할 경우 부작용도 그만큼 늘어날 수 있지만, 정말로 해결이 안 될 만큼 극심한 부작용이 생기는지조차 입증되지 않았다.

면역요법은 매우 큰 기대를 모으고 있으나 모든 환자가 이용할 수 있는 방법은 아니다. 조쉬의 경우처럼 면역요법에 반응을 나타낼 암 환자를 어떻게 하면 가장 정확하게 선별할 수 있는지 더 연구해야 한다. 반응을 보이지 않는 환자에게는 면역계 기능을 깨울 수 있는 다른 방법을 찾아야 한다. 종양이라는 환경 속을 누비고 다니는 암세포는, 호시탐탐 공격 기회를 엿보는 면역 기능을 피하려 계속 진화할 수 있다. 면역세포가 의심을 품을 만한 단백질을 잠시 만들지 않고 숨죽인 채 적당한 때를 기다릴지도 모른다.

암 생존율에 실질적인 변화를 가져오려면 암세포의 진화로 생기는 문제점과 이용할 수 있는 기회를 적절히 고려해야 한다. 현명해져야 한다. 찰스 다윈처럼 현명해질 필요가 있다.

10장

클론 전쟁

영화 〈어벤저스: 인피니티 워 Avengers: Infinity War〉를 봤다면 아마 이 장면을 기억할 것이다. 곳곳에서 모인 우리의 슈퍼히어로들이 최악의 적, 타노스와 맞서 싸울 준비를 하고 있다. 타노스는 우주의 절반을 날려버릴 인피니티 스톤을 모으느라 여념이 없다. 영화가 거의 막바지에 이를 무렵 히어로 군단이 곧 다가올 싸움을 준비하고, 닥터 스트레인지는 파괴된 어느 행성의 돌무더기 위에 자리를 잡고 시간을 앞질러 가서 모든 가능한 미래를 내다본다.

"몇 가지나 봤어?" 스타로드가 묻는다.

"1400만 605가지." 스트레인지가 답한다.

"우리가 이기는 미래는?" 토니 스타크가 다시 묻는다.

잠시 침묵. 비장한 음악이 흘러나온다.

"한 번."

어벤저스가 맞닥뜨린 상황은 여러 면에서 전이 가능한 진행성 암을 치료해야 하는 우리의 과제와 매우 비슷하다. 돌연변이도 너무 많고, 세포도 너무 많고, 암세포가 피하거나 달아날 여지도 너무 많아서 어떤 치료법에도 희망을 걸 수 없을 것 같다. 만약 우리도 닥터 스트레인지처럼 미래를 내다볼 수 있다면 어떨까? 돌연변이 세포군이 짜깁기 조각보처럼 모여 있는 종양 내부와 그 주변의 폐허가 된 환경을 살펴보고 화학요법이나 방사선요법, 정밀 치료, 면역요법을 실시할 경우 어떤 반응이 나올지 예측할 수 있다면? 그럴 수 있다면 새로운 위협 요소가 나타나고 나서야 반응하는 두더지 잡기식 대응에서 벗어날 수 있으리라. 암이 어떤 방향으로 진화할 것인지, 따라서 우리는 어디로 가야 하는지 정확하게 알고 나아갈 수 있으리라.

분자에서 수학으로

미국 플로리다주 탬파에 자리한 모핏 암센터의 특별할 것 없는 건물 4층에는 로버트 게이튼비Robert Gatenby가 이끄는 연구진이 이 전쟁에 쓸 새로운 무기를 개발 중이다. 바로 수학이다.

임상방사선학을 전공하고 수학에 깊은 관심을 기울여온 게이튼비는 실험생물학과 수학, 데이터과학, 물리학, 임상의학 분야에 몸담고 있던 호기심 많은 학자들을 한데 모았다. 게이튼비에게 떨어진 첫 번째 과제는 이들이 서로 소통할 수 있는 방법을 찾는 일이었다. 연구진이 일하는 암센터 4층은 여러 분야의 사람들이 자유롭게 소통할 수 있도록 대부분 개방된 구조의 사무 공간으로 되어 있다. 떠오르는 대로 허물없이 의견을 나누며 협력을 도모할 수 있는 대규모 회의 공간도 따로 마련되어 있다. 게이튼비 연구진에 합류한 전통주의 수학자들의 끈질긴 요구로 칠판도 설치했다. 분필 가루에 옷을 더럽히고 싶지 않은 사람들을 위해 형식적으로 마련한 화이트보드와 방정식을 휘갈겨 쓰는 것보다 파워포인트 자료를 더 선호하는 다른 분야 학자들을 위해 컴퓨터 프로젝터도 구비했다.

게이튼비가 암을 지금까지와는 다른 방식으로 해결할 필요가 있다는 사실을 처음 깨닫게 된 계기는 배추좀나방에 관한 기사였다. 100년도 더 전부터 작물을 마구 먹어치우는 습성 때문에 농민들에게 큰 근심거리인 이 해충이 시중에 나와 있는 거의 모든 농약에 내성을 나타낸다는 내용이었다.* 기사를 보자마자 그는 나방에게 일어나는 일이 암에도 똑같이 일어나 치료에 내성이 생기고 끝없이 퍼져 나가는 것이라고 확신했다.

그가 현재 암 치료법에서 특히 거슬린다고 느끼는 부분은 보통 '최대 허용 용량'으로 불리는 치료제 처방 방식이다. 환자에게 부작용이 수용 불가능한 수준으로 발생하지 않는 선에서 제공할 수 있는 약물의 최대량을 의미한다. 이 방식의 치료는 화학물질을 한 번에 다량 투입해 최대한 많은 암세포를 없애는 것이 목표다. 대부분의 치료제는 임상시험 초기 단계에 지원자들을 여러 그룹으로 나누고 각 그룹에 투여량을 조금씩 높여 치료제를 제공하는 방식으로 최대 허용 용량을 파악한

---

* 게이튼비는 처음 이 기사에 관심을 갖게 된 이유가 자신이 정말 싫어하는 배추를 다 먹어치우는 나방이 있다는 내용이었기 때문이라고 시인했다.

다. 그러나 앞서 설명했듯 내성은 피할 수 없는 일이고, 생존율 측면에서 큰 효과도 얻지 못하면서 내성으로 인한 심각한 독성의 영향을 겪어야 한다.

다시 배추좀나방의 사례로 돌아가면, 농약에 내성을 나타내는 문제 때문에 수십 년 간 골머리를 앓던 농민들은 '통합 해충 관리'로 불리는 방식으로 대처하기 시작했다. 종양이 대부분 유전학적으로 고유한 특성이 나타나는 클론으로 구성되고 그중 일부가 치료에 내성을 나타내는 것처럼, 작물을 파괴하는 해충도 유전학적으로 다양한 개체가 하나의 그룹을 형성한다. 그중에는 살충제만 뿌려도 죽는 개체가 있고 그 정도로는 어림도 없는 개체도 있다. 농약에 내성을 갖는 유전자 변이가 생기면 먹이를 찾고 번식하는 기능이 다소 약화된다(진화적으로 '덜 적합한' 개체가 된다는 의미다). 중요한 것은, 일반적인 환경에서는 농약에 반응하는 개체들에게 밀려 전체 개체군 중 소수를 차지하는 정도에 머무른다는 것이다.

여러 가지 특성을 가진 개체가 섞여 있는 이 환경에 살충제를 대량 살포하면, 살충제에 반응하는 개체는 전부 사라지고 내성을 갖는 소수의 강인한 개체만 살아남아 이전과 달리 마음껏 먹이를 찾아다니고 짝짓기를 한다. 이러한 전면적인 박멸 대신 개체군 규모를 적정 수준으로 줄이는 전략을 택한다. 살충제에 반응하는 개체가 충분히 남게 되고, 이들이 내성을 갖는 개체보다 전체적으로 우월하므로 내성 개체는 소수만 유지된다.

농민들은 마지막 한 마리까지 전부 다 찾아서 없애려는 시도가 실패로 돌아가자 이제는 해충과 더불어 사는 법을 터득하고 있다. 해충의 개체군 규모를 정기적으로 모니터링하고 작물에 손실이 발생해도 어느 정도까지는 감수한다. 농약은 해충 피해가 적정 수준을 넘어설 때만 사용한다. 잡초나 다른 생물을 통제할 때에도 이와 비슷한 방식을 적용하며 심지어 번식력이 매우 뛰어난 배추좀나방에도 활용한다. 대상은 다르지만 원칙은 동일하다. 해충을 박멸하는 것이 아닌 개체수를 조절하는 것이다. 더불어 환경에 뿌리는 해로운 화학물질을 줄여 부수적인 피해도 덜 수 있다.

암에서도 이와 같은 원리가 분명히 효과를 발휘하는 것으로 보인다. 종류에 따라 수술로 완전히 나을 수 있는 암도 있다. 병든 가지를 통째로 잘라내고 해충을 완전히 없애고 잡초가 무성한 밭을 고립시켜 전부 다 뽑아버리는 것과 같은 조치다. 외과 의사들이 흔히 하는 말 중에 "쇠붙이를 쓰는 것만큼 치유에 효과적인 건 없다"는 말도 그러한 맥락에서 나왔다. 또 어떤 암은 크게 번지지 않고 규모가 작을 뿐만 아니라 암세포의 성질이 동일해서 단기간 화학요법을 실시하거나 자연계의 포식자 역할을 하는 면역세포의 도움을 받으면(작은 벌레로 달팽이 개체수를 조절하는 생물학적 방제와 비슷한 방식이다) 충분히 관리할 수 있다. 그러나 전이가 가능한 진행성 암은 배추좀나방과 같다. 어디에나 있고, 현재 우리가 가진 방법으로는 통제가 불가능하다.

바로 우리 눈앞에서 벌어지는 진화를 이제 모른 척하지 말아야 한다. 진화가 일어난다는 사실을 받아들이고, 우리에게 도움이 되는 쪽으로 활용할 수 있어야 한다. 지금까지 우리가 해온 방식은 '에이전트 오렌지'(베트남전쟁 중 미군이 가장 많이 사용했던 고엽제의 한 종류 - 옮긴이)와 맞먹을 정도로 강력한 화학요법을 실시하여 암을 전부 없애려고 한 것과 같다

(그리고 실패했다). 이런 점에서 게이튼비는 통합 해충 관리 전략을 암에 적용하고 치유가 아닌 질병 관리를 목표로 하면 어떤 결과를 얻을 수 있는지 확인해보기로 했다.

게이튼비는 내성 가능성을 무시하지 않는다. 그리고 약물에 내성이 있지만 생존 능력이 떨어지는 세포가 종양에 소규모로 포함되어 있다고 가정한다. 치료제에 반응하는 세포가 사라지면 내성이 있는 세포들이 그 빈자리를 채우면서 증식한다는 것이다. 그러므로 약물을 최대 허용 용량만큼 써서 종양을 최대한 작게 줄이는 것이 아니라 일정 수준까지만 줄어들도록 치료제 용량을 적게 사용하는 것을 목표로 한다. 그렇게 해야 약물에 반응하는 세포가 어느 정도 잔류해서 내성이 있는 세포수가 크게 늘지 않기 때문이다. 약에 반응하는 세포수가 과도하게 늘어나면 치료제 용량을 바꿔서 진압한다. 이것이 게이튼비가 '적응요법 adaptive therapy'이라고 이름 붙인 치료 방식이다. 진화의 힘으로 암을 관리하는 방식이라 할 수 있다.

적응요법의 기본 원리는 이렇다. 치료제에 내성을 갖는 성질은 화학요법을 실시할 때는 암세포에 유리한 특징이 되지만 다른 생물학적 기능은 현저히 떨어지므로 평상시에는 불리한 특징이 된다. 예를 들어 화학요법에 내성을 나타내는 세포에는 치료제를 세포 바깥으로 내보내는 분자 '펌프'가 있는데, 이 펌프를 쓰려면 세포가 가진 모든 에너지의 최대 3분의 1이 소모되므로 증식에 쓸 에너지가 줄어든다. '약물 중독'과 같은 상태에 빠지는 암세포도 있다. 암세포를 없애려고 쓰는 화학물질에서 벗어나지 못하고 결국 사멸하는 것이다. 가령 흑색종 세포는 특정한 표적 치료제를 쓰면 세포 내 신호 전달 경로가 바뀌고 내성을 갖게 되는데, 이런 세포는 불안정해서 약물이 더 이상 공급되지 않으면 쉽게 사멸하는 경향이 나타난다. 치료를 실시하지 않는 일반적인 상황에서는 내성 세포가 감수해야 하는 것들이 계속 쌓여서 빨리 증식하지 못한다. 게이튼비는 암세포 입장에서 내성은 제대로 다루기 힘든 커다란 우산과 같아서 비가 올 때는 아주 유용하지만 그외에는 들고 다니기가 너무나 거추장스럽다고 설명한다.

진행성 암 환자의 생존율을 향상시키기 위해 치료를 실시하는 기간과 중단하는 기간을 주기적으로 정하는 방식(메트로놈 항암요법으로 불린다)도 활용되어왔으나 큰 성공은 거두지 못했다. 치료 주기를 정할 때 내성 세포와 약에 반응하는 세포가 어떤 상태인지는 고려하지 않기 때문이다. 어느 쪽이 우세한 상황인지 모르는 채 화학요법을 중단하는 것은 적군이 어디에 흩어져 있는지 모르는 상태에서 무작정 폭탄을 투하하는 것처럼 별 도움이 되지 않는다. 운이 따르면 적군이 숨은 곳에 떨어질 수도 있지만, 계속 이런 식으로 하다 보면 아군이 피해를 입는 치명적인 사태가 벌어질 수 있다.

게이튼비 연구진은 진화의 역학을 파악하기 위해 수학을 활용하기 시작했다. 실험 연구에서 얻은 자료를 토대로 치료제에 반응하는 세포와 내성 세포가 얼마나 빠른 속도로 증식하는지, 약물 치료가 이 두 종류의 세포에 각각 어떤 영향을 주는지 계산할 수 있는 방정식을 마련했다. 그리고 계산 결과를 활용해 치료가 시작되는 시점부터 두 종류의 세포군이 증식하고 줄어드는 과정을 보여주는 가상 시뮬레이션을 만들었다. 이를 활용하면 치료를 정확히 언제 실시해야 하는지 예측할 수 있다. 연구진은 실제로 종양의 증식을 장기적으로 충분히 통제할 수 있는지 확인하기 위해 인체 난소암 세포를 주입한 마우스를 대상으로 실험을 실시했다.

마우스의 몸에서 종양이 작은 완두콩 크기만큼 자랐을 때 인체 난소암 치료에 일반적으로 쓰이는 약인 카보플라틴carboplatin을 각 동물에 1회 주사했다. 비교군으로 분류된 일부 동물에게는 치료를 실시하지 않았다. 치료를 실시한 마우스를 두 그룹으로 나누고 한 쪽에는 4일에 한 번씩 규칙적으로 표준 용량만큼 카보플라틴을 주사하는 메트로놈 항암요법을 적용했다. 나머지 그룹에는 적응요법을 적용해 3일에 한 번씩 연구진이 작은 캘리퍼로 동물의 몸에 자란 종양의 크기를 세밀하게 측정하고 결과에 따라 약물 용량을 조절했다. 게이튼비가 개발한 계산식을 써서 종양이 자라면 치료제 용량을 늘리고 줄어들면 용량도 줄였다.

매우 인공적인 환경에서 실시한 아주 단편적인 실험이었는데도 결과는 충격적이었다. 처음 종양 세포를 이식하고 6개월이 지났을 때 치료제를 규칙적으로 투여받은 동물은 종양 크기가 4배 이상 자랐다. 심지어 아무런 치료도 받지 않은 마우스보다도 약간 더 컸다. 반면 적응요법을 실시한 마우스에서는 종양이 처음과 같은 크기로 유지되었다. 조금 커질 때도 있었고 작아질 때도 있었지만 전체적으로는 그대로 유지된 것이다.

어쩌면 난소암이라서 이런 운이 따랐을지도 모른다. 이에 연구진은 다른 암에 쓰이는 다른 치료제를 적응요법 방식으로 투여할 때 어떤 결과가 나오는지 확인해보기로 했다. 이번에는 두 종류의 유방암 세포주를 마우스에 주입했다. 하나는 호르몬에 영향을 받는 일반적인 종양이고 다른 하나는 삼중 음성 유방암으로 불리는, 치료하기가 더욱 까다로운 종양이었다. 이 두 가지 암에 파클리탁셀paclitaxel이라는 치료제를 표준 치료법과 적응요법으로 투여하고 결과를 비교했다.

게이튼비 연구진이 난소암 실험 결과를 담은 논문을 발표하고 5년이 지난 뒤 마침내 모핏 암센터에도 마우스를 검사할 수 있는 MRI 장비가 들어왔다. 덕분에 연구진은 종양의 크기를 더욱 정밀하게 측정하고 더 정확한 치료 계획을 세울 수 있게 되었다. 두 번째 연구에서도 놀라운 결과가 나왔다. 적응요법으로 치료를 실시한 마우스는 종양이 작은 크기로 안정화되었고 치료제 양은 시간이 갈수록 점점 줄었다. 일부는 치료를 완전히 중단한 뒤에도 그 상태가 유지되었다. 효과가 있다는 의미였다.

이제 실험 규모를 키울 때가 왔다. 동물 실험은 유방암과 난소암으로 실시했지만, 게이튼비는 임상시험의 첫 대상을 전립선암 환자들로 선정했다. 전적으로 현실적인 문제를 감안한 결정이었다. 적응요법의 핵심은 체내에 있는 암세포의 양(종양 총량)이 어떻게 변하는지 정기적으로 정확히 모니터링하는 것이므로 비침습적 검사가 가능한 암이 가장 이상적이다. CT나 MRI 스캔을 수시로 실시하는 것은 번거롭고 비용도 많이 들 뿐만 아니라 CT 스캔의 경우 환자가 X선에 불필요하게 노출된다는 문제도 있다. 전립선암은 암세포에서 PSA라는 화학물질이 만들어지므로 지역 병원의 간단한 혈액 검사로도 확인할 수 있다. 물론 크기를 정확히 파악할 수는 없지만 연구진은 그 정도면 충분하다고 판단했다.

모핏 암센터의 전립선암 전문의 장징송Jingsong Zhang이 마우스 연구 결과를 보고 임상시험에 기꺼이 합류하겠다는 의사를 밝혀 게이튼비 연구진과 한 팀이 되었다. 먼저 전이 가능한 진행성 전립선암 환자 중 자이티가Zytiga(성분명 아비라테론abiraterone)라는 값비싼 신약 치료를 제외한 다른 치료를 전부 시도해본 환자를 찾아야 했다. 자이티가는 종양 증식을 촉진하는 테스토스테론의 생산을 억제하는 약물로, 표준 일정대로 치료를 진행하는 경우 대부분의 환자가 평균 18개월 뒤에 내성이 생겨 종양이 다시 증식한다.

연구진은 오랜 시간을 들여 일반적인 전립선암을 구성하는 암세포군과 약물에 대한 반응성, 현실적인 요소를 모두 고려한 수학적 모형을 마련했다. 계산식은 아주 복잡했지만(게이튼비는 임상시험 심사위원회가 보면 깜짝 놀라서 겁먹을까 봐 승인신청서에는 방정식을 포함시키지 않았다고 전했다) 사실 아이디어는 간단했다. 시험이 시작될 때 모든 참가자의 PSA 수치를 검사하고, 처음에는 아비라테론을 매일 주기적으로 투여하면서 4주에 한 번 PSA 검사를 실시한다. 그리고 CT 스캔과 뼈 스캔은 3개월마다 실시한다.

PSA 수치가 연구 시작 시점의 절반으로 떨어지면 치료를 중단한다. 그리고 기다린다. 환자 개개인의 암 상태에 따라 몇 주 혹은 몇 달이 지나면 종양이 다시 증식을 시작하고 PSA 수치가 증가한다. 종양의 크기가 처음과 같은 수준이 되면 다시 아비라테론 치료를 시작한다. 이와 같은 방식으로 반복해서 치료를 실시한다는 계획을 세웠다.

환자를 대상으로 한 첫 번째 임상시험이 마침내 시작되었다. 그야말로 피말리는 경험이었다. 게이튼비는 이 치료법이 분명 효과가 있을 것이라고 확신했지만, 위와 같은 주기에 따라 첫 환자가 처음으로 아비라테론 복용을 중단하고 시간이 흘러 PSA 수치가 다시 증가하기 시작하자 솔직히 불안했다고 털어놓았다.

"이런 생각이 들었습니다. 내가 틀렸으면 어쩌지? 효과가 없고 종양이 계속 자라서 다시 치료를 시작했는데 그때는 약이 안 들으면 어떻게 하지?" 게이튼비는 당시의 기분이 떠오르는지 얼굴을 잔뜩 찌푸리며 이렇게 이야기했다. "물론 그런 일이 일어나지 않도록 주의해서 치료를 해야겠죠. 이제는 자신감을 갖게 되었지만 그래도 걱정을 놓을 수는 없습니다. 사람들에게 도움이 되고 싶지 해를 끼치고 싶지는 않아요."

해를 끼쳐서는 안 된다는 이 굳은 결심을 지키느라 임상시험은 예상보다 훨씬 더 오랜 시간이 걸렸다. 연구진은 처음 참가한 3명의 환자에게서 예상대로 종양이 줄어들거나 자라는 변화가 나타나지 않았다면 아마 이 연구를 완전히 중단했을 것이라고 이야기했다. 수학적인 모형으로 3개월에서 1년 반까지는 어떤 주기가 나타날지 예측할 수 있지만, 환자 개개인이 가진 변수가 어느 정도 영향을 줄지는 예측할 수 없었다. 맨 처음 시험에 참가한 환자는 주기가 굉장히 길었다. 암이 다시 자라기 시작해서 치료를 다시 실시하기까지 거의 1년이 흘러갔다. 물론 환자에게는 아주 좋은 일이었지만 게이튼비와 동료 연구자들에게는 너무나 힘든 시간이었다.

시험에 참가하는 환자 중에는 적응요법의 원리를 받아들이지 못하는 경우도 있었다. 치료제가 효력을 다 발휘하지도 않았는데 왜 치료를 중단해서 암이 다시 돌아오게 만든단 말인가? 환자 입장에서는 말도 안 되는 소리라고 여길 수 있다. 실제로 두 명은 이런 상황을 감당하지 못했고 PSA 수치가 50퍼센트 감소하자 치료를 계속해서 종양 크기를 최대한 줄여야 한다고 주장했다. 그러나 두 환자 모두 아주 짧은 시간 내에 암이 재발해서 결국 세상을 떠났다.

반면 적응요법의 기본 개념에 전적으로 동의한 참가자도 있었다. 게이튼비는 가장 큰 지지를 보내준 로버트 버틀러라는 환자의 이야기를 들려주었다. 석유업계에서 엔지니어로 일하는 영국인으로, 은퇴 후 탬파로 이주해 2007년에 전립선암 진단을 받은 환자였다. 호르몬요법과 방사선요법을 시도했지만 다 실패로 돌아가고 마지막 희망이라는 심정으로 적응요법 시험에 참여했다.

내가 2018년 5월에 모핏 암센터를 방문했을 때 로버트는 아비라테론 치료를 10회째 받으며 생존자로 남아 있었다. 기계장치에 익숙한 사람답게 그는 치료제를 신중하게 써서 체내 암세포 수의 균형을 유지하는 것이, 온도가 낮을 때만 작동하는 온도조절기의 원리와 동일하다는 사실을 명확히 이해했다. 방안 온도가 변하면 온도조절기가 켜지기도 하고 꺼지기도 하지만 방 전체의 온도는 대체로 일정하게 유지된다.

투여량을 계속 바꿔가며 아비라테론 치료를 꾸준히 받은 환자들에게서 지금까지 나온 결과는 인상적이다. 2017년 말에 발표된 예비 결과에 따르면, 11명 중 10명이 완전한 안정 상태가 되었다. 즉 종양이 평균 27개월간 증식과 감소가 주기적으로 나타나는 안정적인 변화를 보였다. 표준 일정대로 투약했을 때 예측한 기간보다 1년 가까이나 더 긴 기간이었다. 한 명의 환자만 암이 예상대로 반응하지 않고 악화되었다. 이 연구에서 얻은 중요한 결과는 참가자들이 복용한 아비라테론의 평균 복용량이 일반적으로 이 약을 치료제로 쓸 때 복용하는 양의 절반 정도라는 점이다. 일부는 1년 중에 약을 복용한 기간이 겨우 한 달밖에

되지 않았다. 부작용도 크게 줄었고 생겼어도 심각하지 않았다.

적응요법은 환자의 몸에 존재하는 약물 내성 세포의 수를 조절해서 암을 안정화시키는 것이 목표이나, 암은 몸 어딘가에 남아서 계속 증식한다(속도는 비교적 느리지만). 게이튼비의 수학 모형이 예측한 결과를 보면, 내성 세포로 이루어진 세포군이 암을 장악하기 전에 받을 수 있는 치료 횟수는 최대 20회다. 물론 그 사이에도 언제든 장악하는 상황이 일어날 가능성은 있다.

2019년 2월에 나는 프랑스 파리에서 게이튼비의 동료 연구자 조엘 브라운Joel Brown이 연구의 최신 결과를 발표하는 회의에 참석했다. 시험에 참가한 환자는 총 16명이었고, 암이 재발하기 전까지 예상 기간보다 평균 2배 더 오랫동안 치료를 받았다. 한 환자는 무려 4년간 재발하지 않았다. 그러나 안타깝게도 참가자 모두 결국에는 내성 세포가 위세를 떨쳐 최종적으로는 암이 재발했다. 대부분은 아직까지 생존해서 최후의 수단이 될 만한 다른 치료를 시도 중이다. 일반적인 치료 계획에 따라 아비라테론을 복용한 비슷한 환자군과 비교하면 모든 참가자의 상태가 훨씬 더 좋았다. 어떤 관점에서 평가하든 이 연구 결과는 성공적이었다. 효과가 있다는 사실은 분명히 확인되었다.

이론적으로 적응요법은 암이나 치료제 종류와 상관없이 적용할 수 있다. 다만 수학 모형을 활용하려면 내성 세포와 약에 반응하는 세포에 관한 다양한 정보를 충분히 파악해야 한다. 정기적으로 종양 총량을 측정하는 방법도 마련되어야 한다. 현재는 바로 이런 요건이 주요한 걸림돌이 되고 있다. 스캔 검사를 여러 차례 받지 않아도 암의 진행 상황을 파악할 수 있는 간단하고 저렴하면서도 비침습적인 방식이 시급히 마련되어야 한다.

가장 유력한 후보로 떠오르는 것이 '액체생검liquid biopsy'이다. 혈류로 흘러들어 온 종양 DNA나 종양 세포의 농도, 유전학적 조성, PSA와 같은 분자를 분석하는 이 기술은 종양 총량을 확인할 수 있는 신뢰도 높은 방법이다. 암이 치료에 어떻게 반응하고 바뀌는지 모니터링하고 가장 적합한 치료법을 선정하거나 심지어 처음 암을 진단하는 용도로도 이 검사법을 활용할 수 있으리라는 기대를 모으고 있다. 앞으로 어떻게 발전할지 주목할 만한 기술임이 분명하다.

치료제를 최대한 많이 쓰는 강력한 방법으로 암을 치료하는 대신 진화적 특성을 고려한 보다 세밀한 접근 방식이 떠오르기 시작하자 "장기적인 질병 관리에 가장 적합한 치료제는 무엇일까"라는 몇 가지 흥미로운 의문도 제기된다. 적응요법의 목표는 암세포를 최대한 많이 파괴하는 것이 아니라 종양 세포의 균형을 유지하는 것인데, 전통적으로 '효과가 덜하다'고 여겨지는 치료제보다 효과가 더 클 수 있다는 사실이 아이러니하다. 암세포가 사멸하는 비율은 그리 크지 않지만 부작용이 적고 장기적인 독성도 낮다.

많은 치료제가 실험실 연구나 임상시험에서 효과가 충분히 입증되지 않아 승인받지 못하고 제약회사 창고에 잔뜩 쌓여 있다. 세밀한 방식으로 접근하는 적응요법이 등장하면서 이 치료제들도 다시 주목받고 있다. 항기생충제나 심장질환 치료제 등 다른 용도로 승인된 기존 치료제 중에도 약을 최대치로 투여하는 전통적 치료 방식으로는 별 효과가 없었지만 암의 진화를 고려하는 방식에서는 독성이 낮아 암 치료제로 유용하게 쓰일 수 있는 종류가 많다.* 보너스로, 오래전에 개발되어 특허가 걸려 있던 치료제 중에도 기간이 만료되면 정보가 공개될 가능성이 높은 종류도 많다. 보통 제약업체는 치료제로 승인을 받으면 특정 기간 동안 독점 판매권을 부여받는다. 개발 비용을 회수하고, 실패로 끝나 시장에 나오지 못할 경우 그동안의 노력을 보상받을 수 있게하기 위해서다. 이 기간이 끝나고 특허권이 만료된 치료제는 새로 개발된 치료제보다 더 저렴하게 생산할 수 있는 복제의약품으로 쓰이는 경우가 많다. 이런 치료제를 활용하면 의료보건 서비스 제공자에게도 유익하고, 경제적으로 열악한 국가에서도 암 치료를 확대할 수 있다(물론 이윤을 확보하는 데 도가 튼 제약업계의 능력을 과소평가해서는 안 될 것이다).

모핏 암센터 연구진의 전립선암 임상시험에서는 전이성 전립선암 환자가 암이 더 진행되지 않고 생존한 기간이 두 배로 늘어난 반면, 새로 개발된 전형적인 표적 치료법을 적용할 경우 그 기간이 고작 몇 개월에 그치는 상반된 결과가 나왔다. 이것만 봐도 현 상황을 분명히 알 수 있다. 이 정도로 효과가 검증된 새로운 치료법이 적응요법이 아닌 인산화효소 억제제였다면 제약업계가 너도나도 달려들어 얼른 특허를 얻으려고 했을 것이다. 그러나 암 치료에 진화의 원리를 적용하는 치료 방식은 이들에게 거의 관심 밖의 일이다. 장기적인 질병 관리의 개념은, 온통 '특효약' 이야기만 오가는 정밀 의학이나 그밖의 값비싼 치료법과는 거리가 멀다. 제약업계가 병을 치료할 생각은 없고 사람들을 계속 앓게 만든다는 음모론이 종종 제기되는데, 적응요법은 아이러니

---

* 전 세계 연구자들이 협력해서 다른 질병에 적용되는 기존 치료법 중에서 암 치료에 활용할 수 있는 것을 찾는 '종양학적 약물 용도 변경(ReDo) 프로젝트'가 마련되었다. redo-project.org 에서 보다 자세한 정보를 확인할 수 있다.

하게도 이러한 의혹에 정확히 들어맞는 치료법이다. 적응요법과 현재 일반적으로 쓰이는 암 치료법의 큰 차이가 주목받으려면 아마도 오랜 시간이 걸릴 것 같다.

소득 없는 수고

처음 적응요법에 관해 들었을 때 나는 온몸에 소름이 돋는 기분이었다. 생존율이 미미한 표적 치료의 거대한 파도를 가라앉힐 새롭고 참신하고 획기적인 변화가 찾아온 것처럼 느껴졌다. 모핏 암센터의 전립선암 연구에 관한 이야기는 곳곳으로 전해졌고 미국의 다른 병원에서도 종양 전문의가 환자에게 동일한 방식을 적용해보는 사례가 늘어났다. 현재 게이튼비 연구진은 적응요법을 최후의 수단이 아닌 최우선 치료법으로 활용할 수 있는지 확인하기 위해 새로운 전립선암 연구를 진행 중이다. 증식과 축소가 반복되는 종양의 롤러코스터가 수년 혹은 수십 년씩 유지될 수 있다면 진행성 암을 단기간에 목숨을 빼앗는 병에서 장기적인 만성 질환으로 바꾸는 현실적인 방법이 될 수 있다.

나는 개인적으로 짜릿한 가능성을 느꼈지만 아직 의사들과 규제 기관, 환자의 확신을 얻기에는 충분하지 않다. 동물 실험 몇 건과 임상시험 한 건에서 나온 결과에 지나치게 큰 희망을 거는 것은 어리석은 일일지도 모른다. 긍정적인 결과가 여러 번 반복해서 확인되고, 모든 종류의 암에서 더 많은 환자를 통해 효과가 확인된다면 가장 중요한 증거가 될 것이다.

현재 적응요법은 전이성 유방암과 같은 흔한 종류의 암부터 치명적이고 희귀한 소아암이나 뇌암까지 다양한 종류의 종양을 대상으로 시험이 실시될 계획이다. 희귀 암의 경우 생존율에 조금이라도 도움이 된다면 큰 변화를 이끌어낼 수 있다. 전립선암 시험에서도 그랬듯 시간이 지나면 내성을 갖는 세포가 슬금슬금 나타날 수도 있다. 그러면 두 번째, 세 번째 다른 치료를 시도해볼 수 있다. 똑같은 두더지 잡기처럼 보일 수 있어도 문제가 또 불거지는 시간 간격이 훨씬 더 길다.

암을 단기에 치료하려다 실패로 끝나는 방법 대신 진화의 원칙과 수학을 활용해 장기적으로 병을 관리하거나 심지어 암세포를 전부 없애는 방식은 다른 여러 가지 아이디어에도 반영되었다. '대용' 치료제라는 뜻의 '에르사츠드로게ersatzdroges'가 특히 인상적이다. 내성이 생기는 암세포에는, 분자를 퍼나르는 펌프에 변화가 생겨 항암제가 세포에 악영향을 주기 전에 세포 바깥으로 곧장 내보내는 기능이 있다. 이러한 펌프가 작동하려면 엄청난 양의 에너지가 필요하지만 암세포 입장에서는 생존이 걸린 일이므로 충분한 투자 가치가 있다. 게이튼비 연구진은 오래전에 개발된 고혈압 치료제 중 독성이 거의 없는 베라파밀verapamil도 항암제에 내성을 나타내는 암세포에서 분자 펌프가 최대치로 가동되도록 만든다는 사실을 발견했다. 암세포가 상당한 에너지를 허비해 증식에 필요한 연료가 바닥나도록 만들 수 있다는 의미다(이들이 낸 논문에는 "소득 없는 수고"를 유도한다는 설명이 나와 있다).

항암제에 반응하는 세포는 경쟁력 면에서 더 유리한 상황이므로 빠르게 증식하겠지만 이러한 암세포는 치료를 통해 효과적으로 없앨 수 있다. 이와 같은 대용 치료제는 항암제 치료가 실시되는 주기 사이에 내성 세포가 약에 반응하는 다른 암세포보다 더 빨리 증식하지 못하도록 만드는 적응요법으로 귀중한 효과를 발휘할 수 있다. 암세포가 약물 내성의 대가를 혹독하게 치르도록 만드는 다른 생물학적 방법도 있다. 예를 들어 내성 세포가 특정 아미노산(단백질을 만드는 기초단위) 등 특정한 영양소에 크게 의존하는 경우 선택적으로 그런 세포만 굶주리는 상황을 조성해 생존하기 힘들게 만들면 약에 반응하는 세포가 더 유리해질 수 있다.

암세포의 진화를 고려한 또 한 가지 혁신적인 아이디어는 이중 장치 또는 '어떻게 해도 질 수밖에 없는 게임'의 방식을 적용하는 것이다. 즉 암세포가 환경에 적응하기 위한 진화를 시작했을 때 다시 새로운 위협을 가해 방어 능력을 잃게 만든다. 자연계에서 일어날 수 있는 일로 예를 들면 번식력이 아주 뛰어난 쥐가 뱀과 매, 두 종류의 포식자와 맞닥뜨린 상황을 생각할 수 있다. 바깥에서 마구 돌아다니는 쥐는 매의 눈에 띄어 잡아먹히기 쉽다. 풀숲과 같은 안전한 곳에 숨어 지낼 때에는 뱀의 표적이 될 것이다. 쥐의 전체 개체군으로 보면 진화적인 이중 장치에 걸려든 셈이다. 즉 어느 쪽도 안전하지 않으므로 어느 한 쪽 환경에 적응해서는 살아남을 수 없다.

암의 경우, 암세포에 내성이 생기는 메커니즘이 전혀 다른 두 치료법을 동시에 실시하면 이와 같은 환경을 만들 수 있다. 암세포가 둘 중 한가지 치료제에 내성이 생겨 증식하는 적응이 일어나면 나머지 치료제에는 어쩔 수 없이 반응을 하게 되므로 이 두 가지 치료제가 모두 있는 환경에서는 증식할 수 없다.

카를로 말리(1장에서 방사선에 내성을 나타내는 해면동물 연구자로 소개했다)가 제안한 '양성 강화' 개념도 있다. 종양 세포 중에서 비침습적인 양성 세포의 증식을 촉진해서, 영역을 넓히려고 공격적으로 증식하는 악성 세포를 억제하는 방식이다. 이 경우 몇 가지 규칙이 명확히 지켜져야 한다. 양성 세포가 적정 범위를 넘어 증식하면 쉽게 통제할 수 있어야 하며(화학요법 등으로), 공격적으로 증식하는 암세포보다 경쟁력 면에서 더 우월해야 한다. 컴퓨터 시뮬레이션 분석에서 이러한 양성 강화에 활용할 수 있는 치료제는 전이 가능한 진행성 암의 통제 효과가 우수하고 말기 종양에서도 재발을 예방할 수 있는 것으로 확인되었다. 암 예방에도 동일한 원리를 적용해 건강한 세포가 암성 클론보다 더 잘 자라도록 만들 수 있다. 현재 말리 연구진은 이 아이디어를 효과적이고 현실적으로 활용할 수 있는 방법을 연구 중이다.

연구진이 실험실에서 플라스틱 접시에 배양한 세포에 적용해서 확인한 결과 아스코르브산ascorbic acid이 존재하는 환경이 조성되면 바렛식도Barrett's esophagus(만성 위산 역류로 인하여 하부 식도의 상피가 손상되는 증상 - 옮긴이) 질환에서 발견되는 전암성 세포보다 정상적인 식도 세포의 증식에 더 유리한 것으로 나타났다. 비타민 C로 더 많이 알려진 아스코르브산은 과일과 채소, 식이보충제에도 함유되어 있다. 현 단계에서는 보충제나 과일주스로 식도암 세포가 인체에서 우위를 점하지 못하게 막을 수 있는지는 아직 알 수 없다. 실험실 한 곳에서 나온 결과에 불과하므로 어떠한 의학적 시도도 해서는 안 된다.*

그러나 이 예비 연구 결과는, 암세포와 건강한 세포의 상호작용과 경

---

* 노벨상 수상자인 생화학자 라이너스 폴링(Linus Pauling)은 비타민 C를 고용량으로 사용해 암을 치료하는 방법에 특히 큰 관심을 기울인 인물로 유명하다. 임상에서 아직 확실한 증거가 밝혀지지 않았음에도 인터넷에는 이와 관련된 의심쩍은 주장이 나돌고 있다.

쟁에서 균형을 이루게 하는 방법 또는 같은 종양을 구성한 여러 클론 중 양성 세포에 더 유리한 환경을 만드는 방법 등을 좀 더 체계적으로 연구해볼 필요가 있다는 점에서 매우 흥미롭다.

반역자의 멸종

지금까지는 진화 전략으로 암을 통제해서, 단기간에 목숨을 빼앗는 질병을 장기 질환으로 바꾸는 방법에 관해 이야기했다. 그런데 이 원리로 암을 치유할 수는 없을까?

암의 치유는 곧 멸종 사건을 의미한다. 개체군 전체가 환경에서 완전히 사라지는 것이 멸종 사건으로, 지구가 존재한 이래 지난 모든 역사를 통틀어 수차례 일어났다. 불가항력(기후 변화, 길 잃은 소행성, 질병, 그밖에 수많은 요인)이 원인인 경우도 있고 인류가 자처한 예도 있다. 지금까지 지구에 존재한 생물 중 99퍼센트 이상이 사라졌다. 그중에 많은 수가 일반적인 종양 세포보다 수도 많았고 유전학적으로도 더 다양했다는 점을 생각해보자. 암과의 진화론적 최종 싸움에서 이기고 싶다면 자연계의 멸종에서 많은 것을 배울 수 있다.

멸종이라고 하면 많은 사람이 소행성 충돌로 멸종된 공룡부터 떠올린다. 약 6600만 년 전에 일어난 이 전 지구적인 대규모 재앙으로 지구에 살던 동식물의 4분의 3이 사라졌다. 덩치 큰 공룡은 전멸했지만 아주 작은 공룡은 일부 살아남아 오늘날 우리가 보는 새들로 진화했다.*

그러나 대부분의 멸종 사건은 이렇게 거대하게 일어나지 않고 특정한 생물종이 소리 소문 없이 사라지는 것으로 끝난다. 첫 단계로 포식자에게 집중적으로 잡아먹히거나 사냥에 대거 희생되거나 서식지를 잃는 경우가 있다. 그리고 환경 변화로 개체수가 크게 줄고 갑작스러운 변화가 더 이어지면 대응 능력이 부족한 소수의 개체만 살아남는다. 개체수가 줄면 유전학적 다양성이 감소한다. 즉 전체 중 동일한 유전자를 가진 개체가 상당한 비율을 차지하므로 문제가 생겼을 때 적응해서 진화하는 능력이 떨어진다. 병에 걸릴 확률도 더 높고 동종 번식으로 질병에 더욱 취약해진다. 불운한 사건이 몇 번 생기면 개체군 전체가 사라질 위험성도 높다. 이 상태에서는 생존 자체가 극히 위태롭고 멸종이 일어날 확률도 최고조에 이른다.

로버트 게이튼비는 진화생물학자 조엘 브라운과 공동 저자로 발표한 논문에서 뇌조(들꿩과의 새 - 옮긴이)를 예로 들어 멸종이 어떻게 일어나는지를 설명했다. 북미 대륙의 동부 해안 전역에는 '초원뇌조'로 불리는 야생 가금류가 광범위하게 서식한다. 유럽에서 건너온 사람들이 이곳에 처음 정착했을 때 함께 유입된 이 새는 식민지 시대에 사냥감이자 식량으로 매우 인기가 많았다. 추수감사절마다 식탁에 오르는 상징적인 요리도 맨 처음에는 초원뇌조였던 것으로 추정된다.

북미 대륙에 정착하는 유럽인이 늘어날수록 초원뇌조의 서식지는 줄어들었다. 뉴잉글랜드 해안과 가까운 마서스 빈야드섬에서는 1870년에 겨우 50마리 정도만 남았다고 전해진다. 섬 주민들은 이 귀중한 새를 보존하기 위해 노력했고, 덕분에 몇십 년 뒤에는 개체수가 2,000

---

* 암에 비유한다면 소행성은 항암제를 최대 용량으로 쓰는 치료로, 살아남은 동물은 위기 상황을 피해 달아나서 여기저기 나타나는 내성 세포로 볼 수 있다.

마리 정도로 늘어났다. 그러나 뇌조의 운명을 바꾸는 일들이 이어졌다. 서식지에 대형 화재가 나고 전례 없이 혹독한 겨울도 몇 번 찾아왔다. 그나마 남아 있던 뇌조도 전염병이 섬까지 건너오는 바람에 힘없이 쓰러졌다. 1932년에는 주민들이 "멋쟁이 벤"이라고 부르던 마지막 뇌조가 죽음을 맞았다.

식민지 확장과 사냥은 초원뇌조에 찾아온 '첫 번째 타격'이었다. 이일로 개체수가 위태로울 정도로 크게 줄었고, 다른 곳에서 일어난 비슷한 상황을 토대로 어떤 결과가 빚어졌을지 추정할 수 있다. 지리적인 동시에 유전적인 병목 현상, 즉 한 지역에 소규모의 개체만 남아 번식하는 상황에서 아슬아슬하게 유지되다가, 첫 번째보다 약한 타격이 예측할 수 없이 무작위로 찾아오면 빠르게 멸종의 길로 접어든다.

세계 곳곳에서 환경 보호에 힘쓰는 사람들이 계속 줄어드는 동식물과 서식지를 연구하고 있다. 이들은 멸종 위기가 어느 수준인지 파악하고 위험에 처한 생물을 구할 가장 효과적인 전략을 찾기 위해 수학과 유전학을 동원해 모형을 구축한다. 암은 인체라는 서식지에 사는 세포군이므로 이렇게 개발된 모형을 적용할 수 있다. 대신 목적은 다르다. 우리의 목표는 암세포군을 구해서 잘 살도록 만드는 것이 아니라 하나도 남김없이 없애는 것이다.

게이튼비와 브라운의 논문에도 강조되어 있듯 급성 림프모구성 백혈병을 앓는 소아 환자의 치료에 이미 이러한 모형이 활용되고 있다. 진화적 측면을 고려했다는 사실이 뚜렷하게 드러나지 않을 뿐이다. 의사들은 지난 수년간 여러 차례의 시행착오를 거쳐 환자의 생명을 구할 가장 적합한 치료 일정을 찾아냈고, 이제 급성 림프모구성 백혈병 환자 10명 중 9명에게는 이 병이 불치병이 아닌 치료 가능한 병이 되었다. 이 과정에는 초원뇌조가 멸종에 이른 전략이 그대로 적용된다. 먼저 첫 번째 대대적인 타격으로 집중적인 화학요법을 실시하여 암세포 중 상당수를 없애고 일부만 남도록 만든다. 두 번째 타격으로 작용 방식이 다른 약을 사용해 첫 번째 약에 내성이 생긴 세포를 없앤다. 세 번째, 네 번째 타격도 같은 방법으로 실시한다.

지루한 반복을 거쳐 최상의 조합을 찾는 대신 게이튼비가 개발한 수학적 모형이 암세포의 멸종 전략을 위한 도구로 활용되었다. 진화와 생태학의 관점을 적용하면, 개체군의 유전학적 다양성이 개체군 전체가 붕괴되어 전멸하는 수준까지 감소할 때 멸종이 일어난다. 너무나 명료한 사실이지만 오늘날 일반적으로 암 환자에게 적용되는 치료법은 완전히 상반된 방식이다. 예를 들어 진행성 전립선암 환자가 아비라테론과 같은 호르몬 차단제로 치료를 받는 경우 보통 장기간 최대 용량으로 약을 투여받는다. 치료는 종양이 줄어들 때까지, 더 나아가 줄어들었던 암세포가 다시 증식해 내성 세포가 대거 포함되는 상황까지 이어진다.* 그러면 의사가 다른 항암제로 화학요법을 실시하자고 제안하고 같은 상황이 반복된다.

암세포 멸종을 목표로 하는 치료에서는 종양 세포가 대규모로 다시 증식할 때까지 오랜 시간 내버려 두지 않는다. 돌아올 기미가 보일 때 얼른 없애는 편이 더 나은 방법인 것은 분명하다. 두 번째 치료제를 쓰기에 가장 적절한 시점은 아비라테론의 '최초 타격'으로 큰 피해가 발

---

* 적응요법은 내성이 크게 증가하는 문제를 분명 해결할 수 있는 방법이지만 치료가 아닌 암의 관리가 목표라는 한계가 있다.

생한 직후, 남은 암세포군의 규모가 가장 적을 때다. 살아남은 세포가 있더라도 그 내성을 유지하려고 애쓰느라 암세포의 상태가 별로 좋지 않고 많이 약해진 바로 이 시점에 다른 항암제로 두 번째 타격을 가하면 전부 없앨 수 있는 가능성이 높아진다. 직관적으로는 첫 번째 치료제가 아직 효과를 발휘하고 있는 것 같은데 다른 약으로 바꿔야 한다는 것이 이상하게 들릴 수 있지만, 이 방법이 암을 제대로 뿌리 뽑는 효과가 훨씬 더 크다.

삶과 죽음의 빙고게임

게이튼비 연구진은 진화와 수학을 결합시킨 방식으로 암 문제를 이해하고 게임하듯 병을 치료한다. 이렇게 이야기하면 심각한 주제를 하찮은 일처럼 이야기한다거나 지나치게 단순화한다고 오해할 수도 있겠다. 하지만 사실 게임 이론은 사람이나 동물, 세포 등 개별 개체 간의 모든 상호작용에 적용할 수 있는 검증된 수학적 규칙이다. 암세포가 치료에 적응하고 반응하는 규칙을 알면 그들만의 방식을 이용해 물리칠 수 있다.

이 게임에서 인간이 아주 유리한 특징을 갖고 있다는 점이 중요하다. 바로 지각력이다. 종양 전문가는 합리적인(어느 정도) 존재다. 어떤 치료를 언제 실시할지 숙고해서 전략적인 결정을 내리고, 다음에 무엇을 해야 할지 판단한다. 암은 전적으로 반응하는 쪽이다. 치료제, 산소 감소, 영양소 결핍 등 환경에 주어진 선택압의 변화에 반응해 적응할 뿐 앞으로 일어날 일을 예측하지는 못한다. 소행성 충돌로 지구 환경이 크게 바뀌지 않았다면 거대한 공룡들은 아마 잘 먹고 잘 살았을 것이다. 마찬가지로 환경이 급작스럽게 변해 암세포가 생존을 위해 진화해온 특성으로는 버틸 수 없는 상황에 처하면 단시간에 멸종의 길로 접어든다.

이 비장의 카드를 들고 이제 게임을 시작할 때다. 의사와 질병의 게임은 '가위바위보' 게임처럼 시작과 동시에 모두가 한꺼번에 패를 내는 방식과는 다르다. 독일의 경제학자 하인리히 폰 슈타켈베르크Heinrich von Stackelberg가 처음 개발한 '슈타켈베르크 게임'과 같이 게임 참가자마다 순서가 한 번씩 돌아온다. 이 방식은 먼저 시작하는 쪽이 유리하다. 두 번째 순서는 첫 번째 선수가 내는 패를 보고 결정해야 하므로 선택 범위가 제한된다.

한정된 공간에 O와 X를 한 번씩 그려넣어서 한 줄을 같은 기호로 먼저 완성하는 사람이 이기는 OX 빙고게임과도 비슷하다. 어릴 때 여동생과 이 게임을 하면 내가 곧잘 이기곤 했는데, 상대적으로 미숙한 사람과 게임을 하고 그것도 먼저 시작하면 이길 가능성이 더 높아진다. 암과의 게임도 마찬가지다. 첫 수를 의사가 두고 치료를 시작하는 시점에 환자 개개인의 암이 이런 게임을 해본 적 없는 초보라면, 규칙을 잘 이용해 승리를 거머쥘 수 있다. 안타깝게도 현재의 암 치료는 그렇게 진행되지 않는다.

현재 활용되는 암 치료법은 종양 전문의가 특정한 치료제를 선택해서 첫 수를 두는 것까지는 동일하지만 내성이 생길 때까지 같은 치료를 지속하다가 유리한 고지를 잃고 만다. 나중에야 다른 치료제로 바꾸지만 그때는 너무 늦다. 암이 이미 운전대를 잡아버렸으니 의사가 어떤 치료제를 택하든 암이 먼저 내는 패에 허겁지겁 반응해야 하는 상황이 된다. OX 빙고를 할 때 먼저 X를 그리고 상대방이 O를 어딘가에 그리면 다시 차례가 돌아와서 X를 새로운 칸에다 그려야 하는데 맨 처음과 같은 칸에 또 X를 그리는 것과 같다. 첫 수를 두는 유리한 입장에서 게임이 시작되었지만 그런 이점을 다 잃고 상대방의 수를 쫓아가야 한다. 이런 게임에서는 질 수밖에 없다.

모핏 암센터 4층에 있는 게이튼비의 사무실 바닥에는 색이 다른 정사각형 무늬가 타일처럼 이어진 카펫이 깔려 있다. 체스판과 아주 비슷한데 한 칸이 큼직하다.

"우리도 슈타켈베르크 게임을 해보면 어떨까요? 여기서요." 내가 적극적으로 제안했다.

먼저 규칙을 정했다. 내가 의사, 게이튼비는 암을 맡았다. 상대가 더 이상 움직이지 못하면 이기는 추격 게임이었다. 우리는 칸 하나를 사이에 두고 마주 섰다. 한번 덤벼보라는 의미심장한 미소를 날려주고 본격적인 싸움을 시작했다. 먼저 나는 '전형적인 메트로놈 요법'에 해당하는 전략을 시도했다. 더 이상 효과가 없을 때까지 같은 치료를 반복하는 방식이다. 내가 한 칸 앞으로 이동하자 게이튼비는 한 칸 뒤로 이동했다. 내가 다시 한 칸 앞으로 갔다. 상대는 옆으로 이동했다. 내성이 발달한 것이다. 나는 또 한 칸을 앞으로 이동했다. 상대와 계속 가까워지고 있는데 여기서 굳이 전략을 바꿔야 할까? 게이튼비는 한 칸 이동해서 내 바로 옆까지 바짝 따라왔다. 내가 똑같이 또 한 칸을 앞으로 이동하자 그와는 완전히 멀어졌다. 추격에서 빠져나온 게이튼비는 게임에서 승리했고 나는 벽에 부딪힐 때까지 계속 직진했다. 상대가 바짝 추격했을 때 내가 전략을 바꾸었다 해도 그가 옆으로 피하는 것은 막지 못했을 것이다.

처음부터 다시 해보기로 했다. 이번에는 내가 좀 더 영리한 방법을 썼다. 한 칸 앞으로 나가자 그는 한 칸 뒤로 이동했다. 나는 또 한 칸을 앞으로 나갔다. 게이튼비는 왼쪽으로 이동했다. 이번에는 내가 오른쪽으로 이동했다. 상대는 아까 이동했던 자리로 돌아왔다. 나도 다시 쫓아갔다. 이런 식으로 웃음을 터뜨리면서 한참을 도망가고 쫓아다녔다. 상황은 크게 달라지지 않고 팽팽하게 이어졌다. 아주 이상적인 상황은 아니지만 어느 한 쪽이 지쳐 포기할 때까지 지속되거나 최소한 비기는 게임은 될 것이다.

세 번째 게임을 시작했다. 이제야 나는 이길 수 있는 아이디어가 떠올랐다. 시작은 똑같이 앞으로 한 칸 이동했다. 게이튼비는 바로 옆으로 갔다. 나는 책상 밑에 있던 휴지통에 손을 뻗어 내 앞에 놓고 옆으로 이동했다. 상대가 반대편으로 가려고 했지만 길이 막혀 있으니 뒤로 갈 수밖에 없었다. 본격적인 추격이 시작되고 나는 곧 서류 캐비닛 쪽으로 게이튼비를 몰아갈 수 있었다.

"내가 졌군요. 정말 재미있었습니다!" 그가 웃으면서 말했다.

내가 이길 수 있었던 이유는 세 가지다. 첫째, 게이튼비의 사무실은 공간이 한정되어 있으니 그 역시 공간 안에서 도망쳐야 한다. 둘째, 상대의 움직임을 잘 지켜보면서 다음에 어디로 갈지 예측해서 내 전략을 바꾸었다. 하지만 게임을 내가 먼저 시작하는 유리한 입장이었기 때문에 운전대를 내가 잡고 방향을 정할 수 있었다. 마지막으로, 휴지통이라는 비밀 병기가 있었다.

암세포는 사람의 유전체 전체에서 여러 부분을 뒤섞고 파괴하면서 수많은 돌연변이를 일으킬 수 있지만 선택지가 무한한 것은 아니다. 스트레스와 부담이 주어지면 그에 맞게 적응하나 비슷한 결과를 향해 수렴하는 경향이 나타난다. 진화가 우리보다 더 영리하게 작용하더라도 우리에게는 과학이라는 이점이 있다. 수백 명, 수천 명의 암 환자가 진화적으로 어떻게 반응하는지 조사하면 암세포의 게임 규칙을 알아낼 수 있다. 그렇게 되면 개별 환자의 암이 특정한 치료에 어떻게 반응할지 예측할 수 있고 이어서 다른 치료에 대한 반응도 알아낼 수 있다.

먼저 개개인의 암이 어떻게 구성되어 있는지부터 알아야 한다. 면역세포, 면역 기능을 돕는 세포를 비롯해 세포의 종류를 전부 파악하고, 분자 수준의 세포 환경에 관한 정보도 알아야 한다. 그런 다음 각 세포가 여러 치료법마다 어떻게 반응할지 연구해서 치료 효과를 가장 크게 얻을 수 있는 방법을 선택한다. 어떤 반응이 나타나는지 관찰하고, 교훈을 얻고, 유전학적 특성이 비슷한 다른 암에서도 같은 반응이 나오는지 알아내야 한다. 더불어 예측 가능성이 어느 정도인지도 조사한다. 마지막으로 가장 효과적인 2차 방어선이 될 치료법과 그 다음, 또 그 다음 순서로 적절한 치료법을 정리한다. 게이튼비 사무실에서 내가 찾아낸 휴지통처럼 내성이 생길 수 있는 경로를 차단하는 약물을 찾게 될 수도 있다. 이러한 일들이 가능해지면 우리는 진화의 운전대를 잡고 암을 우리가 원하는 방향으로 몰아갈 수 있다.

암은 복잡하게 변화하는 하나의 시스템이므로 작은 사무실에서 해본 간단한 추격 게임보다는 까다로운 체스에 더 가깝지만, 이길 방법을 알아낼 수 있다는 점은 동일하다. 일단 게임이 시작되면 말을 움직일 수 있는 경로는 엄청나게 많지만 규칙은 항상 동일하다. 비숍은 대각선으로 이동하고, 나이트는 먼 거리를 점프할 수 있다. 퀸은 어느 쪽으로든 갈 수 있다. 전체적인 게임은 첫 수부터 마지막 체크메이트까지 매 게임이 전부 다르다. 암이 전부 다른 것과 같다. 그러므로 게임을 할 때마다 매번 똑같이 움직인다면 절대로 이길 수가 없다.

다행히 우리는 전략적으로 중요한 장점이 있다. 바로 지능이다. 태즈메이니아 데빌에게 발생한 안면종양처럼 전염성 있는 암이 아닌 이상, 개개인의 암은 생존을 위해 습득한 진화적 속임수를 다음 세대로 전달하지 못한다. 숙주의 몸과 함께 사멸하는 것으로 끝이다. 그러나 우리 인간은 사례를 하나하나 보면서 정확히 어떻게, 왜 잘못되었는지 알아내고 다음에는 다른 무언가를 시도할 수 있다. 게임이 시작되고 나면 예기치 못한 상대의 움직임에 맞춰 전략을 조정해야 할 수도 있지만 적의 게임 규칙을 속속들이 알면 최고의 실력을 가진 그랜드마스터처럼 상대의 움직임을 다섯 수, 여섯 수 먼저 예측할 수 있다. 암은 개별 사건으로 끝난다. 멋모르고 게임에 뛰어든 초보와 맞붙는 상황이라면 무조건 우리가 승리해야 한다.

실패가 주는 교훈

로버트 게이튼비는, 작용 방식의 특성상 실패할 수밖에 없는 '특효약'만 시장에 내놓으려는 시도보다는 이와 같은 진화적 게임을 치료제 개발과 규제의 중심으로 만드는 노력이 시급하다고 생각한다. 현재 농약 생산업체는 신제품 승인을 받으려면 해충에 내성이 생기는 메커니즘과 함께 이를 피하기 위해 어떤 조치를 마련했는지 밝힌 내성 관리 프로그램을 의무적으로 제출해야 한다. 게이튼비는 암 치료제를 시험하고 승인하는 절차도 이와 같이 관리되어야 한다고 주장한다.

치료제 내성과 종양의 진화를 이런 관점에서 이해하고 대처하려면 암 연구자와 의사가 현재의 진행성 암 치료법은 효과가 없다는 사실과 대면하고 그 원인이 무엇인지 알아내야 한다. 실패를 기꺼이 대면하려는 사람은 없다. 의사와 제약업계의 경영진도 마찬가지다. 생사가 달린 다른 고위험 산업들과 비교해보면 실패와 마주하지 않으려는 거부감이 이해할 수 없을 정도로 강하다는 것을 알 수 있다. 항공기 사고가 일어났을 때 조사가 어떻게 진행되는지만 떠올려 봐도 그 차이가 드러난다. 기체가 추락하면 블랙박스부터 찾아서 무엇이 잘못되어 사고가 일어났는지 조사하고 같은 일이 벌어지지 않도록 안전 조치를 마련한다.

왜 유독 암 연구 분야에서는 과거를 돌아보고 잘못된 원인을 분석하려는 노력을 거부하는 것일까? 몇 가지 가능성을 떠올릴 수 있다. 비행기 사고가 일어나면 사랑하는 사람을 잃고 비탄에 잠긴 가족과 큰 충격을 받은 정부가 모두 나서서 조치를 마련하라고 요구한다. 하지만 암 치료가 실패한 경우에는 왜 실패했는지 조사해보라고 강력히 요구하는 것이 부적절한 일로 여겨진다. 진행성 암 치료의 효과는 기껏해야 미미한 정도에 그치는 상황임에도 제약업계와 규제 기관은 현재 고정적으로 쓰이는 치료법이 왜 환자가 간절하게 원하는 장기 생존에 도움을 주지 못하는지 찾으려고 하지 않는다. 대신 제약업계와 규제 기관의 모든 관심은 새로운 해결책에 쏠려 있다.

의사 입장에서는 비난과 원망의 대상이 될까 봐 두려운 마음도 있을 것이다. 잘못된 선택을 했다면? 뭔가 다른 방법을 택했는데 그게 원인이 되었다면? 아주 조금이라도 부주의한 기색이 발견되면 소송부터 제기하는 경우가 많은 것도 이러한 두려움을 키웠다. 여기에 의학계의 가부장적인 사고와 오만함까지 더해진다. 자신들은 최선을 다했고 효과가 없다고 해서 누구의 잘못은 아니라고 주장한다. 체념도 한몫한다. 암은 너무나 오랫동안 장기적인 생존율이 향상될 조짐조차 없는 병이라 특히 그렇다. 생존율이 두 배로 늘어나도 전체 환자의 90퍼센트가 2년 이내에 목숨을 잃는다면 뭔가 시도한다고 해서 의미 있는 변화가 일어날지 확신하기 어려워 망설이게 될 것이다. 이러한 태도는 환자를 더 잘 치료할 방법을 찾는 데 전혀 도움이 되지 않는다.

가장 난감한 마지막 장애물도 남아 있다. 환자의 암에서 치료제 내성이 왜, 어떻게 생겨났는지 알아내 암세포를 완전히 없애려면 거의 막바지에 이른 종양 검체가 필요하다. 사랑하는 사람을 암으로 잃고 남은 사람들은 수많은 감정을 느낀다. 슬픔, 상실감, 분노, 절망과 함께 이제 환자가 더 이상 고통받지 않아도 된다는 안도감도 찾아온다. 비통한 마음과 별개로 처리해야만 하는 현실적인 문제도 많다. 그러니 이런 상황에서 환자가 연구 프로젝트에 기꺼이 참여할 가능성이 매우 낮은 것은 당연한 일이다. 사망 원인이 명확히 암인 경우에도 부검으로 종양이 채취되는 일은 드물다. 그러나 암에서 일어난 진화의 과정을 처음부터 끝까지 정확하게 이해하려면 이 시기의 검체가 매우 중요하다.

느리지만 변화는 시작되었다. 연구자는 환자 그리고 환자 가족들과 힘든 대화를 나누기 위해 더 노력해야 한다. 연구비를 제공하는 기관도 병이 너무 깊거나 절망적인 상태라 감히 시도해볼 생각도 못 했던 환자들 대상의 연구를 지원하는 추세다. 영국 유니버시티 칼리지 런던에서는 마리암 자말 한자니^{Mariam Jamal-Hanjani} 박사가 '진행성 암의 환경에 관한 사후 평가^{Posthumous Evaluation of Advanced Cancer Environment}'라는 독특한 연구를 진행 중이다. 프로젝트의 영문명 앞 글자를 따면 '평화'를 뜻하는 'PEACE'가 되도록 일부러 길고 복잡하게 이름을 붙였다. 이 연구는 환자가 사망하고 나면 종양 검체를 확보해 암이 거친 진화적 여정의 마지막 단계를 분석한다. 폐암의 진화를 조사하는 트레이서엑스 (203쪽 참고) 연구에 참여했던 자말 한자니 박사가 이를 발전시켜 새롭게 기획한 프로젝트다. 트레이서엑스 연구에 참여한 환자들은 병이 진행되는 동안 정기적으로 종양 검체를 제공했는데, 이들 중 상당수가 자신이 세상을 떠난 후에도 연구에 보탬이 될 방법은 없는지 먼저 문의해왔다고 한다.

PEACE의 목표는 살아 있는 암 환자 500명을 확보하는 것이다. 뇌종양을 비롯해 몸 전체로 퍼진 모든 종류의 암 환자가 대상이다. 전문 병리학자들로 구성된 연구진은 참가자들로부터 일정한 간격으로 혈액 검체를 채취해 암세포를 조사하고 DNA를 추출한다. 그리고 동의 절차를 거쳐, 연구에 참가한 환자가 세상을 떠나면 사망 직후에 종양 조직과 건강한 조직의 검체를 확보한다. 미국 전역과 다른 나라에서도 이와 비슷한 '사망 후 부검 프로그램'이 진행되고 있다. 아직은 규모가 작지만 계속 늘어나고 있다. 현재까지 PEACE에 자발적으로 참여 의사를 밝힌 환자는 150명이 넘고 많은 사람들이 큰 열의를 보인다. 자말 한자니 박사는 동료들이 이런 연구는 너무 민감한 문제이고 논란이 될 소지가 있다며 예민하게 반응하는 것이 가장 큰 걸림돌이라고 말한다. 하지만 환자들로부터 이런 이야기를 수시로 듣는다고 전했다. "고민할 것도 없어요, 선생님. 제가 죽으면 조직을 원하는 만큼 가져가세요."

지금까지 실패한 이유를 제대로 알아내겠다는 용기를 내지 않는 한, 암과의 진화 게임에서 모두가 절박하게 바라는 '승리'에 꼭 필요한 지식은 절대로 얻을 수 없다. 이제는 종양학계와 더 넓게는 사회 전체가 이런 사실을 인정해야 할 때다.

11장

게임 끝

2018년 4월의 쌀쌀한 아침, 나는 9시부터 친구 탐신이 독한 약을 투여 받으러 가는 길을 따라나섰다. 런던 유니버시티 칼리지 병원의 맥밀란 암센터에 가서 접수와 몇 가지 검사를 거친 후 화학요법을 받을 차례가 올 때까지 기다렸다. 빵빵한 비닐 팩에 담긴 항암제가 탐신의 가슴에 고정시킨 포트로 천천히 흘러들어 가는 두어 시간 동안 나는 곁에 앉아 자꾸만 시선이 가는 튜브 쪽을 보지 않으려고 애쓰면서 친구가 다른 생각을 하게 만들려고 노력했다. 빛에 민감하게 반응하는 항암제라서 비닐 팩에 밝은 오렌지색 천이 씌워져 있었다. 내가 휴일에 자전거를 타러 나갈 때 꼭 챙겨가는 비상용품 가방과 똑같은 색이었다. 속도만 느릴 뿐, 우리의 상황은 그 가방이 필요한 상황과 여러모로 비슷했다.

탐신은 내가 이 책을 쓰기 시작한 즈음인 2017년 크리스마스 직후에 대장암 진단을 받았다. 수술에 이어 화학요법을 몇 차례 받은 후에 많이 나아진 것 같았지만 악당 같은 암세포는 곧 몸 전체로 퍼지기 일보 직전 상태가 되었다. 탐신은 컴퓨터 모형으로 지구에 무슨 일이 일어날 것인지 예측하는 아주 똑똑한 기후과학자 친구에게 자신의 병이 어떻게 될 것인지 상세히 분석해달라고 부탁했다. 친구의 계산 결과 탐신의 이점은 아직 젊고 비교적 건강하다는 점이었다. 암은 에베레스트산을 정기적으로 오를 때 감수해야 하는 위험성과 비슷한 수준이고, 한 해가 지날 때마다 위험성이 계속 줄어든다는 예측이 나왔다. 아이젠을 끼운 신발을 구비해 산에 오르는 것보다 칵테일을 홀짝이는 시간을 더 즐기는 도시 사람 입장에서는 명확하게 이해하기 힘든 비유였지만 어쨌든 탐신은 올라야 할 산이 생겼다는 의미로 받아들였다.

1년이라는 시간 동안 탐신은 많이 지쳤다. 하지만 더 강인해졌다. 우리는 인생에서 아주 힘든 시기가 찾아온 것일 뿐 나중에는 다 희미한 기억이 될 거라고 확신했다. 하지만 로버트 게이튼비를 비롯해 암의 진화적 특성을 연구하는 사람들과 만나 이야기를 나눌수록 내 머릿속에는 한 가지 의문이 떠나지 않았다. 지금 우리는 제대로 하고 있을까? 대답은 분명 '그렇다'이다. 종양 전문의들은 자신들이 확보한 임상시험 데이터와 그 데이터를 활용할 수 있는 툴로 최선의 치료 방법을 찾아 환자를 치료한다.

영국의 경우 지난 세기에 과학자, 의사들이 총체적으로 노력한 덕분에 이제 암 진단을 받는 환자 중 절반은 최소 10년간 생존한다. 그러나 조사를 이어 갈수록 나는 암의 기원과 예방, 치료에 관한 사고방식을 전면적으로 바꿔야 한다는 생각이 들었다. 처음에는 어떻게든 영역을 넓혀보려고 안간힘을 쓰는 허접한 클론이었으나 다윈주의 방식대로 점점 진화를 거듭해 악성 괴물이 되는 것이 암이다. 이제는 컵에 물이 절반이나 차 있다고 만족할 것이 아니라 철철 넘치도록 만들어야 한다.

암 예방은 암 연구에 제공되는 산더미 같은 지원금 중에 눈곱만큼만 떼어주는 대상이 아니라 최우선적으로 지원하는 분야가 되어야 한다. 그 다음으로 중요한 것은 조기 진단이다. 수술과 최소한의 치료로 암세포를 찾아내야 한다. 이를 위해서는 그저 상태가 별로 안 좋은 세포와 악당 세포를 구분할 수 있는 검사법 개발이 병행되어야 한다. 정말로 건강에 해가 되는지도 정확히 모르면서 몸에 생긴 혹이란 혹을 샅샅이 뒤지는 방식은 무익한 전략이다. 또한 잡았다 싶으면 그물에서 쏙 빠져나가기 일쑤인 진행성 암을 효과적으로, 장기적으로 치료할 수 있는 방법을 찾아야 한다.

과학계의 여러 학회를 열심히 찾아다니며 느낀 점은, 연구자들이 매번 똑같은 이야기를 한다는 것이다. 이 약을 대량으로 써봤지만 암이 재발했다, 저 약을 왕창 썼는데 암이 다시 돌아왔다 등의 내용이다. 그래서 이번에는 새로 개발된 이 멋진 치료제를 또 대량으로 투여했는데 결과는 역시 재발이라는 같은 이야기가 반복된다. 과학자들이 보여주는 그래프 곡선이 아래로 곤두박질치는 지점마다 암으로 삶을 잃어버린 사람들의 좌절이, 그리고 약물 내성과의 싸움에서 무너진 우리의 총체적인 패배가 담겨 있다.

많은 종양학 연구자들이 암의 생태학적 특성과 진화를 나란히 놓고 좀 더 넓은 관점에서 바라보지 못하는 것을 나는 도저히 이해할 수가 없다. 새하얀 가운을 입고 먼지 하나 없는 연구소에서 일하는 과학자는, 신발이 진흙탕에 빠져도 개의치 않는 생태학자들의 학문에서 배울 건 하나도 없다는 우월감에 젖어 있는지도 모른다. 그러나 지금까지 나타난 결과를 보면 진행성 암을 장기적으로 통제할 수 있는 비결은 암세포의 내성을 예측하는 것을 넘어 내성에 능동적으로 대비하고 관리하는 데 있음을 명확히 알 수 있다.

인간은 근본적으로 낙관적인 존재다. 지금 최선을 다하고 열심히 변화를 만들어내고 있다고 믿으며 뭐라도 하는 것이 손 놓고 있는 것보다 낫다고 생각한다. 화학요법과 표적 치료도 그런 믿음으로 실시되어 왔지만, 이러한 방식은 공격성이 강하고 빠르게 진화하는 암에 강력한 선택압으로 작용해 사태를 더 악화시킬 가능성이 있다. 이미 몸 곳곳에 널리 퍼져버린 가장 위험하고 이기적인 몬스터를 어떻게 해야 길들일 수 있을까. 지금보다 더 효과적인 방법을 찾기 전까지는, 아무리 최선을 다해도 때로는 아무것도 안 한 것보다 못한 결과가 나올 수 있다는 사실을 인정해야 한다.

남은 시간이 얼마 안 되는 사람에게는 증상을 완화시키고 고통을 줄여주는 '완화 치료'가 더 나을 수 있다. 그것이 마지막까지 고용량 화학요법이나 값비싼 표적 치료와 같은 '치유 목적'의 시도를 감행하는 것보다 생존 기간과 삶의 질을 모두 향상시킨다는 근거도 점점 많아지고 있다. 미국 매사추세츠 보스턴의 다나파버 암연구소에서는 2013년에 발표한 연구를 통해 진행성 암을 겪고 있는 환자 대다수가 집중 치료를 받아도 병이 치유될 확률은 거의 없다는 사실을 알지 못한다고 밝혔다. 의사, 제약업계, 언론, 인터넷 등 다양한 출처에서 나온 기적 같은 치유라는 솔깃한 희망은 생의 끝자락에 이른 가장 취약한 사람들에게 혼란을 일으키고 있다.

비관적인 관점이 아니라 지금 현실에서 일어나고 있는 일이다.

진행성 암 환자의 장기적인 생존율을 개선하려는 노력은 너무나 시급한 일임에도 불구하고 정밀 종양학과 최대 내성 용량으로 압축되는 패러다임을 따르느라 제대로 시도하지 못했다. 암을 체세포 돌연변이로 설명하려는 이론은, 중년이 되면 건강한 조직에도 돌연변이가 다량 발생한다는 사실이 확실하게 입증되면서 효력을 상실했다. 이제는 암을 진화의 관점으로 새롭게 바라볼 때다. 인체의 변화하는 환경 속에서 생겨나는 복잡한 병이자 계속해서 진화하는 병으로 봐야 한다. 암에서 발견된 돌연변이나 표적으로 삼아야 할 분자를 나열하는 데 중점을 둘 것이 아니라, 기후와 같은 다른 복잡한 자연계 현상을 분석하기 위해 지금까지 진행된 연구에서 영감을 얻어야 한다. 엽총을 쏜다고 허리케인을 물리칠 수 없는 것처럼 암도 한 방이면 다 된다는 식의 특효약으로는 치료할 수 없다는 사실을 인정해야 한다.

불편한 생명의 진실

2016년 여름, 영국 케임브리지셔의 광활한 시골 평지 한 쪽에 자리한 멋진 회의장에 학자들이 모였다. 거대한 DNA 염기서열 분석 장치를 쉴 새 없이 돌리며 전 세계 환자들로부터 수거한 수천 개의 종양 검체를 붙들고 유전체 분석에 여념이 없을 생어 연구소 건물이 눈에 들어오는 곳이다. 이날 모인 과학자들은 암에 관한 생각과 담론을 바꿀 새로운 원칙을 만들기 시작했다. 최종 정리되어 2017년 말에 발표된 두툼한 논문에는 암 치료의 개선을 위해 진화와 생태학을 어떻게 적용해야 하는지에 관한 내용이 포함되어 있다.

종양을 특정한 돌연변이 유무나 처음 종양이 생긴 신체 부위로 분류하는 것이 아니라 '생태-진화 지표Eco-Evo index'에 따라 분류해야 한다는 것이 기본 원칙이다. 생태-진화 지표는 암세포가 진화하는 속도 그리고 암세포가 생존하기에 좋은 인체 내부 환경을 나타내는 지표다. '진화'에 해당하는 부분에는 종양의 이질성, 즉 종양 전체가 유전학적으로 두어 곳의 커다란 구역으로 나뉘는지 아니면 제각기 다른 클론이 곳곳에 흩어져 있는지, 그리고 이러한 상태가 시간이 흐르면 얼마나 빨리 바뀌는지가 반영된다. 암이 서서히 퍼져 나가는 상태인가, 악당들끼리 계속 부딪치며 시시각각 상황이 급변하고 있는가? 천천히 추가되는 돌연변이에 힘입어 다윈주의식 진화가 느릿느릿하고 일정하게 일어나는 상황인가, 아니면 조각난 염색체와 이기적인 몬스터가 폭발적으로 늘어나는 혼돈 상황인가?

이 같은 질문의 답은 상세한 DNA 염기서열 분석과 종양 세포의 3차원적 구성을 파악하는 일에서 얻을 수 있다. 더불어 상황이 어떻게 변화하는지 주기적으로 재분석해서 파악해야 한다. 언젠가는 종양 검체 하나에서 확인된 돌연변이와 패턴만으로 종양의 진화적 가능성을 예측할 수 있는 날이 올 것이다. 생태-진화 지표에서 '생태'에 해당하는 부분은 평가하기가 더 까다롭지만 중요도는 '진화'와 동일하다. 종양 세포가 자라는 환경이 영양소가 적고 호시탐탐 이들을 노리는 면역세포가 돌아다니는데다 건강한 세포와 치열한 경쟁을 벌여야 하는 척박한 곳인가, 아니면 기이한 특성을 가진 세포만 생존할 수 있고 유독한 물질이 가득해서 암세포에게 안락한 환경인가?

생태-진화 지표에서는 종양의 이질성과 돌연변이 속도, 암세포가 이용할 수 있는 자원의 풍족함 여부, 암세포에게는 약탈자에 해당하는 면역세포와 그밖에 다른 위험 요소의 공격에서 얼마나 안전한 상태인지에 따라 암을 16종으로 분류한다. 실제로 존재할 가능성이 거의 없는 종류도 있지만 각 조합에 따라 나올 수 있는 결과를 모두 파악하면 암의 행동 방식을 이해하는 유용한 도구가 될 것이다.

모든 요소에서 최저점이 부여되는 종양은 사막과 같은 상태라고 볼 수 있다. 암세포가 쓸 수 있는 자원이 거의 없고 다양성도 매우 적어서 원만하게 번성하거나 진화할 수 없다. 반대로 요소마다 최고점을 받은 암은 자원이 풍부한 열대우림과 같아서 다양하고 빠르게 변화하는 세포종이 서식한다. 새로운 클론이 끊임없이 나타나지만 면역세포가 대량으로 포식 활동을 벌이면 일제히 소멸되기도 한다. 생태-진화 지표의 중간쯤은 꼼꼼하게 손질된 정원과 같다. 다양성이 많고 자원은 풍부하지만 암세포를 공격하는 기능이나 암세포의 진화적 역량이 모두 약하다. 충분한 영양소를 공급받으며 면역세포의 보호를 받는 다양한 암세포가 아주 천천히 변화하면서 살아가는 종양이 자리한다.

생태-진화 지표의 가장 유용한 점은 16종의 암마다 가장 적합한 치료 방식을 알 수 있다는 것이다. 다양성이 적고 진화 가능성이 낮으며 표적이 될 만한 암 촉진 돌연변이가 모든 암세포에 존재한다면 한두 가지 표적 치료만으로도 완전히 없앨 수 있다. 이와 달리 적절한 선택압을 적절한 순서에 따라 신중하게 적용해야 암세포군의 멸종을 이끌

수 있는 경우도 있다. 면역요법으로 손쉽게 해결할 수 있는 종류도 있다. 진화 속도가 빠르고 유전학적 다양성도 매우 큰 종양은 처음부터 치유가 아니라 장기적인 통제를 목표로 하는 적응요법이 가장 적합할 수 있다. 미세환경에서 유독한 물질을 제거하고 환경 자체를 개선해서 암세포가 생존하기 힘든 곳으로 만드는 '생태요법'이 유리한 유형도 있다.

이와 같은 과정이 올바르게 진행되도록 하는 일은 결코 쉽지 않다. 또한 개개인의 암이 어떻게 행동할 것인지 정확히 예측하려면 아주 많은 데이터가 필요하다. 무조건 많기만 하면 안 되고, 종양 내부 구조에 관한 3차원 정보를 토대로 얻은 '적절한' 데이터를 정기적으로 수집해야 한다. 간단한 유전학적 데이터가 아닌 암의 표현형과 면역세포, 미세환경의 상태, 인체의 다른 환경에 관한 정보가 포괄된 총체적인 데이터가 필요하다. 그러려면 기후 분석처럼 복잡한 시스템을 이해하고 파악하는 데 활용되는 정교한 알고리즘과 모형이 마련되어야 한다.

나는 아주 오랫동안 수학적 모형이 생물학적 과정을 그럴듯한 애니메이션처럼 만드는 것이라고 생각했다. 실제로는 종양을 구성하는 세포수, 증식 속도, 사멸 빈도, 주변의 영양소 농도 등 살아 있는 세포와 암에서 측정한 여러 결과를 입력값으로 넣고 계산해서 어떻게 행동할지 알아내는 것이 수학적 모형이다. 이러한 방정식은 이용자가 선택한 여러 매개 변수와 초기 조건을 토대로 하여 일정 기간이 지났을 때 나올 수 있는 결과를 예측한다. 당연히 이런 궁금증이 생길 것이다. 수학적 모형으로 예측된 결과와 실제 결과는 어느 정도로 일치할까?

예측과 실제가 일치하지 않는다면 더 현실적인 결과가 나올 때까지 모형을 정교하게 다듬어야 한다. 암세포가 증식하기만 하는 것이 아니라 주변을 돌아다닌다는 사실이나 종양의 중앙이 가장자리보다 산소 농도가 훨씬 낮다는 사실을 반영해야 할 수도 있다. 예측 결과가 정확하다면 아주 잘된 일이다. 실제 상황이 컴퓨터 시뮬레이션으로 만들어진 것이므로 '실험'을 해볼 수도 있다. 즉 종양이 맨 처음 시작되는 환경의 세포수를 마음대로 정하거나 세포가 이용하는 영양소 농도를 바꾸는 등 여러 조건으로 시뮬레이션 해볼 수 있다. 항암제의 강력한 영향이 발생한 것처럼 조절해 암세포의 사멸 속도를 높이면 무슨 일이 벌어지는지 지켜볼 수도 있다. 이렇게 가상으로 만든 종양의 증식 속도가 줄거나 증식이 완전히 중단되면 임상시험으로 확인해볼 만한 유용한 접근 방식을 찾아낸 것으로 볼 수 있다.

환자 개개인에게서 수집한 데이터를 입력해 모형을 만들면 진화적 측면에서 가장 효과적인 치료 방식을 예측하는 강력한 도구가 될 수 있다. 최소한 치료를 조금 더 합리적인 관점에서 시작할 수 있다. 특정 암을 파괴할 수 있는 최선의 방법을 찾기 위해 시뮬레이션을 무수히 돌려야 하는 문제는 다른 방법으로 해결이 가능하다. 재미로 적을 몰살시킬 계획을 짜느라 많은 시간을 보내는 사람들의 재능을 활용하는 것이다. 바로 게임하는 사람들이다. 실제로 크라우드소싱crowdsourcing(대중의 참여를 통해 솔루션을 얻는 방법 – 옮긴이)을 통해 새로운 은하계를 찾는 여러 과학 프로젝트나 연구실의 데이터를 컴퓨터 게임으로 만든 다음 암세포에서 일어나는 DNA의 변화를 찾는 프로젝트가 이미 진행되고 있다. 똑똑한 사람들이 한데 모여 베일에 싸인 적을 물리칠 무기와 주문을 전략적으로 조합하는 일에서 굉장한 아이디어를 얻을 수도 있다. 언젠가는 맨체스터에 사는 10대 게임광이 멀리 플로리다에 사는 어느 노인 환자의 치료 계획을 짜는 기막힌 일이 일어날지도 모른다.

멋진 비유를 들어 진화를 설명하거나, 컴퓨터 게임을 활용하거나, 학계의 공통 입장을 정하는 것 모두 훌륭한 진전이다. 하지만 암의 진화적 특징을 파악할 수 있는 제대로 된 연구가 무엇보다 필요하다. 진화적 관점으로 바라보아야 환자의 장기적인 생존율이 개선된다는 사실을 입증할 근거가 필요하다. 로버트 게이튼비가 실시한 전립선암 임상시험(353쪽 참고)은 앞으로의 전망을 보여주는 출발점일 뿐 종양 한 가지만 조사한 연구로는 충분하지 않다. 현재 추진 중인 연구는 많지만 시간과 돈이 필요하다. 기후 예측 분야에서 내 친구 탐신과 같은 학자들이 커리어를 바쳐 만들어낸 복잡한 모형과 시뮬레이션 결과를 신뢰할수 없다고 일축하는 회의론자가 있는 것처럼 생태-진화 지표가 과연환자의 치료 방식에 큰 변화를 가져올 수 있을지 의구심을 품는 사람들도 있다. 확보된 고객이나 다름없는 환자들을 위해 약물 내성이 생기지않는 방법을 열심히 찾기보다는 승인만 되면 또 수십억 달러를 벌어들일 수 있는 인산화효소 억제제 개발에 더 치중하는 제약업계의 큰 목소리도 빼놓을 수 없다.

부분적으로 현재의 상황은 지난 50여 년 간 사람의 몸을 기계로, 인체 세포 안에 포함된 유전자와 분자는 전기 회로나 컴퓨터 코드 같은일종의 부속품으로 보는 유전자 중심의 연구가 낳은 결과라고 할 수 있다. 1960년대에 분자생물학과 일반 소비자용 전자제품, 연산 기술이동시에 크게 발전하면서 형성된 이러한 사고방식은 뿌리 깊이 고착되어 벗어나기 힘들다. 이런 분위기 속에서 생태학과 진화생물학은 인체 내부에서 일어나는 일과 무관하다는 이유로 무시되고, 세포생물학과 생리학은 체세포 돌연변이 이론에 심취했다가 여의치 않자 다시 유전학이라는 금광을 향해 달려갔다.

이스라엘의 생화학자 아이삭 베렌블럼Isaac Berenblum은 1974년에 이런 글을 남겼다.

> 지금 우리는 분자생물학 시대를 살고 있다. 어쩌면 유전자 암호가 생물학의 지배적 원칙이라는 생각에 너무 몰두해 있는지도 모른다. 지금으로부터 10년 또는 20년쯤 지나고 나면 지배적인 원칙이 다른 것으로 바뀌고 그 원칙이 종양의 인과관계에 관한 추정에 또 다른 영향력을 발휘할 수도 있다.

이 글이 나오고 40년도 더 지난 후에야 마침내 상황은 바뀌기 시작한 것 같다. 유전학자 테오도시우스 도브잔스키Theodosius Dobzhansky가 남긴 유명한 말처럼 "진화를 고려하지 않는 생물학은 전부 이치에 맞지 않다"고 보는 견해가 없었다면 아마 나는 이 책을 쓰지 못했을 것이다. 1972년에 미국에서 개최된 전국 생물교사협회 회의에서 처음 이러한 생각을 밝힌 도브잔스키는 1966년에 셰이크 아브드 알 아지즈 빈 배드Sheik Abd al Aziz bin Bad라는 사람이 사우디아라비아 왕에게 쓴 편지에 관한 이야기로 강연을 시작했다.

이 편지에는 태양이 지구를 도는 것이 아니라 지구가 태양 주변을 돌고 있다는 이단자들의 주장이 온 나라를 휩쓸고 있으니 어서 처단해야 한다는 내용이 담겨 있었다. 도브잔스키는 이미 16세기에 코페르니쿠스가 밝혀낸 이후 무수한 천문학자, 물리학자들이 '에푸르 시 무오베 eppur si muove'(그래도 지구는 돈다)의 증거를 찾아냈음에도 불구하고 셰이크가 전부 외면한 것 같다고 말하며 이런 결론을 제시했다. "그는 증거가 아무리 많아도 자신을 설득할 수 없을 것이라는 가망 없는 편견에 사로잡혀 있었을 가능성이 매우 높습니다. 이런 사람을 설득하려고 애쓰는 건 순전히 시간 낭비겠지요."

암도 마찬가지다. 진화를 고려하지 않는다면 암에 관한 이야기는 전부 이치에 맞지 않다. 이 단순하고 불편한 생명의 진실을 인정하지 않은 결과는 전이 가능한 진행성 암의 생존율이 오랜 세월 거의 바뀌지 않는 것으로 나타났다. 암의 진화적 특성을 제대로 이해하지 못하는 한 절대로 이 상황은 개선될 수 없다. 지구상에 생물이 존재한 모든 역사를 통틀어 진화는 늘 일어났다. 증거는 계속 쌓이는데 그냥 외면하는 태도는 우리 몸의 세포에서 버젓이 일어나는 기능을 이단이라고 꾸짖는 것이나 다름없다.

도브잔스키의 말처럼 답을 찾아야 하는 의문과 해야 할 연구가 쌓여 있다.

> 진화가 이 지구의 모든 역사에서 항상 일어난 과정이라는 사실을 의심하는 사람은 정서적인 문제가 있거나 강한 편견에 사로잡혀 있어서 증거가 있어도 무시하고 거부한다고 볼 수밖에 없습니다. ……이제는 다 밝혀져서 더 이상 발견할 것도 없는 내용을 외면하는 것은 얼마나 악몽 같은 일입니까!

치유법을 찾아서

종양 전문의들에게 들은 출처 미상의 이야기가 있다. 유방암에 걸린 두 환자와 어느 의사에 관한 이야기다. 치료가 모두 끝난 직후, 환자 중 한 명이 의사에게 "저는 이제 나은 건가요?"라고 묻자 의사는 이렇게 대답했다. "치유가 되었는지는 알 수 없습니다. 5년이나 10년, 20년 이내에 재발할 수도 있어요." 그러자 환자는 울음을 터뜨리며 말했다. "그게 무슨 말이죠? 지금까지 시도 안 해본 치료가 없어요. 가슴도 잃고 일자리도 잃었다고요. 친구들도요. 그런데 지금 저에게 병이 치유도 안 되었다고 말씀하시는 건가요?"

같은 날 역시나 치료가 막 끝난 다른 환자가 의사에게 같은 질문을 했다. "이제 저는 나은 건가요?" 의사는 아까 있었던 일을 떠올리며 이번에는 이렇게 대답했다. "네, 이제 나았다고 생각하셔도 됩니다." 그러나 이 환자도 울기 시작했다. "뭐라고요? 저는 가슴을 잃었어요. 그 많은 화학요법은 또 어떻고요. 직장도 잃고 남편도 잃었어요. 이제 다시는 예전처럼 살 수 없을 거예요. 그런데 어떻게 저더러 다 나았다고 말씀하실 수 있죠?"

이제 암 치료의 심리적인 영역에도 진화적인 관점이 반영되어야 한다. 암을 겪고 살아남은 사람은 모두 그 경험에서 절대로 벗어나지 못한다. 이들은 다시는 돌이킬 수 없는 변화를 겪는다. 처음 암 진단을 받았을 때의 충격은 시간이 흐르면 점점 사라지지만 재발할지도 모른다는 두려움은 결코 사라지지 않는다. 어깨 위에 앉아 늘 함께 다니는 동물이 생긴 것처럼 어딜 가나 두려움이 함께하고 그 무게를 계속 짊어진 채 살아가는 사람도 있다. 두려움이 내면 깊숙이 숨어 있다가 가끔 한밤중에 터져 나오는 경우도 있다.

적응요법이나 이와 비슷한 장기적인 통제 전략이 진행성 암을 해결하는 일반적인 전략이 된다면 몸속에서 자라는 종양과 우리의 관계도 바뀌어야 한다. 로버트 게이튼비의 임상시험에 참가한 환자들은 암이 몸속에 계속 남아 있고 때로는 다시 증식하도록 일부러 내버려 둘 때도 있다는 사실을 다 아는 상태로 살아가는 법을 터득해야 했다. 우리가 쓰는 표현부터 바꿔야 할지도 모른다. 이와 같은 치료는, 전부 다 태워버린 다음 초토화된 땅에 아무것도 자라지 않기를 바라는 것이 아니라 화단에 난 잡초를 뽑고 울타리를 손질하는 등 정원을 잘 가꿔서 모든 것을 최대한 질서정연하게 관리하는 것과 같다.

돌연변이와 미세환경의 상호작용이 더욱 세밀한 부분까지 밝혀지면서 암 예방 분야도 심리적인 변화와 무관하지 않게 되었다. 사람들은 특정한 원인을 하나 집어내서 그것 때문이라고 비난하거나(특히 피할 수 있는 요소인 경우) '건강한 생활 방식'이 중요하다고 설교한다. 어쩔 수 없는 운명이라고 여기는 경우도 있다. 암세포와 그 안에 생긴 돌연변이는 전체 그림의 절반일 뿐이다. 종양에 생긴 돌연변이를 열심히 해독하면 DNA를 손상시키는 물질에 최대한 덜 노출되어야 암을 예방할 수 있다는 결론을 내리게 된다(또한 발암물질로 알려진 요소를 신중하게 관리하지 않은 누군가를 호되게 질책할 수 있다). 하지만 생명의 근본적인 생화학적 특성상 세포가 스스로 일으키는 손상은 어떻게 할 수가 없다.

건강한 세포와 그 세포들이 살아가는 환경도 암세포와 암세포 환경만큼 중요하다. 그러므로 피해야 할 물질을 줄줄이 정리하는 것보다 건강한 조직을 잘 유지하고 장기적인 만성 염증을 관리해서 세포 사회의 질서를 유지할 때 더 큰 그림을 볼 수 있다. 말썽을 일으키는 세포를 최대한 진압하고 어쩌다 그중 하나가 포위망을 빠져나가더라도 우리에게 응징을 가하지 않는 인체의 놀라운 능력에 우리는 찬사를 보내야 한다. 조기 진단법과 치료법이 발전하면 암이란, 운명의 매운맛을 보여주는 증거가 아닌 일반적인 노화의 한 부분, 많은 사람들이 겪는 삶의 한 단계가 될 수 있을지도 모른다. 생리가 처음 시작된 날, 흰 머리가 나기 시작할 때, 얼굴에 처음 주름이 생길 때처럼 클론이 처음 증식하기 시작하는 시기 정도로 여기는 날이 올 수도 있다.

생물학적 현상에 전쟁을 선포하는 일은 정치인들이 내놓는 여러 멍청한 아이디어 중 하나다. 가장 형편없는 생각이라고 할 수는 없겠지만, 닉슨은 1971년에 '암과의 전쟁'을 선포해 사람들에게 마치 암이 승리를 거머쥘 수 있는 대상인 듯한 인상을 심어놓았다. 하지만 암은 난공불락의 적으로 밝혀졌고, 사상자는 날마다 쌓이는데 종양 유전자를 내세운 제약업계로 흘러들어 가는 돈은 점점 늘어났다. 그로부터 30여 년이 지난 2003년에는 미국 국립 암 연구소장 앤드류 폰 에센바흐 Andrew von Eschenbach가 2015년까지 "암으로 고통받는 사람과 목숨을 잃는 사람을 없애는 것"이 연구소의 목표라고 밝혔다. 그러나 이후 암연구소가 지금까지 펼쳐온 그 모든 노력에도 불구하고(전 세계 곳곳에서 수천 명의 연구자들이 흘린 땀도 더해) 2020년이 가까워오는 지금도 사람들은 여전히 암으로 고통받고 목숨을 잃는다.

나도 암 연구 기관에서 10년 넘게 일해본 만큼 사람들을 자극할 수 있는 구호와 의욕을 불러일으키는 멋진 아이디어가 필요하다는 사실을 잘 알고 있다. 그러나 과도한 약속을 던지고 결과는 기대에 못 미치는 상황이 반복되면 국민은 실망감과 환멸을 느낄 수밖에 없고, 각종 음모론과 돌팔이가 횡행하기 좋은 환경이 조성된다. 물론 암에 관해 철저히 지킬 수 있는 목표를 정할 수 있다고 생각하는 것 자체가 동화 같은 상상이다. 그럼에도 사태가 처음 생각했던 것보다 훨씬 더 복잡하다고 누군가 과감히 지적하면 사람들은 그 진실을 달가워하지 않는다.

멜 그리브스는 2014년에 영국 암연구소에 '진화·암센터'가 설립되었을 때 열린 기자회견에서 자연 선택의 원리에 따라 내성은 피할 수 없는 일이므로 진행성 암은 결코 치유될 수 없는 병일 수 있다고 밝혔다. 이와 함께 현재 치명적인 병으로 여겨지는 전이성 종양을 장기적인 만성 질환으로 보는 새로운 관점이 필요하다고 지적했다. 진화의 영향을 이해하고 그 흐름에 맞춘다면 환자의 생존 기간을 수개월 단위가 아닌 수년 단위로 전망할 수 있다는 설명도 이어졌다.

바로 다음날, 《타임》지에는 그리브스를 포부도 없고 영감도 불어넣지 못하는 인물이라고 비웃는 내용의 사설이 실렸다.

영국 암연구소를 보라. 이 기관에서는 "우리가 함께 암을 물리칠 것입니다"라는 구호를 내세운다. 그런데 그리브스 교수의 견해를 반영해 "우리가 함께 암을 지연시킬 것입니다"라는 구호를 내걸었다면, 과연 200종이 넘는 암 연구를 진행할 만큼 많은 돈을 모금할 수 있었을까? 분명히 불가능했을 것이다.

그렇다면 새로운 구호는 무엇이 되어야 할까? 다세포 생물과 진화의 현실을 고려해 암과 맞서려면 어떤 포부가 필요할까? 나는 이 책을 쓰기 위해 사려 깊은 연구자를 50명 넘게 만나 이야기를 나누었고 셀 수 없이 많은 책과 논문을 파헤쳤다. 이 모든 과정을 거쳐 나는 우리의 목표를 가장 잘 표현할 수 있는 방법은 세계적인 암 유전학자인 생어 연구소의 피터 캠벨Peter Campbell의 말에서 찾을 수 있다는 사실을 깨달았다. 그는 나에게 이렇게 이야기했다. "막판 싸움이란 무엇일까요? 저는 한 쪽이 먼저 죽을 때까지 오래 사는 것이라고 생각합니다."

실제 삶은 신화나 동화가 아니다. 결국에는 누구나 죽는다. 불멸의 존재는 오직 신뿐이지만, 신의 존재는 알 수 없다. 그러므로 이 지구에서 살아가는 모든 사람이 바라는 만큼 최대한 오랫동안 좋은 건강 상태를 유지하는 것이 목표가 되어야 한다. 누구나, 모든 사람이 나이와 상관없이 너무 일찍 암에 굴복하지 않도록 만드는 것, 그것이 가장 중요한 목표다. 암 진단을 받아도 수십 년을 생존할 수 있다면 암 치료에 따라오는 부작용이 크게 줄어들어 신체적, 정신적 건강을 유지할 수 있을 것이다.

인류는 100퍼센트 언젠가 죽게 되어 있고 인생은 계속 흘러간다. 세포는 머나먼 옛날에 등장한 모든 생물의 공통 조상LUCA에서 시작된 생물학적 연결 고리를 유지하면서 계속 증식한다. 암은 생명의 대가다. 다세포 생물의 특징을 거스르려고 하거나 진화에 전쟁을 선포한 후 이겨보려고 애써 봐야 아무 소용 없듯 암도 마찬가지다. 위험한 유전자 때문에 세포 하나가 무수히 증식하는 일이 벌어지지 않는다면 엄마 뱃속에 자리한 세포 하나가 아기로 자라는 일도 없을 것이고, 우리 몸에서 노화가 일어난 부분이 수선되거나 교체되는 기능도 사라질 것이다.

다세포 생물로서의 특성이 발달하지 않았다면 우리는 지금도 작은 물방울 같은 단세포에 머물며 원시 해양에서 멍하니 떠다니고 있을 것이다. 다세포 생물의 특성상, 반역과 속임수를 일삼는 세포가 활개치는 사회를 모범적인 세포로 이루어진 사회로 바꾸는 규칙은 반드시 나타나게 되어 있다.

진화가 일어나지 않았다면 우리 인간을 비롯해 지구상에 살고 있는 다양한 생물은 존재하지도 않았을 것이다. 암은 자연계에서 가장 창의적인 영향력이 발휘된 가장 끔찍한 파괴의 결과다. 그러나 이런 암도 미래를 계획하지는 못한다. 모든 종양은 새로운 진화적 실험과 같다. 우리는 거기서 교훈을 얻고 그 지식을 우리에게 유리한 쪽으로 활용할 줄 알아야 한다.

이제는 암에 관한 새로운 이야기가 필요하다. 암이 폭력을 가해야만 하는 낯선 존재가 아닌, 다세포 생물의 고유한 특성이라고 여겨야 한다. 진화와 인체 내부 환경의 생태학적 특징을 고려해 암을 이해해야 한다. 물론 가능하다면 없애야 한다. 즉 암을 진화의 막다른 골목으로 이끌어야 한다. 진화할 수 있는 기회가 다 소진되고 멸종만 남는 상황으로 만들어야 한다. 이 전략을 쓸 수 없다면 대안은 종양을 계속해서 추격하는 것이다. 지켜보고, 기다리고, 치료하고, 지켜보고, 기다리고 치료하고……. 이 과정은 수십 년 간 이어질 수도 있다. 이 대안이 우리가 그토록 찾아 헤매던 '암의 치유'는 아니겠지만 알고 보면 치유와 매우 비슷하다.

감사의 말

🐙

먼저 처음 이 책의 제안서를 쓸 때부터 출간될 때까지 긴 여정의 모든 과정을 지원해준 에이큰 알렉산더 에이전시의 담당 에이전트 크리스 웰비러브에게 가장 큰 감사 인사를 하고 싶다. 편집을 거쳐 훨씬 더 훌륭한 책으로 만들어준(그리고 거친 표현을 다듬어준) 웨이든펠드 앤 니컬슨 출판사의 제니 로드, 프랭크 스와인, 매디 프라이스, 클레어 딘에게도 감사드린다.

암연구소에서 함께 일한 동료들에게도 무한한 감사를 보낸다. 홍보팀, 과학 커뮤니케이션팀, 더 넓게는 연구소 전체가 10년 넘는 세월 동안 내게 영감과 기회를 주었고 귀중한 우정을 나눌 수 있었다. 특히 연구소에서 '과학 업데이트'라는 블로그를 처음 시작했을 때 글쓰기 실력과 지식을 열심히 연마할 수 있도록 큰 도움을 준 헨리 스코우크로프트와 에드 용에게 고맙다는 인사를 전하고 싶다.

시간을 내어 연구 내용에 관해 나와 대화를 나누고 올바른 방향을 잡을 수 있도록 도와준 모든 연구자들에게 큰 빛을 졌다. 지면에 한계가 있어 모든 말과 이야기를 담을 수는 없었지만, 저마다 다른 방식으로 이 책에 반영된 나의 생각이 확립되도록 도움을 준 분들이다.

알렉스 케이건, 에이미 바디, 안드레아 소토리바, 앤디 퓨트리얼, 애나 베이커, 안나 트리고스, 아테나 악티피스, 비아타 우이바리, 비산 알라지카니, 밥 게이튼비, 밥 와인버그, 카를로 말리, 케이시 커크패트릭, 찰스 스완튼, 크리스티안 토마세티, 대니얼 듀로셔, 데이비드 애덤스, 데이비드 바산타, 데이비드 구드, 엘리자베스 머친슨, 프랜 볼크월, 프레데릭 토머스, 제라드 이반, 그렉 해넌, 한스 클레버스, 헤일리 프랜시스, 이나키 루이즈 트릴로, 이니고 마르틴코레나, 조엘 브라운, 케네스 피엔타, 킴 버시, 크리스틴 스완슨, 마누엘 로드리게스, 마크 톨리스, 마리암 자말 한자니, 멜 그리브스, 마이크 스트래튼, 니키 맥그래나한, 올리비아 로사네스, 폴 데이비스와 폴린 데이비스, 피터 캠벨, 필 존스, 리처드 홀스턴, 리처드 페토, 로드리고 하메드, 론 드 핀호, 롱 리, 루벤 반 복스텔, 샘 베흐자티, 샌디 앤더슨, 세레나 닉 제이널, 스티브 엘레지, 스티브 잭슨, 트레버 그레이엄, 빅키 포스터, 월터 보드머, 인인 위안 등이 그런 분들이다.

내가 방문한 모든 실험실과 연구소에서는 효율적으로 회의할 수 있도록 친절하게 시간 약속을 잡고 커피도 대접해주었다. 특히 서튼의 암연구소와 케임브리지 웰컴생어 연구소에 큰 감사를 드린다. 조사차 미국과 캐나다로 출장을 갔을 때 도와준 토니 가르시아, 따뜻하게 맞아준 시릴 아니와 앤젤라 아니, 루시 듀로셔와 댄 듀로셔에게도 깊은 감사 인사를 전한다.

조쉬 반파더, 크리스피언 자고, 탐신 에드워드와 데지레까지, 개인적으로 겪은 일들을 믿고 공유해준 분들께 고개 숙여 감사드린다.

내가 책을 쓰느라 정신이 없는 동안에도 내 과학 커뮤니케이션 회사 '퍼스트 크리에이트 더 미디어First Create The Media'에서 회사가 잘 굴러갈 수 있게 힘써준 조직 관리의 마법사 같은 존재, 우리 최고 운영 책임자 새라 해젤에게 큰 감사를 전한다.

같이 지내면서는 물론 온라인으로도 늘 아낌없이 응원을 보내준 우리 가족들, 친구들도 빼놓을 수 없다. 엄마, 아빠, 루시, 댄, 클로이, 헬렌, 롭, 마티 그리고 우리 모험클럽(마틴, 젠, 리즈, 제임스, 크리스)과 잡담클럽 멤버들(사피아, 새라, 에네, 엠마, 넬)을 비롯한 친구들, 내 트위터 계정 팔로워 여러분께도 감사드린다.

마지막으로 내 파트너 마틴 로빈스의 변함없는 사랑과 지원이 없었다면 이 책은 나오지 못했을 것이라는 이야기를 하고 싶다. 스카치 잔을 함께 기울이며 공감해주고, 지적해야 할 부분은 정확히 지적해서 내가 균형을 잡을 수 있도록 도와준 마틴, 고맙고 사랑합니다.

옮긴이의 말

암, 하면 무서운 병이라는 생각부터 드는 이유는 정확한 원인을 딱 꼬집어낼 수 없는 경우가 대부분이라는 점, 확실한 치료법이 없다는 점 때문일 것이다. 암을 가까이에서 또는 직접 경험해본 사람들은 물론 운 좋게 그런 경험이 없는 사람들도 암을 겁내는 것은 이 병의 치명성보다도 불확실성이 큰 몫을 하리라 생각한다.

불확실한 일에는 늘 근거 없는 소문과 추측이 따른다. 그리고 그런 '카더라'식 이야기와 정보는 유독 귀에 쏙쏙 들어온다. 인간의 고유한 상상력이 원망스러워질 정도다.

이 책은 암이 생기는 근본적인 이유를 처음부터 다시 짚어보고 보다 정확한 원인과 치료법을 찾으려면 초점이 어디로 다시 맞추어져야만 하는지 방향을 제시한다. 여태 암 연구와 치료제 개발에 무수한 돈과 시간이 들어갔을 텐데 무슨 뜬금없는 소리냐고 하는 사람도 있을 것이다. 저자는 그토록 많은 자원이 투입되고도 암이 해결되지 않고 불확실해서 더 두려운 질병으로 남은 이유는 무엇인지 파헤친다. 지금까지 엉뚱한 곳에 초점이 맞춰진 것일지도 모른다는 저자의 설명과 다양한 근거는 상당히 설득력이 있다.

유전자 염기서열 분석이 가능해진 이후, 염기서열이 어딘가 잘못되면 인간을 괴롭히는 각종 질병이 생긴다는 사실이 밝혀졌다. 정말로 그런 병도 있지만 암은 그렇게 간단히 설명할 수 있는 병이 아니라는 것이 이 책의 전체적인 주제다. 유전자에 생긴 돌연변이가 가장 강력한 원인이라는 확신은 암과 관련된 돌연변이를 찾아내는 연구에 아까운 자원이 불균형하게 쏠리는 결과로 이어졌고 정작 필요한 연구는 외면당했다. 이러한 지적과 함께, 암은 내 몸과는 무관한 징글징글한 덩어리가 아니라 원래 내 몸을 이루던 멀쩡한 세포였음을 잊지 말아야 정확한 예방과 치료가 가능하다는 설명이 특히 인상적이다. 암세포도 원래는 정상적인 인체 세포였고, 다른 모든 생물과 마찬가지로 환경 속에서 진화한다. 저자는 암도 진화하는 생물과 다르지 않다는 이 자연스러운 사실이 암의 원인은 돌연변이에서 찾아야 한다는 대세에 묻힌 이유와 그 결과 현재 우리가 처한 답답한 현실을 적나라하게 제시한다. 그래서 읽다 보면 아주 불편한 독서가 될 수 있지만, 지금이라도 반드시 알고 바로잡을 필요가 있다.

최대한 쉽게 풀어서 옮기려고 노력했지만 전문적인 내용이 꽤 많아서 책장이 쉽게 넘어가지 않을 수도 있다. 하지만 거창하고 어려운 지식을 갖추어야만 이해할 수 있는 내용은 아니다. 우리 몸의 가장 기본적인 생물학적, 유전학적인 기능이 암과 어떤 관계가 있는지 세밀하게 밝힌 내용이 많아서 암은 물론 전반적인 인체의 기능과 건강에도 유용한 정보가 될 것이다. 특히 5장과 6장은 꼭 꼼꼼하게 모두 다 읽어보기 바란다. 건강할 때 세포 사회가 어떻게 유지되는지, 이 사회의 균형이 깨질 수 있는 다양한 요인은 무엇인지, 세포의 반역이 일어나더라도 진압이 가능한 경우와 도저히 제압할 수 없어 암이 되고 마는 경우의 중요한 차이는 무엇인지 상세히 알 수 있다.

모든 질병이 그렇듯, 인체는 인간이 아직도 다 헤아리지 못한 놀라운 기능을 묵묵히 수행하고 유지한다. 암은 이 경이로운 균형이 깨질 때 생기며, 일단 유리한 고지를 점령하고 지독히도 영리하고 유연한 방식으로 생존한다. 암의 종류마다 그리고 같은 사람의 몸에 생긴 같은 암이라도 암세포의 군집에 따라 특징이 전부 다른 이 병을 물리치려면 듣기에만 그럴싸한 몇 가지 방법에 치중할 것이 아니라 암세포보다 더 영리하고 유연하게 대응해야 한다. 암 예방과 치료가 지금부터라도 그런 방향으로 나아가길 바란다. 이 책이 그 필요성을 이해하는 데 조금이나마 도움이 되었으면 좋겠다.

제효영

용어 설명

DNA(데옥시리보핵산) __ 꼬인 사다리 구조(이중 나선)의 긴 사다리 모양 분자. 맨 바깥 기둥은 사슬처럼 연결된 당 분자로 구성되고 사다리 발판에 해당하는 가로대는 염기로 불리는 화학물질 쌍의 결합으로 이루어진다. 염기가 배열된 순서에 유전학적 정보가 담겨 있고, 세포는 이 정보를 활용해 생물에게 필요한 모든 분자를 만든다.

RNA(리보핵산) __ 유전자가 활성화될 때 '사다리' 모양으로 연결된 DNA 가닥 중 한 가닥과 비슷하게 만들어지는 분자.

기질 __ 특정 기관에서 연결 조직과 혈관, 면역세포, 세포외 기질로 이루어져 기능을 보조하는 부분. 기관의 주요 기능과는 직접적으로 관련이 없다.

단백질 __ 아미노산이라는 작은 기초 단위가 한 줄로 길게 연결된 분자. 세포에서 단백질은 구조를 만들고 유지하는 일부터 생명 유지에 필요한 화학 반응을 수행하는 일까지 많은 기능을 담당한다.

돌연변이 __ DNA 염기서열에 생기는 변형 또는 변화. 돌연변이는 DNA 중 유전자나 유전 정보가 암호화되어 있지 않은 부분에 일어날 수 있다. 염기('글자') 하나가 바뀌는 것부터 구조가 대대적으로 재배열되는 것까지 다양한 변화가 발생할 수 있다.

말단소체 __ 염색체 말단을 보호하는 일종의 분자 '덮개'.

비암호화 DNA __ DNA에서 단백질 생산에 필요한 지시가 포함되지 않은 부분. 아무런 기능이 없거나 비암호화 RNA의 주형이 될 수 있다.

생식세포 __ 배아를 구성하는 세포 중 나중에 난자나 정자가 되는 특수한 세포.

세포 자멸 __ 통제된 조건에서 손상되거나 나이든 세포 또는 원치 않는 세포를 없애기 위해 진행되는 세포사(세포 자살, 세포 예정사로도 불린다). 세포 자멸은 암으로부터 인체를 보호하는 강력한 수단이다. 종양은 이 기능을 뛰어넘는 방향으로 진화하는 경우가 많다.

세포외 기질 __ 인체 조직에서 세포가 한데 붙어 있게 하는 일종의 분자 '접착제'.

암 촉진 돌연변이 __ 종양 유전자에 생기는 변화 중 암세포의 증식을 강화하거나 그밖에 암세포의 경쟁력을 높이는 것.

양성 선택 __ 유리한 특성이 개체군 전체에 확산되는 진화 과정.

염기/염기 쌍 __ DNA와 RNA를 구성하는 화학적인 기초 단위. 염기는 총 네 종류이며 각각 A(아데닌), C(시토신), G(구아닌), T(티민)로 불린다. A는 T와, C는 G와 쌍을 이뤄 사다리 형태의 DNA 구조가 만들어진다.

염기서열 분석 __ DNA를 이룬 글자(염기)의 순서를 읽는 것.

염색체 __ 기다란 DNA 단일 가닥.

염색체 파열 __ 말 그대로 '염색체가 산산조각 나는 것'을 의미한다. 세포의 핵 내부에 있는 DNA에서 대규모 재배열이 일어나는 현상으로, DNA 곳곳이 끊어지고 다른 부분과 무작위로 연결되어 새로운 구조로 바뀐다.

유전자 __ DNA 중 세포가 특정한 단백질이나 RNA를 만들 수 있는 정보가 담겨 있는 부분.

유전체 __ 하나의 생물이 만들어지려면 반드시 필요한 모든 유전학적 지시(DNA).

유전형 __ 개별 세포나 종양, 생물의 유전학적인 구성.

음성 선택 __ 개체군에 해가 되는 특성이 사라지는 진화의 과정. 정화 선택으로도 불린다.

인산화효소 __ 다른 단백질에 인산기를 화학적인 '표지'처럼 부착시키는 단백질. 세포 내부에서 또는 세포와 다른 세포 사이에서 증식을 시작하거나 중단하라는 신호를 전달하는 기능을 하는 경우가 많다.

자연 선택 __ 찰스 다윈이 처음 제안한 개념. 환경에 더 적합한 특성을 가진 생물이나 세포가 생존해서 유리한 유전자를 자손에 전달할 가능성이 더 높아지는 과정이다.

종양 억제 유전자 __ 암이 발달하지 않도록 억제하는 단백질이 암호화된 유전자. 예를 들어 세포의 증식 속도를 늦추거나 유전학적 손상을 탐지 또는 수선하는 유전자, 결함이 생긴 세포를 사멸하도록 유도하는 유전자 등이 포함된다. 종양 억제 유전자 중 한두 가지가 소실되면 암이 발생하는 주요한 단계로 작용한다.

종양 유전자 __ 세포의 증식을 촉진하는 단백질이 암호화된 유전자. 정상적인 상황에서는 필요할 때만 새로운 세포가 생기지만, 종양 유전자가 과도하게 활성화되면 세포 성장이 가속화되어 암으로 이어질 수 있다.

중성 선택 __ 세포나 생물, 개체군 내에서 일어나는 대부분의 유전학적 변화는 이롭지도 않고 해가 되지도 않으므로 양성 선택이나 음성 선택에 영향을 받지 않는다고 보는 개념.

체세포 __ 생식세포를 제외한 인체의 모든 세포 또는 인체의 부분.

체세포 분열 __ 세포 하나가 두 개로 나뉘는 분열 과정. 정상적인 상황에서는 분열 후 새로 생긴 두 개의 세포와 분열 전 세포가 동일한 양의 DNA와 염색체를 갖게 된다. 암세포는 체세포 분열에 문제가 생기는 경우가 많고 이로 인해 딸세포에 염색체가 소실되거나 추가로 생길 수 있다.

클론 __ 같은 단일 세포에서 생겨난 세포군.

표현형 __ 세포나 종양, 생물의 겉모습과 행동하는 방식.

핵 __ DNA 전체가 포함되어 있는 세포 내부의 구조. 세포의 '통제 센터'에 해당한다.

후생적 요소 __ DNA 자체에는 암호화되어 있지 않지만 유전자 활성에 영향을 주는 요소.

히스톤 __ DNA를 세포 핵 안에 고정시키는 공 모양의 단백질.

더 읽을거리

— 유전자와 유전체에 관한 여러 가지 유용한 배경 지식은 내 첫 번째 저서 『헤밍웨이의 고양이 몰이(Herding Hemingway's Cats)』(Bloomsbury Sigma, London, 2016)에서 얻을 수 있다.

— 10년 전에 처음 출간된 싯다르타 무커지(Siddhartha Mukherjee)의 수상작 『암: 만병의 황제의 역사(The Emperor of all Maladies)』(Scribner, New York, 2010)에는 암 연구와 치료의 역사가 전체적으로 정리되어 있어 편리하다. 다만 유전체학 분야에서 가장 최근에 이루어진 성과는 반영되지 않았다. 2020년까지 업데이트된 개정판이 나올 예정이라고 한다.

— 조지 존슨(George Johnson)은 저서 『암 연대기: 의학의 가장 깊은 미스터리를 풀다(The Cancer Chronicles)』(Penguin Random House, New York, 2013)에서 아내의 암 투병기와 과학적인 정보를 멋지게 결합해서 소개한다.

— 1951년에 자궁경부암으로 세상을 떠난 한 젊은 흑인 여성의 세포가 지금도 전 세계 연구소에서 배양되고 있다. 레베카 스클루트(Rebecca Skloot)는 암 연구 역사에서 가장 중요한 인물이 된 이 여성을 둘러싼 오해와 거짓을 저서 『헨리에타 랙스의 불멸의 삶(The Immortal life of Henrietta Lacks)』(Crown Publishing Group, 2010)에서 밝혔다.

— 제시카 와프너(Jessica Wapner)의 『필라델피아 염색체: 돌연변이 유전자와 유전학적

수준에서 암을 치료하기 위한 탐구(The Philadelphia Chromosome)』(The Experiment, 2013)에는 지금까지 개발된 모든 항암제를 통틀어 가장 큰 성공을 거둔 약이자 표적 치료의 패러다임을 정립한 글리벡의 개발 과정이 담겨 있다.

— 엄밀히 따지면 암에 관한 책은 아니지만, 조너선 로소스(Jonathan Losos)의 『불가능한 숙명(Improbable Destinies)』(Allen Lane, 2017)은 수렴진화(convergent evolution)가 지구상에 등장한 생물에 어떤 영향을 주었는지 보다 넓은 관점에서 살펴본 자료다.

— 멜 그리브스(Mel Greaves)의 『암: 진화의 유산(Cancer: The Evolutionary Legacy)』 (Oxford University Press, Oxford, 2000)은 아마도 암을 진화의 관점에서 처음 설명한 책일 것이다. 다소 오래전에 나온 책이지만 많은 통찰을 얻을 수 있다. 보다 최근에 나온 제임스 데그레고리(James DeGregori)의 책 『적응성 종양 생성(Adaptive Oncogenesis)』(Harvard University Press, 2018)에는 암을 진화와 함께 분석한 최신 견해가 전체적으로 나와 있다.

— 카를로 말리(Carlo Maley)와 멜 그리브스가 공동 편집한 과학 에세이 모음집 『암 연구의 선구자들: 진화의 기초, 혁신적인 방향(Frontiers in Cancer Research)』(Springer-Verlag, New York, 2016)에는 암의 발달과 치료에 관한 새로운 사고방식이 정리되어 있다. 비아타 우이바리(Beata Ujvari)와 벤자민 로체(Benjamin Roche), 프레데릭 토머스(Frédéric Thomas)가 공동 편집한 『암의 생태와 진화(Ecology and Evolution of Cancer)』(Academic Press, Cambridge, Mass, 2017)는 종양의 진화를 심층적으로 설명한다. 현재까지 암에 영향을 받는 것으로 밝혀진 생물 전체 목록도 인상적이다. 프레데릭 토머스는 일반 독자들을 위해 암의 진화를 전체적으로 정리한 프랑스어 저서 『암의 가공할 비밀(L'abominable Secret du Cancer)』(HumenSciences, Paris, 2019)도 출간했다.

— 카를로스 소넨샤인(Carlos Sonnenschein)과 아나 소토(Ana Soto)의 책 『세포 사회: 암의 세포 증식 통제(The Society of Cells)』(Taylor & Francis, Abingdon, 1999)가 출간되었을 때만 해도 두 저자가 밝힌 견해는 논란이 되었지만 종양의 발달과 증식에 관한 과학적인 연구가 통합되고 생체 조직이 연구에 더 많이 활용된 이후에는 신빙성 있는 주장으로 여겨지고 있다.

— 팟캐스트를 즐겨 듣는 분들께는 비네이 프라사드(Vinay Prasad)의 팟캐스트 '전체회의(Plenary Session)'를 추천한다. 형편없는 보건 정책과 거품만 가득한 암 치료, 엉망으로 설계된 임상시험을 향해 거침없이 비난을 쏟아내는 프로그램이다. 트위터 계정

'@Plenary_Session'도 마련되어 있으며, 팟캐스트 채널에서 언제든 이용할 수 있다.

— 영국 유전체학회가 2주 간격으로 운영하는 팟캐스트 '유전체학 파헤치기(Genetics Unzipped)'도 함께 추천한다. 암을 비롯해 유전자와 유전체, DNA에 관한 최신 정보와 역사를 다양하게 다루는 방송이다. 온라인 'GeneticsUnzipped.com'이나 즐겨 쓰는 팟 캐스트 어플리케이션에서 검색해보기 바란다.

머리말

Third Annual Report of the Imperial Cancer Research Fund (1905), p8

Bailar, J.C. and Smith, E.M. (1986) Progress against cancer? *New England Journal of Medicine* 314:1226-32 doi:10.1056/NEJM198605083141905

Dietrich, M. (2003) Richard Goldschmidt: hopeful monsters and other 'heresies', *Nat Rev Genet* 4: 68-74 doi:10.1038/nrg979

Forster, V. (2019) An Israeli Company Claims That They Will Have A Cure For Cancer In A Year. Don't Believe Them, *Forbes* (published online 30 January 2019) bit.ly/2ufqPJs

Power, D'A. (1904) Notes on an ineffectual treatment of cancer: being a record of three cases injected with Dr. Otto Schmidt's serum, *Br Med J.* 1: 299-302 doi:10.1136/bmj.1.2249.299

1장 처음부터 다시

Weiss, M., Sousa, F., Mrnjavac, N. et al. (2016) The physiology and habitat of the last universal common ancestor. *Nat Microbiol* 1: 16116 doi:10.1038/

nmicrobiol.2016.116

Galen, *On the Method of Healing to Glaucon*, 2.12, 11.140-41K

David, A. and Zimmerman, M. (2010) Cancer: an old disease, a new disease or something in between? *Nat Rev Cancer* 10:728-733 doi:10.1038/nrc2914

Scientists suggest that cancer is man-made (2019) Manchester University website (published online 14 October 2019) bit.ly/2sziYpK

Hunt, K., Kirkptarick, C., Campbell, R. and Willoughby, J. Cancer Research in Ancient Bodies (CRAB) Database cancerantiquity.org/crabdatabase

Banks Whitely, C. and Boyer, J.L. (2018) Assessing cancer risk factors faced by an Ancestral Puebloan population in the North American Southwest, *International Journal of Paleopathology* 21: 166-177 doi:10.1016/j.ijpp.2017.06.004

Buikstra, J.E. and Ubelaker, D.H. (1994) Standards for data collection from human skeletal remains. *Arkansas Archeological Survey Research Series* No. 44 doi:10.1002/ajhb.1310070519

Lynnerup, N. and Rühli, F. (2015) Short review: the use of conventional X rays in mummy studies, *The Anatomical Record* 298: 1085-1087 doi:10.1002/ar.23147

Strouhal E. (1976) Tumors in the remains of ancient Egyptians, *Am J Phys Anthropol.* 45: 613-20 doi:10.1002/ajpa.1330450328

Odes, E.J., Randolph-Quinney, P.S., Steyn, M., et al. (2016) Earliest hominin cancer: 1.7-million-year-old osteosarcoma from Swartkrans Cave, South Africa. *South African Journal of Science* 112: Art. #2015-0471 doi:10.17159/sajs.2016/20150471

Odes, E.J., Delezene, L.K., Randolph-Quinney, P.S. et al. (2018) A case of benign osteogenic tumour in Homo naledi: Evidence for peripheral osteoma in the U.W. 101-1142 mandible, *International Journal of Paleopathology* 21:47-55 doi:10.1016/j.ijpp.2017.05.003

Czarnetzki, A., Schwaderer, E. and Pusch, C.M. (2003) Fossil record of meningioma, *The Lancet* 362: 408 doi:10.1016/S0140-6736(03)14044-5

Molto, E., Sheldrick, P. (2018) Paleo-oncology in the Dakhleh Oasis, Egypt: Case studies and a paleoepidemiological perspective, *International Journal of Paleopathology* 21:96-110 doi:10.1016/j.ijpp.2018.02.003

Domazet-Loššo, T., Klimovich, A., Anokhin, B. et al. (2014) Naturally occurring tumours in the basal metazoan *Hydra, Nat Commun* 5: 4222 doi:10.1038/ncomms5222

Haridy, Y., Witzmann, F., Asbach, P., Schoch, R.R., Fröbisch, N., Rothschild, B.M. (2019) Triassic Cancer—Osteosarcoma in a 240-Million-Year-Old Stem-Turtle. *JAMA Oncol.* 5:425-426. doi:10.1001/jamaoncol.2018.6766

Ujvari, B., Roche, B. and Thomas, F. (2017) *Ecology and Evolution of Cancer,* Academic Press, Cambridge, Mass. Chapter 2.

Shufeldt, R.W. (1919) A three-legged robin *(Planesticus m. migratorius), The Auk* 36: 585-586 doi:10.2307/4073388

Rothschild, B.M., Tanke, D.H., Helbling, M. et al. (2003) Epidemiologic study of tumors in dinosaurs. *Naturwissenschaften* 90, 495-500 doi:10.1007/s00114-003-0473-9

Henrique de Souza Barbosa, F., Gomes da Costa Pereira, P.V.L, Paglarelli, L. et al. (2016) Multiple neoplasms in a single sauropod dinosaur from the Upper Cretaceous of Brazil. *Cretaceous Research* 62: 13-17 doi:10.1016/j. cretres.2016.01.010

Brem, H. and Folkman, J. (1975) Inhibition of tumor angiogenesis mediated by cartilage. *J Exp Med* 141: 427-439 doi:10.1084/jem.141.2.427

Main, D. (2013) Sharks Do Get Cancer: Tumor Found in Great White, LiveScience (published online 3 December 2013) bit.ly/2MMrp7V

McInnes, E. F., Ernst, H., and Germann, P.-G. (2013). Spontaneous neoplastic lesions in control Syrian hamsters in 6-, 12-, and 24-month short-term and carcinogenicity studies. *Toxicologic Pathology*, 41(1), 86-97 doi:10.1177/0192623312448938

Henwood, Chris (2001) The Discovery of the Syrian Hamster, *Mesocricetus auratus, The Journal of the British Hamster Association* 39 bit.ly/2szzCWh

Gordon, M. (1941) Genetics of melanomas in fi shes v. the reappearance of ancestral micromelanophores in offspring of parents lacking these cells, *Cancer Res 1*: 656-659

Munk, B.A., Garrison, E., Clemons, B., & Keel, M.K. (2015). Antleroma in a free-ranging white-tailed deer *(Odocoileus virginianus). Veterinary Pathology*, 52: 213-

216 doi:10.1177/0300985814528216

Peto R. (2015) Quantitative implications of the approximate irrelevance of mammalian body size and lifespan to lifelong cancer risk. *Phil. Trans. R. Soc.* B 370: 20150198 doi:10.1098/rstb.2015.0198

Fisher, D.O., Dickman, C.R., Jones, M.E., Blomberg, S.P. (2013) Evolution of suicidal reproduction in mammals, *Proc Natl Acad Sci USA.* 110: 17910-17914 doi:10.1073/pnas.1310691110

Nielsen, J., Hedeholm, R.B., Heinemeier, J. et al. (2016) Eye lens radiocarbon reveals centuries of longevity in the Greenland shark *(Somniosus microcephalus), Science* 353:702-4. doi:10.1126/science.aaf1703

Boddy, A.M., Huang, W., Aktipis, A. (2018) Life history tradeoffs in tumors, *Curr Pathobiol Rep.* 6: 201-207 doi:10.1007/s40139-018-0188-4

Avivi, A., Ashur-Fabian, O., Joel, A. et al. (2007) P53 in blind subterranean mole rats-loss-of-function versus gain-of-function activities on newly cloned Spalax target genes, *Oncogene* 26: 2507-2512 doi:10.1038/sj.onc.1210045

Domankevich, V., Eddini, H., Odeh, A. and Shams, I. (2018). Resistance to DNA damage and enhanced DNA repair capacity in the hypoxia-tolerant blind mole rat *Spalax carmeli. J. Exp. Biol.* 221: jeb174540 doi:10.1242/jeb.174540

Hilton, H.G., Rubinstein, N.D., Janki, P. et al. (2019) Single-cell transcriptomics of the naked mole-rat reveals unexpected features of mammalian immunity, *PLoS Biol* 17: e3000528 doi:10.1371/journal.pbio.3000528

Seluanov, A., Hine, C., Azpurua, J., et al. (2009) Hypersensitivity to contact inhibition provides a clue to cancer resistance of naked mole-rat, *Proc Natl Acad Sci USA.* 106:19352-7 doi:10.1073/pnas.0905252106

Herrera-Álvarez, S., Karlsson, E., Ryder, O.A. et al. (2018) How to make a rodent giant: Genomic basis and tradeoffs of gigantism in the capybara, the world's largest rodent, *bioRxiv* 424606; doi:10.1101/424606

Keane, M., Semeiks, J., Webb, A. E. et al. (2015). Insights into the evolution of longevity from the bowhead whale genome. *Cell reports* 10: 112-122 doi:10.1016/j. celrep.2014.12.008

Seim, I., Fang, X., Xiong, Z. et al. (2013) Genome analysis reveals insights into physiology and longevity of the Brandt's bat *Myotis brandtii. Nat Commun* 4: 2212 doi:10.1038/ncomms3212

Nagy, J.D., Victor, E.M., Cropper, J.H. (2007) Why don't all whales have cancer? A novel hypothesis resolving Peto's paradox. *Integr Comp Biol.* 47:317-28. doi:10.1093/icb/icm062

Cancer risk statistics, Cancer Research UK website cancerresearchuk.org/health-professional/cancer-statistics/risk

2장 악당의 등장

Karpinets, T., Greenwood, D. J., Pogribny, I., and Samatova, N. (2006) Bacterial stationary-state mutagenesis and Mammalian tumorigenesis as stress-induced cellular adaptations and the role of epigenetics, *Current Genomics* 7: 481-496 doi:10.2174/138920206779315764

Buss L.W. (1982) Somatic cell parasitism and the evolution of somatic tissue compatibility, *Proceedings of the National Academy of Sciences USA 79*: 5337-5341 doi:10.1073/pnas.79.17.5337

Santorelli, L., Thompson, C., Villegas, E. et al. (2008) Facultative cheater mutants reveal the genetic complexity of cooperation in social amoebae, *Nature* 451: 1107-1110 doi:10.1038/nature06558

Khare, A. and Shaulsky, G. (2010) Cheating by Exploitation of Developmental Prestalk Patterning in *Dictyostelium discoideum, PLoS Genet 6*: e1000854 doi:10.1371/journal. pgen.1000854

Strassmann, J.E., Zhu, Y. and Queller, D.C. (2000) Altruism and social cheating in the social amoeba Dictyostelium discoideum, *Nature* 408: 965-7 doi:10.1038/35050087

Santorelli, L.A., Kuspa, A., Shaulsky, G. et al. (2013) A new social gene in *Dictyostelium discoideum*, chtB, *BMC Evol Biol* 13: 4 doi:10.1186/1471-2148-13-4

Cherfas, J. (1977) The Games Animals Play, *New Scientist 75*:672-673

Collins, J. (2014) The origin of the phrase "sneaky f**cker", Jason Collins blog (published online 8 January 2014) bit.ly/2ZTrQ5B

Aumer, D., Stolle, E., Allsopp, M. et al. (2019) A single SNP turns a social honey bee *(Apis mellifera)* worker into a selfi sh parasite, *Molecular Biology and Evolution 36*:516-526 doi:10.1093/molbev/msy232

Aktipis A. (2015). Principles of cooperation across systems: from human sharing to multicellularity and cancer, *Evolutionary Applications* 9: 17-36. doi:10.1111/eva.12303

Sorkin, R.D. (2000) A Historical Perspective on Cancer, *arXiv*(submitted 1 November 2000) arxiv.org/abs/physics/0011002

Davies, P. C., & Lineweaver, C. H. (2011). Cancer tumors as Metazoa 1.0: tapping genes of ancient ancestors, *Physical Biology* 8: 015001 doi:10.1088/1478-3975/8/1/015001

Munroe, R. Physicists, XKCD xkcd.com/793/

Trigos, A.S., Pearson, R.B., Papenfuss, A.T. and Goode, D.L. (2017) Atavistic gene expression patterns in solid tumors, *Proceedings of the National Academy of Sciences USA* 114:6406-6411 doi:10.1073/pnas.1617743114

Trigos, A.S., Pearson, R.B., Papenfuss, A.T. and Goode, D.L.(2019) Somatic mutations in early metazoan genes disrupt regulatory links between unicellular and multicellular genes in cancer, *eLife* 8: e40947 doi:10.7554/eLife.40947

3장 교활한 세포

Parts of this chapter are adapted from my feature 'The DNA detectives hunting the causes of cancer', published by Wellcome on Mosaic, reproduced here under a Creative Commons licence (published online 25 September 2018) bit.ly/DNADetectives

Faguet, G.B. (2014) A brief history of cancer: Age old milestones underlying our current knowledge database, *Int J Cancer* 136: 2022-2036 doi:10.1002/ijc.29134

Hadju, S.I. (2006) Thoughts about the cause of cancer, *Cancer* 8: 1643-1649 doi:10.1002/cncr.21807

Scowcroft, H. (2008) Is this the start of the silly season? Cancer Research UK Science blog (published online 11 July 2008) bit.ly/39DNOxN

Scowcroft, H. (2011) No need to worry about having a shower or drinking water. Cancer Research UK Science blog(published online 17 March 2011) bit. ly/2sHUASA

Turning on the light to go to the toilet does not give you cancer. University of Leicester website (published online 14 April 2010) bit.ly/35na8bP

Emami, S. A., Sahebkar, A., Tayarani-Najaran, N., and Tayarani-Najaran, Z. (2012) Cancer and its Treatment in Main Ancient Books of Islamic Iranian Traditional Medicine (7th to 14th Century AD), *Iranian Red Crescent Medical Journal* 14: 747-757 doi:10.5812/ircmj.4954

Triolo, V.A. (1965) Nineteenth century foundations of cancer research advances in tumor pathology, nomenclature, and theories of oncogenesis, *Cancer Res.* 25: 75-106

Triolo, V.A. (1964) Nineteenth century foundations of cancer research origins of experimental research, *Cancer Res.* 24:4-27

Paweletz, N. (2001) Walther Flemming: pioneer of mitosis research, *Nat Rev Mol Cell Biol* 2: 72-75 doi:10.1038/35048077

Wunderlich, V. (2007) Early references to the mutational origin of cancer, *International Journal of Epidemiology* 36:246-247 doi:10.1093/ije/dyl272

Hill, J. (1761) *Cautions against the immoderate use of snuff. Founded on the known qualities of the tobacco plant and the effects it must produce when this way taken into the body and enforced by instances of persons who have perished miserably of diseases, occasioned, or rendered incurable by its use,* R. Baldwin and J. Jackson bit.ly/2ZP5wKq

Pott, P. (1775) *Chirurgical observations: relative to the cataract, the polypus of the nose, the cancer of the scrotum, the different kinds of ruptures, and the mortifi cation of the toes and feet,* L. Hawes, W. Clarke, and R. Collins bit.ly/2FkrX0K

Butlin, H.T. (1892) Three Lectures on Cancer of the Scrotum in Chimney-Sweeps and

Others: Delivered at the Royal College of Surgeons of England, *Br Med J.* 2: 66-71 doi:10.1136/bmj.2.1645.66

Herr, H.W. (2011) Percival Pott, the environment and cancer, *BJU International* 108: 479-481 doi:10.1111/j.1464-410X.2011.10487.x

Passey, R.D. and Carter-Braine, J. (1925) Experimental soot cancer, *The Journal of Pathology and Bacteriology* 28:133-144 doi:/10.1002/path.1700280202

Kennaway E.L. (1930) Further experiments on cancerproducing substances, *The Biochemical Journal* 24: 497-504 doi:10.1042/bj0240497

Doll, R. and Hill, A.B. (1950) Smoking and carcinoma of the lung; preliminary report, *British Medical Journal* 2:739-748. doi:10.1136/bmj.2.4682.739

Proctor, R.N. (2006) Angel H. Roffo: the forgotten father of experimental tobacco carcinogenesis, *Bulletin of the World Health Organization* 84: 494-496 doi:10.2471/blt.06.031682

Doll, R. (1999) Tobacco: a medical history, *Journal of Urban Health* 76: 289-313 doi:10.1007/BF02345669 Proctor, R.N. (2001) Commentary: Schairer and Schöniger's forgotten tobacco epidemiology and the Nazi quest for racial purity, *International Journal of Epidemiology* 30: 31-34 doi:10.1093/ije/30.1.31

Pleasance, E.D., Stephens, P.J., O'Meara, S. et al. (2010) A smallcell lung cancer genome with complex signatures of tobacco exposure, *Nature* 463: 184-190 doi:10.1038/nature08629

Pleasance, E.D., Cheetham, R.K., Stephens, P.J. et al. (2010). A comprehensive catalogue of somatic mutations from a human cancer genome, *Nature* 463: 191-196 doi:10.1038/nature08658

Alexandrov, L.B., Ju, Y.S., Haase, K. et al. (2016) Mutational signatures associated with tobacco smoking in human cancer, *Science* 354: 618-622 doi:10.1126/science.aag0299

COSMIC Catalogue of Somatic Mutations in Cancer cancer. sanger.ac.uk/cosmic/signatures

Kucab, J.E., Zou, X., Morganella, S. et al. (2019) A Compendium of Mutational Signatures of Environmental Agents, *Cell* 177: 821-836.E16 doi:10.1016/j.

cell.2019.0

Martin, D. (2003) Douglas Herrick, 82, Dies; Father of West's Jackalope, *New York Times* (published 19 January 2003) nyti.ms/2ST9Nej

Rubin, H. (2011) The early history of tumor virology: Rous, RIF, and RAV, *Proceedings of the National Academy of Sciences USA* 108: 14389-14396 doi:10.1073/pnas.1108655108

Javier, R.T. and Butel, J.S. (2008) The History of Tumor Virology, *Cancer Res* 68: 7693-7706 doi:10.1158/0008-5472. CAN-08-3301

4장 돌연변이 유전자 색출 작전

Duesberg, P.H. and Vogt, P.K. (1970) Differences between the Ribonucleic Acids of Transforming and Nontransforming Avian Tumor Viruses, *Proceedings of the National Academy of Sciences USA* 67: 1673-1680 doi:10.1073/pnas.67.4.1673

Bister, K. (2015) Discovery of oncogenes, *Proceedings of the National Academy of Sciences USA* 112: 15259-15260 doi:10.1073/pnas.1521145112

Shih, C., Shilo, B.Z., Goldfarb, M.P., Dannenberg, A. and Weinberg, R.A. (1979) Passage of phenotypes of chemically transformed cells via transfection of DNA and chromatin, *Proceedings of the National Academy of Sciences USA* 76:5714-5718 doi:10.1073/pnas.76.11.5714

Prior, I. A., Lewis, P. D. and Mattos, C. (2012) A comprehensive survey of Ras mutations in cancer, *Cancer Research* 72:2457–2467 doi:10.1158/0008-5472. CAN-11-2612

Shih, C. and Weinberg, R.A. (1982) Isolation of a transforming sequence from a human bladder carcinoma cell line, *Cell* 29:161-169 doi:10.1016/0092-8674(82)90100-3

Harper, P.S. (2006) The discovery of the human chromosome number in Lund, 1955-1956, *Hum Genet.* 119: 226-32 doi:10.1007/s00439-005-0121-x

Van der Groep, P., van der Wall, E., and van Diest, P. J. (2011). Pathology of hereditary breast cancer, *Cellular Oncology* 34: 71–88. doi:10.1007/s13402-011-0010-3

Krush, A. J. (1979) Contributions of Pierre Paul Broca to cancer genetics, *Transactions of the Nebraska Academy of Sciences and Affi liated Societies* 316 digitalcommons. unl. edu/tnas/316/

Ricker, C. (2017) From family syndromes to genes... The first clinical and genetic characterizations of hereditary syndromes predisposing to cancer: what was the beginning? *Revista Médica Clínica Las Condes* 28: 482-490 doi:10.1016/j. rmclc.2017.06.011

McKay, A. (2019) *Daughter of Family G*, Knopf Canada amimckay.com/memoir/

Pieters T. (2017) Aldred Scott Warthin's Family 'G': The American Plot Against Cancer and Heredity (1895-1940). In: Petermann H., Harper P., Doetz S. (eds) *History of Human Genetics*, Springer

Nair, V.G. and Krishnaprasad H.V. (2015) Aldred Scott Warthin: Pathologist and teacher par excellence, *Arch Med Health Sci* 5:123-5 doi:10.4103/amhs. amhs_135_16

Lynch, H.T. and Krush, A.J. (1971) Cancer family "G" revisited: 1895 1970, *Cancer* 27: 1505-1511 doi:10.1002/1097-0142

McNeill, L. (2018) The History of Breeding Mice for Science Begins With a Woman in a Barn, *Smithsonian Magazine* (published online 20 March 2018) bit.ly/2QjBRWD

Slye, M. (1922) Biological evidence for the inheritability of cancer in man: studies in the incidence and inheritability of spontaneous tumors in mice: Eighteenth Report, *The Journal of Cancer Research* 7: 107-147 doi:10.1158/jcr.1922.107

Muhlenkamp, K. (2014) Storm Driven, *UChicago Magazine* bit.ly/2QkhOas

Lockhart-Mummery, P. (1925) Cancer and heredity, *The Lancet* 205: 427-429 doi:10.1016/S0140-6736(00)95996-8

Harris, H., Miller, O.J., Klein, G. et al. (1969) Suppression of malignancy by cell fusion, *Nature* 223: 363-8 doi:10.1038/223363a0

Harris, H. (1966) Review Lecture Hybrid cells from mouse and man: a study in genetic regulation, *Proc. R. Soc. Lond. B* 166: 358-368 doi:10.1098/rspb.1966.0104

Knudson A. G. (1971) Mutation and cancer: statistical study of retinoblastoma, *Proceedings of the National Academy of Sciences USA* 68: 820-823 doi:10.1073/pnas.68.4.820

Friend, S., Bernards, R., Rogelj, S. et al. (1986) A human DNA segment with properties of the gene that predisposes to retinoblastoma and osteosarcoma, *Nature* 323: 643-646 doi:10.1038/323643a0

Solomon, E., Voss, R., Hall, V. et al. (1987) Chromosome 5 allele loss in human colorectal carcinomas, *Nature* 328:616-619 doi:10.1038/328616a0

Fearon, E.R. and Vogelstein, B. (1990) A genetic model for colorectal tumorigenesis, *Cell* 61: 759-767 doi:10.1016/0092-8674(90)90186-I

Hahn, W., Counter, C., Lundberg, A. et al. (1999) Creation of human tumour cells with defi ned genetic elements, *Nature* 400: 464-468 doi:10.1038/22780

Land, H., Parada, L. and Weinberg, R. (1983) Tumorigenic conversion of primary embryo fi broblasts requires at least two cooperating oncogenes, *Nature* 304: 596-602 doi:10.1038/304596a0

Bailey, M.H., Tokheim, C., Porta-Pardo, E. et al (2018) Comprehensive characterization of cancer driver genes and mutations, *Cell* 173: 371-385.e18 doi:10.1016/j.cell.2018.02.060

Martincorena, I., Raine, K.M., Gerstung, M., Dawson, K.J., Haase, K. et al. (2017) Universal patterns of selection in cancer and somatic tissues, *Cell* 171: 1029-1041.e21 doi:10.1016/j.cell.2017.09.042

Martincorena, I., Roshan, A., Gerstung, M. et al (2015) Tumor evolution. High burden and pervasive positive selection of somatic mutations in normal human skin, *Science* 348:880-886 doi:10.1126/science.aaa6806

Moore, M.R., Drinkwater, N.R., Miller, E.C. et al. (1981) Quantitative Analysis of the Time-dependent Development of Glucose-6-phosphatase-defi cient Foci in the Livers of Mice Treated Neonatally with Diethylnitrosamine, *Cancer Research* 41: 1585-1593

Genovese, G., Kähler, A.K., Handsaker, R.E. et al (2014) Clonal Hematopoiesis and Blood-Cancer Risk Inferred from Blood DNA Sequence, *N Engl J Med* 371: 2477-2487 doi:10.1056/NEJMoa1409405

Murai, K., Skrupskelyte, G., Piedrafi ta, G. et al (2018) Epidermal tissue adapts to restrain progenitors carrying clonal p53 mutations, *Cell* 23: 687-699.e8 doi:10.1016/j.stem.2018.08.017

Martincorena, I., Fowler, J. C., Wabik, A. et al (2018) Somatic mutant clones colonize the human esophagus with age, *Science* 362: 911-917 doi:10.1126/science.aau3879

Risques, R.A., Kennedy, S.R. (2018) Aging and the rise of somatic cancer-associated mutations in normal tissues, *PLoS Genet* 14: e1007108 doi:10.1371/journal.pgen.1007108

Anglesio, M.S., Papadopoulos, N. Ayhan, A. et al. (2017) Cancer-Associated Mutations in Endometriosis without Cancer, *N Engl J Med* 376: 1835-1848 doi:10.1056/NEJMoa1614814

García-Nieto, P.E., Morrison, A.J. and Fraser, H.B. (2019) The somatic mutation landscape of the human body, *Genome Biol* 20: 298 doi:10.1186/s13059-019-1919-5

5장 착한 세포, 나쁜 세포

Rich, A.R. (2007) On the frequency of occurrence of occult carcinoma of the prostate, *International Journal of Epidemiology* 36: 274-277 doi:10.1093/ije/dym050

Folkman, J., Kalluri, R. (2004) Cancer without disease, *Nature* 427: 787 doi:10.1038/427787a

Martincorena, I., Raine, K.M., Gerstung, M. et al. (2017) Universal patterns of selection in cancer and somatic tissues, *Cell* 171: 1029-1041.e21 doi: 10.1016/j.cell.2017.09.042

Ecker, B.L., Kaur, A., Douglass, S.M. et al. (2019) Age-Related Changes in HAPLN1 Increase Lymphatic Permeability and Affect Routes of Melanoma Metastasis, *Cancer Discov* 9:82-95 doi:10.1158/2159-8290.CD-18-0168

Kaur, A., Ecker, B.L., Douglass, S.M. et al. (2019) Remodeling of the Collagen Matrix in Aging Skin Promotes Melanoma Metastasis and Affects Immune Cell Motility, *Cancer Discov* 9: 64-81 doi:10.1158/2159-8290.CD-18-0193

Liu, N., Matsumura, H., Kato, T. et al. (2019) Stem cell competition orchestrates skin homeostasis and ageing, *Nature* 568: 344-350 doi:10.1038/s41586-019-1085-7

Pal, S. and Tyler, J.K. (2016) Epigenetics and aging, *Science Advances* 2: e1600584 doi:10.1126/sciadv.1600584

Raj, A., & van Oudenaarden, A. (2008) Nature, nurture, or chance: stochastic gene expression and its consequences, *Cell* 135: 216-226. doi:10.1016/j.cell.2008.09.050

Watson, C.J., Papula, A., Poon, Y.P.G. et al. (2019) The evolutionary dynamics and fi tness landscape of clonal haematopoiesis *bioRxiv* 569566 doi:10.1101/569566

The Great Sausage Duel of 1865 (2014). Skulls in the Stars blog (published online 1 November 2014) bit.ly/39CD1nD

Walter, E., & Scott, M. (2017) The life and work of Rudolf Virchow 1821-1902: 'Cell theory, thrombosis and the sausage duel', *Journal of the Intensive Care Society* 18:234-235 doi:10.1177/1751143716663967

Davillas, A., Benzeval, M., and Kumari, M. (2017). Socioeconomic inequalities in C-reactive protein and fi brinogen across the adult age span: Findings from Understanding Society, *Scientific reports* 7: 2641 doi:10.1038/s41598-017-02888-6

Arney, K. (2017) How your blood may predict your future health, *Guardian* (published online 10 October 2017) bit.ly/37AcCoL

Furman, D., Campisi, J., Verdin, E. et al. (2019) Chronic inflammation in the etiology of disease across the life span, *Nat Med* 25: 1822-1832 doi:10.1038/s41591-019-0675-0

Pelosi, A. J. (2019). Personality and fatal diseases: Revisiting a scientifi c scandal, *Journal of Health Psychology* 24: 421-439 doi:10.1177/1359105318822045

Ana Paula Zen Petisco Fiore, A.P.Z., de Freitas Ribeiro P. and Bruni-Cardoso, A. (2018) Sleeping Beauty and the Microenvironment Enchantment: Microenvironmental Regulation of the Proliferation-Quiescence Decision in Normal Tissues and in Cancer Development, *Front. Cell Dev.* Biol. 6: 59 doi:10.3389/fcell.2018.00059

Balkwill, F. and Mantovani, A. (2001) Inflammation and cancer: back to Virchow? *The Lancet* 357: 539-545 doi:10.1016/S0140-6736(00)04046-0

Tippimanchai, D.D., Nolan, K., Poczobutt, J. et al. (2018) Adenoviral vectors transduce alveolar macrophages in lung cancer models, *Oncoimmunology* 7: e1438105 doi:1 0.1080/2162402X.2018.1438105

Henry, C.J., Sedjo, R.L., Rozhok, A. et al. (2015) Lack of significant association between serum inflammatory cytokine profiles and the presence of colorectal adenoma, *BMC Cancer* 15: 123 doi:10.1186/s12885-015-1115-2

Krall, J.A., Reinhardt, F., Mercury, O.A. et al. (2018) The systemic response to surgery triggers the outgrowth of distant immune-controlled tumors in mouse models of dormancy, *Science* Translational Medicine 10: eaan3464 doi:10.1126/scitranslmed.aan3464

Marusyk, A., Casás-Selves, M., Henry, C.J. et al. (2009) Irradiation alters selection for oncogenic mutations in hematopoietic progenitors, *Cancer Research* 69: 7262-7269 doi:10.1158/0008-5472.CAN-09-0604

Risques, R.A. and Kennedy, S.R. (2018) Aging and the rise of somatic cancer-associated mutations in normal tissues, *PLoS Genet* 14: e1007108 doi: 10.1371/journal.pgen.1007108

Bissell, M., Hines, W. (2011) Why don't we get more cancer? A proposed role of the microenvironment in restraining cancer progression, *Nat Med* 17: 320-329 doi:10.1038/nm.2328

Maffini, M.V., Soto, A.M., Calabro, J.M. et al. (2004) The stroma as a crucial target in rat mammary gland carcinogenesis, *Journal of Cell Science* 117: 1495-1502 doi:10.1242/jcs.01000

Rubin, H. (1985) Cancer as a dynamic developmental disorder, *Cancer Res* 45: 2935-2942

Dong, X., Milholland, B. & Vijg, J. (2016) Evidence for a limit to human lifespan, *Nature* 538: 257-259 doi:10.1038/nature19793

Greaves, M. (2018) A causal mechanism for childhood acute lymphoblastic leukaemia, *Nat Rev Cancer* 18: 471-484 doi:10.1038/s41568-018-0015-6

Wilson, B.T., Douglas, S.F., and Polvikoski, T. (2010) Astrocytoma in a Breast Cancer Lineage: Part of the BRCA2 Phenotype? *Journal of Clinical Oncology* 28: e596-e598 doi:10.1200/jco.2010.28.9173

Wang, L., Ji, Y., Hu, Y. et al. (2019) The architecture of intraorganism mutation rate variation in plants, *PLoS Biol* 17: e3000191 doi:10.1371/journal.pbio.3000191

Tomasetti, C. and Vogelstein, B. (2015) Variation in cancer risk among tissues can be explained by the number of stem cell divisions, *Science* 347: 78-81 doi: 10.1126/science.1260825

Tomasetti, C., Li, L. and Vogelstein, B. (2017) Stem cell divisions, somatic mutations, cancer etiology, and cancer prevention, *Science* 355: 1330-1334 doi:10.1126/science.aaf9011

Blokzijl, F., de Ligt, J., Jager, M. et al. (2016) Tissue-specific mutation accumulation in human adult stem cells during life, *Nature* 538: 260-264 doi:10.1038/nature19768

Buell, P. (1973) Changing incidence of breast cancer in Japanese-American women, *JNCI: Journal of the National Cancer Institute* 51: 1479-1483 doi:10.1093/jnci/51.5.1479

DCIS Precision website dcisprecision.org

6장 진화와 내성의 도가니

Jamieson A. (2010) Scientists hail 'penicillin moment' in cancer treatment, *Daily Telegraph* (published online 15 September 2010) bit.ly/39F6FJ1

Ledford, H. (2010) Rare victory in fi ght against melanoma, *Nature* 467: 140-141 doi:10.1038/467140b

Chamberlain G. (2006) British maternal mortality in the 19th and early 20th centuries, *Journal of the Royal Society of Medicine* 99: 559-563 doi:10.1258/jrsm.99.11.559

Yachida, S., Jones, S., Bozic, I. et al. (2010) Distant metastasis occurs late during the genetic evolution of pancreatic cancer, *Nature* 467: 1114-1117 doi:10.1038/nature09515

Tao, Y., Ruan, J., Yeh, S.H. et al. (2011) Rapid growth of a hepatocellular carcinoma and the driving mutations revealed by cell-population genetic analysis of whole-genome data, *Proceedings of the National Academy of Sciences USA* 108: 12042-12047 doi:10.1073/pnas.1108715108

Campbell, P.J., Pleasance, E.D., Stephens, P.J. et al. (2008) Subclonal phylogenetic structures in cancer revealed by ultra-deep sequencing. *Proceedings of the National*

Academy of Sciences USA 105: 13081-13086 doi:10.1073/pnas.0801523105

Mullighan, C.G., Phillips, L.A., Su, X. et al. (2008) Genomic analysis of the clonal origins of relapsed acute lymphoblastic leukemia, *Science* 322: 1377-1380 doi:10.1126/science.1164266

Inukai, M., Toyooka, S., Ito, S. et al. (2006) Presence of epidermal growth factor receptor gene T790M mutation as a minor clone in non-small cell lung cancer, *Cancer Research* 66: 7854-7858 doi:10.1158/0008-5472. CAN-06-1951

Navin, N., Kendall, J., Troge, J. et al. (2011) Tumour evolution inferred by single-cell sequencing, *Nature* 472: 90-94 doi:10.1038/nature09807

Gerlinger, M., Rowan, A.J., Horswell, S. et al. (2012) Intratumor heterogeneity and branched evolution revealed by multiregion sequencing, *N Engl J Med* 366: 883-892 doi:10.1056/NEJMoa1113205

Darwin, C. R. (1881) *The Formation of Vegetable Mould, Through the Action of Worms*, John Murray, London, Chapter 1, p26

Lu, Y., Wajapeyee, N., Turker, M.S., and Glazer, P.M. (2014) Silencing of the DNA mismatch repair gene MLH1 induced by hypoxic stress in a pathway dependent on the histone demethylase LSD1, *Cell Reports* 8: 501-513 doi:10.1016/j. celrep.2014.06.035

Ding, L., Ley, T., Larson, D. et al. (2012) Clonal evolution in relapsed acute myeloid leukemia revealed by whole genome sequencing, *Nature* 481: 506-510 doi:10.1038/ nature10738

Hunter C., Smith, R., Cahill, D.P. et al. (2006) A hypermutation phenotype and somatic MSH6 mutations in recurrent human malignant gliomas after alkylator chemotherapy, *Cancer Res.* 66: 3987-91 doi: 10.1158/0008-5472. CAN-06-0127

Russo, M., Crisafulli, G., Sogari, A. et al. (2019) Adaptive mutability of colorectal cancers in response to targeted therapies, *Science* 366: 1473-1480 doi:10.1126/ science. aav4474

Keats, J.J., Chesi, M., Egan, J.B. et al. (2012) Clonal competition with alternating dominance in multiple myeloma, *Blood* 120: 1067-1076 doi:10.1182/ blood-2012-01-405985

Morrissy, A. S., Garzia, L., Shih, D. J. et al. (2016) Divergent clonal selection dominates medulloblastoma at recurrence, *Nature* 529: 351-357 doi:10.1038/nature16478

Nowell, P.C. (1976) The clonal evolution of tumor cell populations, *Science* 194: 23-28 doi:10.1126/science.959840

Aktipis, C.A., Kwan, V.S.Y., Johnson, K.A. et al. (2011) Overlooking evolution: a systematic analysis of cancer relapse and therapeutic resistance research, *PLoS ONE 6*: e26100 doi:10.1371/journal.pone.0026100

Smith, M.P. and Harper, D.A.T. (2013) Causes of the Cambrian Explosion, *Science* 341: 1355-1356 doi:10.1126/science.1239450

Notta, F., Chan-Seng-Yue, M., Lemire, M. et al. (2016) A renewed model of pancreatic cancer evolution based on genomic rearrangement patterns, *Nature* 538: 378-382 doi:10.1038/nature19823

Chen, G., Bradford, W.D., Seidel, C.W. and Li, R. (2012) Hsp90 stress potentiates rapid cellular adaptation through induction of aneuploidy, *Nature* 482: 246-250 doi:10.1038/nature10795

Potapova, T. A., Zhu, J. and Li, R. (2013). Aneuploidy and chromosomal instability: a vicious cycle driving cellular evolution and cancer genome chaos, *Cancer Metastasis Reviews* 32: 377-389 doi:10.1007/s10555-013-9436-6

Chen, G., Rubinstein, B. and Li, R. (2012). Whole chromosome aneuploidy: big mutations drive adaptation by phenotypic leap, *BioEssays* 34: 893-900 doi:10.1002/bies.201200069

Baker, D., Jeganathan, K., Cameron, J. et al. (2004) BubR1 insuffi ciency causes early onset of aging-associated phenotypes and infertility in mice, *Nat Genet* 36: 744-749 doi:10.1038/ng1382

Baker, D.J., Dawlaty, M.M., Wijshake, T. et al. (2013) Increased expression of BubR1 protects against aneuploidy and cancer and extends healthy lifespan, *Nature Cell Biology* 15:96-102 doi:10.1038/ncb2643

Sackton, K., Dimova, N., Zeng, X. et al. (2014) Synergistic blockade of mitotic exit by two chemical inhibitors of the APC/C, *Nature* 514: 646-649 doi:10.1038/

nature13660

Martincorena, I. and Campbell, P.J. (2015) Somatic mutation in cancer and normal cells, *Science* 349: 1483-1489 doi:10.1126/science.aab4082

Stephens, P. J., Greenman, C. D., Fu, B. et al. (2011) Massive genomic rearrangement acquired in a single catastrophic event during cancer development, *Cell* 144: 27-40 doi:10.1016/j.cell.2010.11.055

Wu, S., Turner, K.M., Nguyen, N. et al. (2019) Circular ecDNA promotes accessible chromatin and high oncogene expression, *Nature* 575: 699-703 doi:10.1038/s41586-019-1763-5

Garsed, D.W., Marshall, O.J., Corbin, V.D.A. et al. (2014) The architecture and evolution of cancer neochromosomes, *Cancer Cell* 26: 653-667 doi:10.1016/j.ccell.2014.09.010

Sheltzer, J.M., Ko, J.H., Replogle, J.M. et al. (2017) Single-chromosome gains commonly function as tumor suppressors, *Cancer Cell* 31: 240-255 doi:10.1016/j.ccell.2016.12.004

Relationship between incorrect chromosome number and cancer is reassessed after surprising experiments (2017). Cold Spring Harbor Laboratory website (published online 12 January 2017) bit.ly/2ZZwAXy

Thompson, S.L. and Compton, D.A. (2011) Chromosomes and cancer cells, *Chromosome Research* 19: 433-444 doi:10.1007/s10577-010-9179-y

IJdo, J.W., Baldini, A., Ward, D.C. et al. (1991) Origin of human chromosome 2: an ancestral telomere-telomere fusion, *Proceedings of the National Academy of Sciences USA* 88: 9051-9055 doi:10.1073/pnas.88.20.9051

Van Valen, L.M. and Maiorana, V.C. (1991). HeLa, a new microbial species, *Evolutionary Theory & Review* 10:71-74

Adey, A., Burton, J., Kitzman, J. et al. (2013) The haplotyperesolved genome and epigenome of the aneuploid HeLa cancer cell line, *Nature* 500: 207-211 doi:10.1038/nature12064

Landry, J.J., Pyl, P.T., Rausch, T. et al. (2013) The genomic and transcriptomic landscape of a HeLa cell line, *G3* 3:1213-1224 doi:10.1534/g3.113.005777

Nelson-Rees, W.A., Daniels, D.W. and Flandermeyer, R.R. (1981) Cross-contamination of cells in culture, *Science* 212:446-452 doi:10.1126/science.6451928

Oransky, I. and Marcus, A. (2016) Thousands of studies used the wrong cells, and journals are doing nothing, *STAT* (published online 21 July 2016) bit.ly/39GMNVR

Neimark, J. (2015) Line of attack, *Science* 347: 938-940 doi:10.1126/science.347.6225.938

Masters, J. (2002) HeLa cells 50 years on: the good, the bad and the ugly, *Nat Rev Cancer* 2: 315-319 doi:10.1038/nrc775

Hanahan, D. and Weinberg, R.A. (2000) The hallmarks of cancer, *Cell* 100:57-70 doi:10.1016/s0092-8674(00)81683-9

Hanahan, D. and Weinberg, R. (2011) Hallmarks of cancer: the next generation, *Cell* 144:646-674 doi:10.1016/j.cell.2011.02.013

Freeman, S. (2008) How dictators work, *How Stuff Works* (published online 2 April 2008) bit.ly/2tsgmKn

Wong, K., van der Weyden, L., Schott, C.R. et al. (2019) Crossspecies genomic landscape comparison of human mucosal melanoma with canine oral and equine melanoma, *Nature* Communications 10: 353 doi:10.1038/s41467-018-08081-1

Swanton, C. (2015) Cancer evolution constrained by mutation order, *N Engl J Med* 372: 661-663 doi:10.1056/NEJMe1414288

7장 암 행성 탐사

Rosenthal, R., Cadieux, E.L., Salgado, R. et al. (2019) Neoantigen-directed immune escape in lung cancer evolution, *Nature* 567: 479-485 doi:10.1038/s41586-019-1032-7

Coudray, N., Ocampo, P.S., Sakellaropoulos, T. et al. (2018) Classifi cation and mutation prediction from non-small cell lung cancer histopathology images using deep learning, *Nat Med* 24: 1559-1567 doi:10.1038/s41591-018-0177-5

Warburg, O. (1956) On the origin of cancer cells, *Science* 123: 309-314 doi:10.1126/science.123.3191.309

Dvorak, H.F. (1986) Tumors: wounds that do not heal, *N Engl J Med* 315: 1650-1659 doi:10.1056/NEJM198612253152606

Kortlever, R.M., Sodir, N.M., Wilson, C.H. et al. (2017) Myc cooperates with ras by programming infl ammation and immune suppression, *Cell* 171: 1301-1315.e14 doi:10.1016/j.cell.2017.11.013

Sambon, L. W. (1924) The elucidation of cancer, *Proceedings of the Royal Society of Medicine* 17: 77-124 doi:10.1177/003591572401701607

Folkman, J. (1971) Tumor angiogenesis: therapeutic implications, *N Engl J Med* 285: 1182-1186 doi:10.1056/NEJM197111182852108

Folkman, J., Merler, E., Abernathy, C. and Williams, G. (1971) Isolation of a tumor factor responsible for angiogenesis, *The Journal of Experimental Medicine* 133: 275-288 doi:10.1084/jem.133.2.275

Kolata, G. (1998) HOPE IN THE LAB: A special report. A cautious awe greets drugs that eradicate tumors in mice, *New York Times* (published 3 May 1998) nyti. ms/36p1FWQ

Maniotis, A. J., Folberg, R., Hess, A. et al. (1999) Vascular channel formation by human melanoma cells in vivo and in vitro: vasculogenic mimicry, *The American Journal of Pathology* 155: 739-752 doi:10.1016/S0002-9440(10)65173-5

Wagenblast, E., Soto, M., Gutiérrez-Ángel, S. et al. (2015) A model of breast cancer heterogeneity reveals vascular mimicry as a driver of metastasis, *Nature* 520: 358-362 doi:10.1038/nature14403

Cleary, A.S., Leonard, T.L., Gestl, S.A. and Gunther, E.J. (2014) Tumour cell heterogeneity maintained by cooperating subclones in Wnt-driven mammary cancers, *Nature* 508:113-117 doi:10.1038/nature13187

Marusyk, A., Tabassum, D., Altrock, P. et al. (2014) Non-cellautonomous driving of tumour growth supports sub-clonal heterogeneity, *Nature* 514: 54-58 doi:10.1038/nature13556

Laelaps (2015) When monkeys surfed to South America, *National Geographic* (published online 5 February 2015) on.natgeo.com/2SVckVe

Bond, M., Tejedor, M., Campbell, K. et al. (2015) Eocene primates of South America and the African origins of New World monkeys, *Nature* 520: 538-541 doi:10.1038/nature14120

Freeman, M. D., Gopman, J. M., & Salzberg, C. A. (2018) The evolution of mastectomy surgical technique: from mutilation to medicine, *Gland Surgery* 7: 308-315 doi:10.21037/gs.2017.09.07

Fidler I.J. and Poste, G. (2008) The "seed and soil" hypothesis revisited, *The Lancet Oncology* 9: 808 doi: 10.1016/S1470-2045(08)70201-8

Reinshagen, C., Bhere, D., Choi, S.H. et al.(2018) CRISPR-enhanced engineering of therapy-sensitive cancer cells for self-targeting of primary and metastatic tumors, *Science Translational Medicine* 10: eaao3240 doi:10.1126/scitranslmed.aao3240

Peinado, H., Zhang, H., Matei, I. et al. (2017) Pre-metastatic niches: organ-specific homes for metastases, *Nat Rev Cancer* 17: 302-317 doi:10.1038/nrc.2017.6

Kaplan, R. N., Riba, R. D., Zacharoulis, S. et al. (2005) VEGFR1-positive haematopoietic bone marrow progenitors initiate the pre-metastatic niche, *Nature* 438: 820-827 doi:10.1038/nature04186

Albrengues, J., Shields, M. A., Ng, D. et al. (2018) Neutrophil extracellular traps produced during infl ammation awaken dormant cancer cells in mice, *Science* 361: eaao4227 doi:10.1126/science.aao4227

Sanz-Moreno, V. and Balkwill, F.R. (2009) Mets and NETs: the awakening force, *Immunity* 49: 798-800 doi:10.1016/j.immuni.2018.11.009

Ridker, P.M., Everett, B.M., Thuren, T. et al. (2017) Antiinfl ammatory therapy with canakinumab for atherosclerotic disease, *N Engl J Med* 377: 1119-1131 doi:10.1056/NEJMoa1707914

Oswald, L., Grosser, S., Smith, D. M. and Käs, J. A. (2017) Jamming transitions in cancer, *Journal of Physics D* 50: 483001 doi:10.1088/1361-6463/aa8e83

Fojo, T. (2018) Desperation oncology, *Seminars in Oncology* 45: 105-106 doi:10.1053/j.seminoncol.2018.08.001

Kaiser, J. (2019) New drugs that unleash the immune system on cancers may backfire, fueling tumor growth, *Science* (published online 28 March 2019) doi:10.1126/science.aax5021

Champiat, S., Dercle, L., Ammari, S. et al.(2017) Hyperprogressive disease is a new pattern of progression in cancer patients treated by anti-PD-1/PD-L1, *Clin Cancer Res* 23: 1920-1928 doi:10.1158/1078-0432.CCR-16-1741

Obradovi , M.M.S., Hamelin, B., Manevski, N. et al. (2019) Glucocorticoids promote breast cancer metastasis, *Nature* 567: 540-544 doi:10.1038/s41586-019-1019-4

Greaves, M. (2018) A causal mechanism for childhood acute lymphoblastic leukaemia, *Nat Rev Cancer* 18: 471-484 doi:10.1038/s41568-018-0015-6

Gopalakrishnan, V., Helmink, B. A., Spencer, C. N. et al. (2018). The infl uence of the gut microbiome on cancer, immunity, and cancer immunotherapy, *Cancer Cell* 33:570-580 doi:10.1016/j.ccell.2018.03.015

Alexander, J., Wilson, I., Teare, J. et al. (2017) Gut microbiota modulation of chemotherapy efficacy and toxicity, *Nat Rev Gastroenterol Hepatol* 14: 356-365 doi:10.1038/nrgastro.2017.20

Richards, S.E. (2019) How the microbiome could be the key to new cancer treatments, *Smithsonian Magazine* (published online 8 March 2019) bit.ly/37GFLii

Gharaibeh, R.Z. and Jobin, C. (2019) Microbiota and cancer immunotherapy: in search of microbial signals, *Gut* 68:385-388 doi:10.1136/gutjnl-2018-317220

Zheng, Y., Wang, T., Tu, X. et al. (2019) Gut microbiome affects the response to anti-PD-1 immunotherapy in patients with hepatocellular carcinoma, *J. Immunotherapy Cancer* 7:193 doi:10.1186/s40425-019-0650-9

Dambuza, I.M. and Brown, G.D. (2019) Fungi accelerate pancreatic cancer, *Nature* 574: 184-185 doi:10.1038/d41586-019-02892-y

Aykut, B., Pushalkar, S., Chen, R. et al. (2019) The fungal mycobiome promotes pancreatic oncogenesis via activation of MBL, *Nature* 574: 264-267 doi:10.1038/s41586-019-1608-2

Saus, E. Iraola-Guzmán, S., Willis, J.R. et al. (2019) Microbiome and colorectal cancer: Roles in carcinogenesis and clinical potential, *Molecular Aspects of Medicine* 69:93-106 doi:10.1016/j.mam.2019.05.001

Rubinstein, M.R., Baik, J.E., Lagana, S.M. et al. (2019) Fusobacterium nucleatum promotes colorectal cancer by inducing Wnt/ catenin modulator Annexin A1,

EMBO Rep 20: e47638 doi:10.15252/embr.201847638

Orritt, R. (2016) Why has science seemingly changed its mind on night shifts and breast cancer? Cancer Research UK Science blog (published online 14 October 2016) bit.ly/2umMUpx

Yang, Y., Adebali, O., Wu, G. et al. (2018) Cisplatin-DNA adduct repair of transcribed genes is controlled by two circadian programs in mouse tissues, *Proceedings of the National Academy of Sciences USA* 115: E4777-E4785 doi:10.1073/pnas.1804493115

Guevara-Aguirre, J., Balasubramanian, P., Guevara-Aguirre, M. et al. (2011) Growth hormone receptor defi ciency is associated with a major reduction in pro-aging signaling, cancer, and diabetes in humans, *Science Translational Medicine* 70: 70ra13 doi:10.1126/scitranslmed.3001845

Bowes, P. (2016) The experimental diet that mimics a rare genetic mutation, *Mosaic* (published online 11 April 2016) bit.ly/2QODuuh

Cornaro, A. translated by Fudemoto, H. (2014) *Writings on the Sober Life: The Art and Grace of Living Long*, University of Toronto Press, p22

8장 기이한 것만 살아남는 세계

Noveski, P., Madjunkova, S., Sukarova Stefanovska, E. et al. (2016). Loss of Y chromosome in peripheral blood of colorectal and prostate cancer patients, *PloS ONE* 11:e0146264 doi:10.1371/journal.pone.0146264

Dumanski, J.P., Rasi, C., Lönn, M. et al. (2015) Smoking is associated with mosaic loss of chromosome Y, *Science* 347:81-83 doi:10.1126/science.1262092

Yang, W., Warrington, N.M., Taylor, S.J. et al. (2019) Sex differences in GBM revealed by analysis of patient imaging, transcriptome, and survival data, *Science Translational Medicine* 11: eaao5253 doi:10.1126/scitranslmed.aao5253

Venkatesh, H., Morishita, W., Geraghty, A. et al. (2018) Excitatory synapses between presynaptic neurons and postsynaptic glioma cells promote glioma progression, *Neuro-Oncology* 20: vi257-vi258 doi:10.1093/neuonc/noy148.1069

Gillespie, S. and Monje, M. (2018) An active role for neurons in glioma progression: making sense of Scherer's structures, *Neuro-Oncology* 20: 1292-1299 doi:10.1093/neuonc/noy083

Gast, C.E., Silk, A.D., Zarour, L. et al. (2018) Cell fusion potentiates tumor heterogeneity and reveals circulating hybrid cells that correlate with stage and survival, *Science Advances* 4: eaat7828 doi:10.1126/sciadv.aat7828

Carter A. (2008) Cell fusion theory: can it explain what triggers metastasis? *J Natl Cancer Inst.* 100: 1279-81 doi:10.1093/jnci/djn336

Lin, K., Torga, G., Sun, Y. et al. (2019) The role of heterogeneous environment and docetaxel gradient in the emergence of polyploid, mesenchymal and resistant prostate cancer cells, *Clin Exp Metastasis* 36: 97-108 doi:10.1007/s10585-019-09958-1

Lu, X. and Kang, Y. (2009) Cell fusion as a hidden force in tumor progression, *Cancer Research* 69: 8536-8539 doi:10.1158/0008-5472.CAN-09-2159

Moore, A. (2012), Cancer: Escape route from a "doomed" host? *Bioessays* 34: 2-2 doi:10.1002/bies.201190072

Clarification of Cancer-Cell Transmission in Tasmania Devil Facial Tumor Disease (2012). Prince Hitachi Prize for Comparative Oncology website bit.ly/2FoF9Bu

Pearse, A., Swift, K. (2006) Transmission of devil facial-tumour disease, *Nature* 439: 549 doi:10.1038/439549a

Siddle, H.V., Kreiss, A., Eldridge, M.D. et al. (2007) Transmission of a fatal clonal tumor by biting occurs due to depleted MHC diversity in a threatened carnivorous marsupial, *Proceedings of the National Academy of Sciences USA* 104: 16221-16226 doi:10.1073/pnas.0704580104

Murchison, E.P., Tovar, C., Hsu, A. et al. (2010) The Tasmanian devil transcriptome reveals Schwann cell origins of a clonally transmissible cancer, *Science* 327: 84-87 doi:10.1126/science.1180616

Murchison, E.P., Schulz-Trieglaff, O.B., Ning, Z. et al. (2012) Genome sequencing and analysis of the Tasmanian devil and its transmissible cancer, *Cell* 148: 780-791 doi:10.1016/j.cell.2011.11.065

Pye, R.J., Pemberton, D., Tovar, C. et al. (2016) A second transmissible cancer in Tasmanian devils, *Proceedings of the National Academy of Sciences USA* 113: 374-379 doi:10.1073/pnas.1519691113

Caldwell, A., Coleby, R., Tovar, C. et al. (2018) The newly-arisen Devil facial tumour disease 2 (DFT2) reveals a mechanism for the emergence of a contagious cancer, *eLife* 7: e35314 doi:10.7554/eLife.35314

Timmins, B. (2019) Tasmanian devils 'adapting to coexist with cancer', *BBC News Online* (published online 30 March 2019) bbc.in/39GZsbl

Wells, K., Hamede, R.K., Jones, M.E. (2019) Individual and temporal variation in pathogen load predicts long term impacts of an emerging infectious disease, *Ecology* 100:e02613 doi:10.1002/ecy.2613

Karlson, A.G. and Mann, F.C. (1952) The transmissible venereal tumor of dogs: observations on forty generations of experimental transfers, *Ann N Y Acad Sci.* 54: 1197-213 doi:10.1111/j.1749-6632.1952.tb39989.x

Das, U. & Das, A.K. (2000) Review of canine transmissible venereal sarcoma, *Vet Res Commun* 24: 545 doi:10.1023/A:1006491918910

Murgia, C., Pritchard, J. K., Kim, S. Y. et al. (2006) Clonal origin and evolution of a transmissible cancer, *Cell* 126:477-487 doi:10.1016/j.cell.2006.05.051

Murchison, E.P., Wedge, D.C., Alexandrov, L.B. et al. (2014) Transmissible dog cancer genome reveals the origin and history of an ancient cell lineage, *Science* 343: 437-440 doi:10.1126/science.1247167

Parker, H.G., & Ostrander, E.A. (2014) Hiding in plain view -an ancient dog in the modern world, *Science* 343: 376-378 doi:10.1126/science.1248812

Cranage, A. (2018) Chernobyl: Chasing a 'catching' cancer. Wellcome Sanger Institute blog (published online 7 December 2018) bit.ly/2T5sg7N

Metzger, M. J., Reinisch, C., Sherry, J. and Goff, S. P. (2015) Horizontal transmission of clonal cancer cells causes leukemia in soft-shell clams, *Cell* 161: 255-263 doi:10.1016/j.cell.2015.02.042

Metzger, M., Villalba, A., Carballal, M. et al. (2016) Widespread transmission of independent cancer lineages within multiple bivalve species, *Nature* 534: 705-709 doi:10.1038/nature18599

Yonemitsu, M.A., Giersch, R.M., Polo-Prieto, M. et al. (2019) A single clonal lineage of transmissible cancer identifi ed in two marine mussel species in South America and Europe, *eLife* 8: e47788 doi:10.7554/eLife.47788

Greaves, M.F., Maia, A.T., Wiemels, J.L. and Ford, A.M. (2003) Leukemia in twins: lessons in natural history, *Blood* 102: 2321-2333 doi:10.1182/blood-2002-12-3817

Greaves, M. and Hughes, W. (2018) Cancer cell transmission via the placenta, *Evolution, Medicine, and Public Health* 1:106-115 doi:10.1093/emph/eoy011

Desai, R., Collett, D., Watson, C.J.E. et al. (2014) Estimated risk of cancer transmission from organ donor to graft recipient in a national transplantation registry, *Br J Surg* 101: 768-774 doi:10.1002/bjs.9460

Matser, YAH, Terpstra, ML, Nadalin, S, et al. (2018) Transmission of breast cancer by a single multiorgan donor to 4 transplant recipients, *Am J Transplant* 18: 1810-1814 doi:10.1111/ajt.14766

Gärtner, H-V., Seidl, C., Luckenbach, C. et al. (1996) Genetic analysis of a sarcoma accidentally transplanted from a patient to a surgeon, *N Engl J Med* 335: 1494-1497 doi:10.1056/NEJM199611143352004

Gugel, E.A. and Sanders, M.E. (1986) Needle-stick transmission of human colonic adenocarcinoma, *N Engl J Med* 315: 1487 doi:10.1056/NEJM198612043152314

Hornblum, A.M. (2013) NYC's forgotten cancer scandal, *New York Post* (published online 28 December 2013) bit.ly/2SSOp8X

Hornblum, A.M. (1997) They were cheap and available: prisoners as research subjects in twentieth century America, *BMJ* 315: 1437 doi:10.1136/bmj.315.7120.1437

Southam, C.M. and Moore, A.E. (1958) Induced immunity to cancer cell homografts in man, *Annals of the New York Academy of Sciences* 73: 635-653 doi:10.1111/j.1749-6632.1959.tb40840.x

Osmundsen, J.A. (1964) Many scientifi c experts condemn ethics of cancer injection, *New York Times* (published 26 January 1964) nyti.ms/2MYhaxo

Scanlon, E.F., Hawkins, R.A., Fox, W.W. and Smith, W.S. (1965) Fatal homotransplanted melanoma, *Cancer* 18:782-9 doi:10.1002/1097-0142

Muehlenbachs, A., Bhatnagar, J., Agudelo, C.A. et al. (2015) Malignant transformation of *Hymenolepis nana* in a human host, *N Engl J Med* 373: 1845-1852 doi:10.1056/NEJMoa1505892

Fabrizio, A.M. (1965) An induced transmissible sarcoma in hamsters: eleven-year observation through 288 passages, *Cancer Research* 25: 107-117

Banfi eld, W.G., Woke, P.A., Mackay, C.M., and Cooper, H.L. (1965) Mosquito transmission of a reticulum cell sarcoma of hamsters, *Science* 148: 1239-1240 doi:10.1126/science.148.3674.1239

9장 듣지 않는 약

Marquart, J., Chen, E.Y. and Prasad V. (2018) Estimation of the percentage of US patients with cancer who benefit from genome-driven oncology, *JAMA Oncol.* 4: 1093-1098 doi:10.1001/jamaoncol.2018.1660

Abola, M.V., Prasad, V. (2016) The use of superlatives in cancer research, *JAMA Oncol.* 2: 139-141 doi:10.1001/jamaoncol.2015.3931

Kuderer, N. M., Burton, K. A., Blau, S. et al. (2017) Comparison of 2 commercially available next-generation sequencing platforms in oncology, *JAMA Oncology* 3:996-998 doi:10.1001/jamaoncol.2016.4983

Prahallad, A., Sun, C., Huang, S. et al. (2012) Unresponsiveness of colon cancer to BRAF(V600E) inhibition through feedback activation of EGFR, *Nature* 483: 100-103 doi:10.1038/nature10868

Prasad V. (2017) Overestimating the benefi t of cancer drugs, *JAMA Oncol.* 3: 1737-1738 doi: 10.1001/jamaoncol.2017.0107

Salas-Vega, S., Iliopoulos, O. and Mossialos, E. (2017) Assessment of overall survival, quality of life, and safety benefits associated with new cancer medicines, *JAMA Oncol.* 3: 382-390 doi:10.1001/jamaoncol.2016.4166

Fojo, T., Mailankody, S. and Lo, A. (2014) Unintended consequences of expensive cancer therapeutics-the pursuit of marginal indications and a Me-Too mentality that stifl es innovation and creativity: The John Conley Lecture, *JAMA Otolaryngol*

Head Neck Surg. 140:1225-1236 doi:10.1001/jamaoto.2014.1570

Lomangino, K. (2017) 'Not statistically significant but clinically meaningful': A researcher calls 'BS' on cancer drug spin, *Health News Review* (published online 24 March 2017) bit.ly/35riDTq

Oyedele, A. (2014) 19 of the Most Expensive Substances In the World, *Business Insider* (published online 22 September 2014) bit.ly/36kqx1W

Kim, C. and Prasad, V. (2015) Cancer drugs approved on the basis of a surrogate end point and subsequent overall survival: an analysis of 5 years of US Food and Drug Administration approvals, *JAMA Intern Med.* 175: 1992-4 doi:10.1001/jamainternmed.2015.5868

Prasad, V., McCabe, C. and Mailankody, S. (2018) Low-value approvals and high prices might incentivize ineffective drug development, *Nat Rev Clin Oncol* 15: 399-400 doi:10.1038/s41571-018-0030-2

Prasad, V. and Mailankody, S. (2017) Research and development spending to bring a single cancer drug to market and revenues after approval, *JAMA Intern Med.* 177: 1569-1575 doi:10.1001/jamainternmed.2017.3601

Prasad, V. (2016) Perspective: The precision-oncology illusion, *Nature* 537: S63 doi:10.1038/537S63a

Perelson, A.S., Neumann, A.U., Markowitz, M. et al (1996) HIV-1 dynamics in vivo: virion clearance rate, infected cell life-span, and viral generation time, *Science* 271: 1582-6 doi:10.1126/science.271.5255.1582

The Antiretroviral Therapy Cohort Collaboration (2017) Survival of HIV-positive patients starting antiretroviral therapy between 1996 and 2013: a collaborative analysis of cohort studies, *The Lancet* HIV 4: PE349-E356 doi:10.1016/ S2352-3018(17)30066-8

Clarke, P.A., Roe, T., Swabey, K. et al. (2019) Dissecting mechanisms of resistance to targeted drug combination therapy in human colorectal cancer, *Oncogene* 38: 5076-5090 doi:10.1038/s41388-019-0780-z

Behan, F.M., Iorio, F., Picco, G. et al. (2019) Prioritization of cancer therapeutic targets using CRISPR-Cas9 screens, *Nature* 568: 511-516 doi:10.1038/s41586-

019-1103-9

Momen, S., Fassihi, H., Davies, H.R. et al. (2019) Dramatic response of metastatic cutaneous angiosarcoma to an immune checkpoint inhibitor in a patient with xeroderma pigmentosum: whole-genome sequencing aids treatment decision in end-stage disease, *Cold Spring Harb Mol Case Stud* 5: a004408 doi:10.1101/mcs. a004408

10장 클론 전쟁

Markus, C. and McFeely, S. (2018) *Avengers: Infinity War*, dir. Russo, A. and Russo, J. Marvel Studios

Enriquez-Navas, P.M., Wojtkowiak, J.W. and Gatenby, R.A. (2015) Application of evolutionary principles to cancer therapy, *Cancer Res.* 75: 4675-80 doi:10.1158/0008-5472. CAN-15-1337

Enriquez-Navas, P.M., Kam, Y., Das, T. et al. (2016) Exploiting evolutionary principles to prolong tumor control in preclinical models of breast cancer, *Science Translational Medicine* 8: 327ra24 doi:10.1126/scitranslmed.aad7842

Wang, L. & Bernards, R. (2018) Taking advantage of drug resistance, a new approach in the war on cancer, *Front. Med.* 12: 490 doi:10.1007/s11684-018-0647-7

Gatenby, R.A., Silva, A.S., Gillies, R.J. and Frieden, B.R. (2009) Adaptive therapy, *Cancer Res.* 69: 4894-903 doi:10.1158/0008-5472.CAN-08-3658

Zhang, J., Cunningham, J.J., Brown, J.S., and Gatenby, R.A. (2017) Integrating evolutionary dynamics into treatment of metastatic castrate-resistant prostate cancer, *Nat Commun.* 8: 1816 doi:10.1038/s41467-017-01968-5

Khan, K.H., Cunningham, D., Werner, B. et al. (2018) Longitudinal liquid biopsy and mathematical modeling of clonal evolution forecast time to treatment failure in the PROSPECT-C Phase II colorectal cancer clinical trial, *Cancer Discov.* 8:1270-1285 doi:10.1158/2159-8290. CD-17-0891

Luo, H., Zhao, Q., Wei, W. et al (2020) Circulating tumor DNA methylation profi les enable early diagnosis, prognosis prediction, and screening for colorectal cancer,

Science Translational Medicine 12: eaax7533 doi: 10.1126/scitranslmed.aax7533

Kam, Y., Das, T., Tian, H. et al. (2015) Sweat but no gain: inhibiting proliferation of multidrug resistant cancer cells with 'ersatzdroges', *International Journal of Cancer* 136: E188-E196 doi:10.1002/ijc.29158

Merlo, L.M.F., Pepper, J.W., Reid, B.J. and Maley, C.C. (2006) Cancer as an evolutionary and ecological process, *Nat. Rev. Cancer* 6: 924-935 doi:10.1038/nrc2013

Gatenby, R.A., Brown, J. and Vincent, T. (2009) Lessons from applied ecology: cancer control using an evolutionary double bind, *Cancer Res* 69: 7499-7502 doi:10.1158/0008-5472.CAN-09-1354

Merlo, L.M., Kosoff, R.E., Gardiner, K.L. and Maley C.C. (2011) An in vitro co-culture model of esophageal cells identifi es ascorbic acid as a modulator of cell competition. *BMC Cancer* 11: 461 doi:10.1186/1471-2407-11-461

Maley, C.C., Reid, B.J. and Forrest S. (2004) Cancer prevention strategies that address the evolutionary dynamics of neoplastic cells: simulating benign cell boosters and selection for chemosensitivity, *Cancer Epidemiol Biomarkers Prev* 13: 1375-84

Gatenby, R. and Brown, J.S. (2019) Eradicating metastatic cancer and the evolutionary dynamics of extinction, *Preprints* doi:10.20944/preprints201902.0011.v1

Gatenby, R.A., Artzy-Randrup, Y., Epstein, T. et al. (2019) Eradicating metastatic cancer and the eco-evolutionary dynamics of Anthropocene extinctions, *Cancer Research* doi:10.1158/0008-5472.CAN-19-1941

Heisman, R. (2016) The sad story of Booming Ben, last of the heath hens, *JSTOR Daily* (published online 2 March 2016) bit.ly/35mKZhx

Sta ková, K., Brown, J.S., Dalton, W.S. and Gatenby, R.A. (2019) Optimizing cancer treatment using game theory: a review, *JAMA Oncol* 5:96-103 doi:10.1001/jamaoncol.2018.3395

Rosenheim J. A. (2018). Short- and long-term evolution in our arms race with cancer: why the war on cancer is winnable, *Evolutionary Applications* 11(6), 845-852 doi:10.1111/eva.12612

Repurposing Drugs in Oncology (Re-DO) redoproject.org

Baker, S. G., Cappuccio, A., & Potter, J. D. (2010). Research on early-stage carcinogenesis: are we approaching paradigm instability? *Journal of Clinical Oncology* 28: 3215-3218 doi:10.1200/JCO.2010.28.5460

Maley, C., Aktipis, A., Graham, T. et al. (2017) Classifying the evolutionary and ecological features of neoplasms, *Nat Rev Cancer* 17: 605-619 doi:10.1038/nrc.2017.69

Helmneh, M. Sineshaw, H.M, Jemal, A., Ng, K. et al. (2019) Treatment patterns among de novo metastatic cancer patients who died within 1 month of diagnosis, *JNCI Cancer Spectrum* 3: pkz021 doi:10.1093/jncics/pkz021

Ambroggi, M., Biasini, C., Toscani, I. et al. (2018). Can early palliative care with anticancer treatment improve overall survival and patient-related outcomes in advanced lung cancer patients? A review of the literature, *Supportive Care in Cancer* 26: 2945-2953 doi:10.1007/s00520-018-4184-3

Weeks, J.C., Catalano, P.J., Cronin, A. et al (2012) Patients' expectations about effects of chemotherapy for advanced cancer, *N Engl J Med* 367: 1616-1625 doi:10.1056/NEJMoa1204410

Dobzhansky, T. (1973) Nothing in biology makes sense except in the light of evolution, *The American Biology Teacher* 35:125-129 doi:10.2307/4444260

Berenblum, I. (1974) Carcinogenesis as a biological problem. *Frontiers of Biology*, 34, Chapter 5.6, p317

McCarthy, M. (2006) New science inspires FDA commissioner Andrew von Eschenbach, *The Lancet* 367: 1649 doi:10.1016/S0140-6736(06)68718-7

Fight On, *The Times* (published online 30 August 2014) bit.ly/37tgEiw

찾아보기